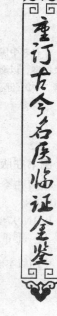

重订古今名医临证金鉴

黄疸卷

单书健◎编著

U0130033

中国医药科技出版社

内 容 提 要

名老中医之实践经验，乃中医学术精华之最重要部分。本书广为征集、精心编选黄疸病证相关论述及医案，以期进一步充实提高、振兴中医学术，继承古今当代临床大家之实践经验。本书可供临床中医师、中医药院校学生及广大中医爱好者学习研究。

图书在版编目（CIP）数据

重订古今名医临证金鉴.黄疸卷 / 单书健编著.— 北京：中国医药科技出版社，2017.8

ISBN 978-7-5067-9145-8

Ⅰ.①重… Ⅱ.①单… Ⅲ.①黄疸—中医临床—经验—中国 Ⅳ.① R249.1

中国版本图书馆 CIP 数据核字（2017）第 047326 号

美术编辑 陈君杞
版式设计 也　在

出版　中国医药科技出版社
地址　北京市海淀区文慧园北路甲 22 号
邮编　100082
电话　发行：010 – 62227427　邮购：010 – 62236938
网址　www.cmstp.com
规格　710×1000mm $^1/_{16}$
印张　20 $^1/_2$
字数　228 千字
版次　2017 年 8 月第 1 版
印次　2017 年 8 月第 1 次印刷
印刷　北京九天众诚印刷有限公司
经销　全国各地新华书店
书号　ISBN 978-7-5067-9145-8
定价　**42.00 元**

困惑与抉择

——代前言

单书健

从 1979 年当编辑起，我就开始并一直在思考中医学术该如何发展？总是处于被证明、被廓清、被拷问的中医学，在现代科学如此昌明的境遇下，还能不能独立发展？该以什么形态发展？

一、科学主义——中医西化百年之困

（一）浑沌之死

百年中医的历史，就是一部中医西化的历史……

百年来西医快速崛起，中医快速萎缩，临床范围窄化，临床阵地缩小，信仰人群迁移，有真才实学、经验丰富的中医寥若晨星……

科研指导思想的偏差。全部采用西医的思路、方法、评价标准。科研成果大部分脱离了中医药学的最基本特点，以药为主，医药背离，皮之不存，毛将焉附？

中医教育亦不尽人意。学生无法建立起中医的思维方式，不能掌握中医学的精髓，不能用中医的思维方式去认识疾病，这是中医教育亟待解决的问题。中医学术后继乏人，绝非危言耸听，而是严酷的现实。

傅景华先生认为，科学主义首先将科学等同于绝对真理，把近代以来形成的科学体系奉为不可动摇的真理，那么一切理论与实践都要符合"科学"，并必须接受"科学"的验证。一个明显错误的观念，却变成不可抗衡的共识。事实上，这种认识一旦确立，中医已是死路一条。再用笼罩在现代科学光环之下的西医来检验中医则是顺理成章。"用现代科学方法研究中医，实现中医现代化"的方针应运而生，并通过行政手段，使之成为中医事业发展的惟一途径。中医走上了科学化、现代化、实证化、实验化、分析化、还原化、客观化、标准化、规范化、定量化的艰巨而漫长的征程，中医被验证、被曲解、被改造、被消化的命运已经注定。在"现代化"的迷途上，历尽艰辛而长途跋涉，费尽心机地寻找中医概念范畴和理论的"物质基础"与"科学内涵"，最高奢望不过是为了求人承认自己也有符合西医的"科学"成分。努力去其与西医学不相容的"糟粕"，取其西医学能够接受的"精华"，直至完全化入西医，以彻底消亡而告终。

中国科学院自然科学史研究所研究员宋正海先生认为科学是人类社会结构中的一个基本要素。从古至今，任何民族和国家，均存在科学这个要素，所不同的只是体系有类型不同、水平有高低之分。并非如科学主义者所认为的，只有西方体系的近代科学才算是"科学"。[1]

近代科学为西方科学体系所独霸，它的科学观、方法论所形成的科学主义，无限度发展，逐渐在全球形成强势文化，取得了话语权，致使各国民族的科学和文化越来越被扼杀乃至被完全取代。近百年来以科学主义评价中医科学性、以西医规范中医，正促使中医走上一条消亡之路。要真正振兴中医，首先要彻底批判科学主义，让中医先从束缚中走出来。

《庄子·应帝王》中浑沌之死十分深刻，发人深省……

南海之帝为儵，北海之帝为忽，中央之帝为浑沌。儵与忽时相与遇于浑沌之地，浑沌待之甚善。儵与忽谋报浑沌之德，曰："人皆有七

---

[1] 宋正海. 要振兴中医首先要彻底批判科学主义. 中国中医药报社. 哲眼看中医. 北京科学技术出版社，2005，71-78.

窍以视听食息，此独无有，尝试凿之。"日凿一窍，七日浑沌死。

《经典释文》："儵忽取神速之名，浑沌以合和为貌。"成玄英疏："夫运四肢以滞境，凿七窍以染尘，乖浑沌之至淳，顺有无之取舍，是以不终天年，中途夭折。""浑沌"象征本真的生命世界，他的一切原本如此，自然而然，无假安排，无须人为地给定它以任何秩序条理。道的根源性在于浑沌。在浩渺的时空中按人的模式去凿破天然，以分析去破毁混融，在自然主义的宇宙观看来，乃是对道的整体性和生命的整体性的斫丧。把自己的价值观强加给中医学，加给多样性的生命世界，中医西化无疑是重演"浑沌"的悲剧！

（二）中医是不为狭义科学见容的复杂性科学

2015年10月5日，中国科学家屠呦呦凭发现青蒿素的治疟作用而获得2015年诺贝尔生理学与医学奖，这是中国科学家获得的第一个科学类诺贝尔奖。2011年，屠呦呦获得拉斯克奖（Lasker Award）时曾表示，青蒿素的发现，是团队共同努力的成果，这也是中医走向世界的荣誉。

围绕屠呦呦的获奖，关于中医科学性的争论再次喧嚣一时。然而不管如何争议，中医跨越几千年历史为中华民族乃至全世界的生存做出了不可磨灭的贡献。

朱清时院士认为中医药是科学，是复杂性科学。只是当前流行的狭义的"科学"还不接受。

发源于西方的现代主流科学总是把复杂事物分解为基本组成单元来研究（即以还原论为基础）；以中医为代表的中国传统科学总是把复杂事物看作整体来研究，他们认为，若把事件简化成最基本的单元，就要把许多重要信息都去除掉，如单元之间的连接和组合方式等等，这样做就把复杂事物变样了。

朱清时院士指出，解剖学发现不了经络和气，气实际上是大量细胞和器官相互配合和集体组装形成的一种态势。这种态势正如战争中兵家的部署，士兵组织好了，战斗力就会大增，这种增量就是气。或者像放在山顶上蓄势待下的石头。总之，是一个复杂系统各个部分之间的关系、组装方式决定了它能产生巨大的作用。

英国《自然》杂志主编坎贝尔博士就世界科技发展趋势发表看法说：目前对生命科学的研究仍然局限在局部细节上，尚没有从整个生命系统角度去研究，未来对生命科学的研究应当上升到一个整体的、系统的高度，因为生命是一个整体。

著有《东方科学文化的复兴》的姜岩博士曾著文指出：混沌理论推动了复杂科学的诞生。而复杂科学的问世彻底动摇了还原论——能用还原论近似描述的仅仅是我们世界的很小的一部分。哥德尔不完备性定理断言，不仅仅是数学的全部，甚至任何一个系统，都不可能用类似哥德尔使用的能算术化的数学和逻辑公理系统加以概括。哥德尔的结果是对内涵公理化一个致命的打击。

著名生物学家、生命科学哲学家迈尔强调科学的多元性。他认为，由于近代物理学的进步，"仿佛世界上并没有活生生的有机世界。因此，必须建立一种新的哲学，这种哲学主要的任务是摆脱物理主义的影响"。他指出生物学中还原是徒劳的、没有意义的……生物学领域重要的不是本质而是个体。

诺贝尔奖获得者、杰出现代科学家普利高津说过："物理学正处于结束现实世界简单性信念的阶段，人们应当在各个单元的相互作用中了解整体，要了解在相当长的时间内，在宏观的尺度上组成整体的小单元怎样表现出一致的运动。"而这些观念与中医的学术思想更为接近。美国物理学家卡普拉把现代物理学与中国传统思想作了对比，认为两者在许多地方极其一致。哈肯提出"协同学和中国古代思想在整体性观念上有深刻的联系"，他创立协同学是受到中医等东方思维的启发。以中国古代整体论思想为基础的中医将大大促进医学和科学的发展。

（三）哲学家的洞见

曾深入研究过中医的哲学家刘长林先生指出，当前困扰中医学的不是中医药学术本身，而是哲学。一些流行的认识论观念必须突破、更新，这样才能树立正确的科学观，破除对西方和现代科学的迷信，正确理解中医学的科学价值，划清中医与西医的界限，此乃发展中医学的关键。

刘先生认为：科学多元的客观依据是宇宙的无限性，宇宙和任一具体事物都具有无限多的方面和层面……任何认识方法都是对世界的一种选择，都是主客体的一种特殊的耦合关系。你的方法选择认识这一方面，就不能同时认识那一方面；你建立的耦合关系进入这一层面，就不能同时进入那一层面，因为世界是由各种对立互补的方面、层面所组成的。这就形成了不同的认识方法，而认识方法的不同，导致了认识的结果也就不同，所获规律的形态也不一样，从而形成不同的科学模型，但却都是对这一事物的正确认识。于是形成形态各异的科学体系，这就是科学的多元性。[1]

恩格斯说：一切存在的基本形式是空间和时间。孟庆云先生认为，《内经》的思想主旨是从时间结构的不同内容阐发有机论人体观，提出了关于阴阳始终、藏象经络、四时气化、诊法治则等学说中时间要素的生命特征，具有独特的科学价值。

刘先生指出：西方科学体系以空间为主。空间性实，其特性在于广延和并列。空间可以分割，可以占有。空间关系的特点是相互排斥，突显差别。对空间的深入认识以分解为条件。在空间中，人与物

---

[1] 刘长林. 关于中国象科学的思考——兼谈中医学的认识论实质. 杭州师范大学学报（社会科学版），2009，31（2）：4-11.

是不平等的，人居主位，对物持征服和主宰的态度。因此，主体与客体采取对立的形式……以空间为本位，就会着重研究事物的有形实体和物质构成，这与主客对立的认识方式是统一的。认识空间性质主要靠分析、抽象和有控制条件的实验。抽象的前提是在思维中将对象定格、与周围环境分割开，然后找出具有本质意义的共性。在控制的条件下做实验研究，是在有限的空间范围内（如实验室），在实际中将对象与周围环境分割开，然后寻找被分离出来的不同要素之间的规律性联系。

刘先生还认为：东方科学体系以时间为主。时间性虚，其特性在于持续和变异。时间不能分割，不能占有，只能共享。在时间里，人与人、人与万物是平等、共进的关系。主体与客体采取相融的方式……从时间的角度认识事物，着眼在自然的原本的整体，表现为现象和自然的流行。向宇宙彻底开放的状态，在"因""顺"对象的自然存在和流行中，寻找其本质和规律。用老子的话说，就是"道法自然"，这是总的原则。

"现象联系的本质是'气'，气是万物自然生化的根源。现象层面的规律体为气的运动，通过气来实现。中医学研究的是现象层面的规律，在认识过程中，严格保持人和万物的自然整体状态，坚持整体决定和产生部分，部分受整体统摄，因而要从整体看部分，而不是从部分看整体。西医学研究的是现象背后的实体层面，把对象看作是合成的整体，因而认为部分决定整体，整体可以用部分来说明，故主要采取还原论的方法。"

"现象表达的是事物的波动性，是各种功能、信息的联系。现象论强调的是事物的运动变易，即时间方面。庄子说：'与物委蛇，而同其波。'（《庄子·庚桑楚》）'同其波'，就是因顺现象的自然流变，去发现并遵循其时间规律。所以中医学研究的是整体。而西医学以实体为支撑事物存在的本质，将生命活动归结为静态的物质形体元素，故西医学研究的是'粒子'的整体。"

"中医学认为：'器者，生化之宇。'（《素问·六微旨大论篇》）而生化之道，以气为本。'气始而生化，气散而有形，气布而蕃育，气终而象变，其致一也。'（《素问·五常政大论篇》）可见，中医学以无形的人体为主要对象，着意关注的是气化，把人看作是气的整体。而西医学则以有形的人体为对象，研究器官、细胞和分子对生命的意义，把人看作是实体的整体。"

刘先生进而指出：时间与空间是共存关系，不是因果关系。人无论依靠何种手段都不可能将时空两个方面同时准确测定，也不可能从其中的一个方面过渡到另一方面。量子力学的不确定性原理告诉我们，微观粒子的波动特性的关系也是这样。它们既相互补充，又相互排斥。

部分决定整体和整体决定部分，这两个反向的关系和过程同时存在。但是，观测前者时就看不清后者，观测后者时又看不清前者，所以我们只能肯定二者必定相互衔接，畅然联通，但却永远不能弄清其如何衔接，如何联通。这是认识的盲区，是认识不可逾越的局限。要承认这类盲区的存在，因为世界上有些不可分割的事物只是共存关系，而没有因果联系。

刘先生从哲学的高度对中西医把握客观事物认识论原理，燃犀烛微，深刻剖析，充满了哲学家的洞见，觉闻清钟，发人深省。

李约瑟曾经指出：中西医结合在技术层面是可以探讨的，理论层面是不可能的。刘长林先生也认为：人的自然整体（中医）与合成的整体（西医），这两个层面之间尽管没有因果联系，但却有某种程度的概率性的对应关系。寻求这种对应关系，有利于临床。我们永远做不到将两者真正沟通，就是说，无论用中医研究西医，还是用西医研究中医，永远不可能从一方走到另一方。

早在20世纪80年代，傅景华先生就形成了中医过程论思想。傅先生认为：中医不仅包括对有形世界的认识，而且具有对自然和生命本源以及发生演化过程的认识。中医的认识领域主要在生命过程与枢机，而不仅是人体结构与功能，中医是"天地人和通、神气形和通"的大道。傅先生认为中医五脏属于五行序列，分别代表五类最基本的生命活动方式。《素问·灵兰秘典论篇》喻以君主、相傅、将军、仓廪、作强之官，形象地反映出五类生命运动方式的特征。在生命信息的运行机制中，心、肺、肝、脾、肾恰似驱动、传递、反馈、演化、发生机制一样，立足于生命的动态过程，而非实体器官。针对实体层面探求中医脏腑经络实质已走入死胡同，傅景华先生以"中医过程论"诠释中医实质，空谷足音，振聋发聩，惜了无唱和。笔者曾多次和傅景华讨论，好像那时他并不知道怀特海的过程哲学，只是基于对《周易》等典籍中过程思想的理解，能提出如此深刻的见解，笔者十分敬佩他深邃的洞见。十几年后，怀特海的过程哲学已在中国传播，渐至大行其道了。

怀特海明确地说过，他的过程哲学与东方思想更加接近！而不是更接近于西方哲学。杨富斌教授指出，怀特海过程哲学的"生成"和"过程"思想，与中国哲学关于生成和变易的思想相接近。

怀特海的有机体概念，通常是指无限"绵延"（持续）的宇宙运动过程的某一点上包含了与其他点上的事物的相互关系，因而获得自身的具体现实规定性的事物。意在取代以牛顿物理学绝对时空观为基础的机械唯物论宇宙观中的"物质"或"实在"观，即宇宙观问题。在他看来，传统的机械论宇宙观中所说的"物质"或"实在"实际上都是处于过程之中的存在物或实有（entity），都是与其他存在物相互作用、相互影响、相互依赖的，并在此过程中获得自身的规定性，不是单纯的、永恒的、具有绝对意义的东西，而是具有过程性、可变性和相对性的复杂有机体；认识过程中的主体和客体也是同一运动（认识）过程中彼此相关、相互渗透和相互依赖的两个有机体，因而并没有完全自主、自足的"主体"，也没有绝对不受主体影响的、具有绝对意义的客体，因此对于主体与客体的关系，也应当从二者的相互作用、相互影响和相互渗透及其与周围的关系等方面来考察。而中国古代哲学追求超现象的本质、超感觉的概念、超个体性的普遍性（同一性）为哲学的最高任务。在中国哲学家看来，天地人相通，自然与社会相通，阴阳相通相合。《黄帝内经》通过揭示自然变化对人体生理的影响，自然变化与疾病、自然环境与治疗的关系，认为"人与天地相参也，与日月相应也。"（《灵枢·岁露论》）怀特海的有机体思想与中国哲学的天人合一确有相通之处。

（四）医学不是纯粹的科学

除了极少数的哲学家、科学家认为中医是科学，而中医不是科学几乎成为世人之共识。但医学哲学家同样拷问：西医学是科学吗？

西医学之父威廉姆·奥斯勒说，"医疗行为是植根于科学的一种艺术"，进而他解释道，"如果人和人都一样，那医学或许能成为一门科学，而不是艺术。"

1981 年 6 月密苏里大学哲学系的罗纳尔德·穆森在《医学与哲学》（The Journal of Medicine and Philosophy）发表了 25 页的长文"为什么医学不可能是一门科学"，医学圈里为之哗然，因为文章发表在暑月，因此常常被称为"暑月暴动"。依照穆森的观点，"医学是科学"缺乏有说服力的论证；从历史和哲学上可以论证医学"不是""不应该是"也"不可能是"（单一的、纯粹的）科学。在愿景、职业价值、终极关怀、职业目的与职业精神上，医学与科学之间是有冲突的；医学一旦成为科学，就会必然遮蔽偏离医学的职业愿景、价值、终极关怀、目的与精神。科学的基本目的是获得新知，以便理解这个世界和这个世界中的事物，医学的目的是通过预防或治疗疾病来增进人们的健康；科学的标准是获得真理，医学的标准是获得健康和疗效；科学的价值旨向为有知、有理（客观、实验、实证、还原）、有用、有利（效益最大化）；医学的价值旨向为有用、有理、有德、有情、有根、有灵，寻求科学性、人文性、社会性的统一。针对人的医学诉求和服务，科学存在严重的"缺损配置"。

穆森的结论是：尽管医学（知识）大部分是科学的，但它并不是、也不可能成为一门科学。

范瑞平先生指出，不能完全按照当代科学性与科学化的指标、方法与价值来衡量医学，裁判中西医之争，在当代科学万能和科学至上的意识形态中，技术乌托邦的期盼遮蔽了医学的独立价值，穆森的文章力矫时弊。

医学的原本是人学，这是众所周知的事实，其性质必须遵循人的属性而定。穆森和拥护者所做的，其实是站在我们所处的时代——医学有离科技更近、离人性更远，离具体更近、离整体更远的趋势——发出的"重拾医学人性"的呼吁。

我们还用为中医是不是科学而捶胸顿足地大声疾呼吗？

二、理论－实践脱节与"文字之医"

理论－实践脱节，即书本上的知识（包括教科书知识），并不能完全指导临床实践，这是中医学术发展未能解决的首要问题。形成理论－实践脱节的因素比较复杂，笔者认为欲分析解决这一问题，必须研究中医学术发展的历史，尤其是正确剖析文人治医对中医学术的影响。

迨医巫分野后，随着文人治医的不断增多，中医人员的素质不断提高，因为大量儒医的出现，极大地提高了医生的基础文化水平。文人治医，繁荣了中医学，增进了学术争鸣，促进了学术发展。通医文人增加，对医学发展的直接作用是形成了以整理编次医学文献为主的学派。由于儒家济世利天下的人生观，促使各阶层高度重视医籍的校勘整理、编撰刊行，使之广为流传。

文人治医对中医学术的消极影响约有以下诸端：

（一）尊经崇古阻碍了中医学的创新发展

两汉后，在儒生墨客中逐渐形成以研究经学、弘扬经书和从经探讨古代圣贤思想规范的风气，后人称之为"经学风气"。

儒家"信而好古""述而不作"一直成为医学写作的指导思想，这种牢固的趋同心理，削磨、遏制了医家的进取和创新。尊经泥古带给医坛的是万马齐喑，见解深邃的医家亦不敢自标新见，极大地禁锢了人们的思想，导致了医学新思想的难以产生及产生后易受抑压，也导致了人们沿用陈旧的形式来容纳与之并不相称的新内容，从而限制了新内容的进一步发展，极大地延缓了中医学的发展。

（二）侈谈玄理，无谓争辩

一些医学家受理学方法影响，以思辨为主要方法，过分强调理性作用，心外无物，盲目夸大了尽心明性在医学研究中的地位，对医学事实进行随意的演绎推理，以至于在各家学说中掺杂了大量的主观臆测、似是而非的内容（宋代以前文献尚重实效，宋代以后则多矜夸偏颇、侈谈玄理、思辨攻讦之作）。

无谓争辩中的医家，所运用的思辨玄学的方法，使某些医学概念外延无限拓宽，无限循环，反而使内涵减少和贫乏，事实上思辨只是把人引入凝固的空洞理论之中。这种理论似乎能解释一切，实际上却一切都解释不清。它以自然哲学的普遍性和涵容性左右逢源，一切临床经验都可以成为它的诠注和衍化，阻碍和束缚了人们对问题继续深入的研究。理论僵化，学术惰于创新，通过思辨玄学方法构建的某些理论，不但没有激起后来医家的创新心理，反而把人们拉离临床实践的土壤。命门之争，玄而又玄，六味、八味何以包治百病？

（三）无病呻吟，附庸风雅的因袭之作

"立言"的观念在文人中根深蒂固，一些稍涉医籍的文人，也常附庸风雅，编撰方书，有的仅是零星经验，有的只是道听途说，因袭之作，俯拾皆是。

（四）重文献，轻实践

受经学的影响，中医学的研究方法大抵停留在医书的重新修订、编次、整理、汇纂，呈现出"滚雪球"的势态。文献虽多，而少科学含量。从传统意义上看，尚有可取之处，但在时间上付出的代价是沉重的，因为这样的思想延缓了中医学的发展。

伤寒系统，有人统计注释《伤寒》不下千余家，主要是编次、注释，但大都停留在理论上的发挥和争鸣，甚或在如何恢复仲景全书原貌等问题上大做文章，进而争论诋毁不休，站在临床角度上深入研究者太少了。马继兴先生对《伤寒论》版本的研究，证明"重订错简"几百年形成的流派竟属子虚乌有。

整个中医研究体系中重经典文献，轻临床实践是十分明显的。

一些医家先儒而后医，或弃仕途而业医，他们系统研究中医时多已年逾不惑，还要从事著述，真正从事临床的时间并不多，其著作之实践价值仍需推敲。

苏东坡曾荐圣散子方。某年大疫，苏轼用圣散子方而获效，逾时永嘉又逢大疫，又告知民众用圣散子方，而贻误病情者甚伙。陈无择《三因方》云：此药实治寒疫，因东坡作序，天下通行。辛未年，永嘉瘟疫，被害者不可胜数。盖当东坡时寒疫流行，其药偶中而便谓与三建散同类。一切不问，似太不近人情。夫寒疫亦自能发狂，盖阴能发燥，阳能发厥，物极则反，理之常然，不可不知。今录以备寒疫治疗用者，宜审究寒温二疫，无使偏奏也。

《冷庐医话》记载了苏东坡孟浪服药自误：士大夫不知医，遇疾每为庸工所误。又有喜谈医事，孟浪服药以自误。如苏文忠公事可惋叹焉……

文人治医，其写作素养，在其学问成就上起到举足轻重的作用。而不是其在临床上有多少真知灼见。在中医学发展史上占有重要地位的医学著作并非都是经验丰富的临床大家所为。

《温病条辨》全面总结了叶天士的卫气营血理论，成为温病学术发展的里程碑，至今仍有人奉为必读之经典著作。其实吴鞠通著《温病条辨》时，从事临床只有六年，还不能说是经验宏富的临床家。《温病条辨》确系演绎《临证指南》之作，对其纰谬，前哲今贤之驳辨批评，多为灼见。研究吴鞠通学术思想，必须研究其晚年之作《医医病书》及其晚年医案。因《温病条辨》成书于1798年，吴氏40岁，而《医医病书》成于道光辛卯（1831）年，吴氏时已73岁。仔细研究即可发现风格为之大变，如倡三元气候不同医要随时变化，斥用药轻描淡写，倡治温重用石膏，从主张扶正祛邪，到主张祛除邪气，从重养阴到重扶阳……

《证治准绳》全书总结了明代以前中医临床成就，临床医生多奉为圭臬，至今仍有十分重要的学术价值。但是王肯堂并不是职业医生、临床家。肯堂少因母病而读岐黄家言，曾起其妹于垂死，并为邻里治病。后为其父严戒，乃不复究。万历十七年进士，选翰林院庶吉士，三年后受翰林院检讨，后引疾归。家居十四年，僻居读书。丙午补南行人司副，迁南膳部郎，壬子转福建参政……独好著书，于经传多所发明，凡阴阳五行、历象……术数，无不造其精微。著《尚书要旨》《论语义府》《律例笺释》《郁冈斋笔尘》，雅工书法，又为藏书大家。曾辑《郁冈斋帖》数十卷，手自钩拓，为一时刻石冠。

林珮琴之《类证治裁》于叶天士内科心法多有总结，实为内科之集大成者，为不可不读之书，但林氏在自序中讲得清清楚楚：本不业医。

目尽数千年，学识渊博，两次应诏入京的徐灵胎，亦非以医为业，如《洄溪医案》多次提及：非行道之人。

王三尊曾提出"文字之医"的概念（《医权初编》上卷论石室秘录第二十八）：

夫《石室秘录》一书，乃从《医贯》中化出。观其专于补肾、补脾、疏肝，即《医贯》之好用地黄汤、补中益气汤、枳术丸、逍遥散之意也。彼则补脾肾而不杂，此又好脾肾兼补者也……此乃读书多而临证少，所谓文字之医是也。惟恐世人不信，枉以神道设教。吾惧其十中必杀人之二三也。何则？病之虚者，虽十中七八，而实者岂无二三，彼只有补无泻，虚者自可取效，实者即可立毙……医贵切中病情，最忌迂远牵扯。凡病毕竟直取者多，隔治者少，彼皆用隔治而弃直取，是以伐卫致楚为奇策，而仗义执言为无谋也……何舍近而求远，尚奇而弃正哉。予业医之初，亦执补正则邪去之理，与隔治玄妙之法，每多不应。后改为直治病本，但使无虚虚实实之误，标本缓急之差，则效如桴鼓矣……是书论理甚微，辨症辨脉则甚疏，是又不及《医贯》矣……终为纸上谈兵。

"文字之医"实际的临床实践比较少，偶而幸中，不足为凭。某些疾病属于自限性疾病，即使不治疗也会向愈康复。偶然取效，即以偏概全，实不足为法。

"文字之医"为数不少，他们的著作影响并左右着中医学术。

笔者认为理论与实践脱节，正是文人治医对中医学术负性影响的集中体现。

必须指出，古代医学文献临床实用价值的研究是十分艰巨的工作。笔者虽引用王三尊之论，却认为《石室秘录》《辨证录》诸书，独到之处颇多，同样对非以医为业的医家，如王肯堂、徐灵胎、林珮琴等之著作，亦推崇备至，以为不可不读。

三、辨病下的辨证论治

笔者师从洪哲明先生临诊时，先生已近八旬。尝见其恒用某方治某一病，而非分型辨治。小儿腹泻概以"治中散"（理中丸方以苍术易白术）治之，其效甚捷；产后缺乳概用双解散送服马钱子；疝气每用《金匮》蜘蛛散。辨病还是辨证？

中医是先辨病再辨证，即辨证居于第二层次。《伤寒论》"辨太阳病脉证并治""辨阳明病脉症论治"……已甚明了。后世注家妄以己意，曲加发挥，才演绎出林林总总的"六经辨证"，已背离仲师原旨。

1985年，有一次拜谒张琪先生，以中医是辨病下的辨证论治为题就教，张老十分高兴地给我讲了一个多小时：同为中焦湿热，淋病、黄疸、湿温有何不同，先生毫分缕析，剀切详明。张老十分肯定中医是辨病下的辨证论治。

徐灵胎《兰台轨范》序：欲治病者，必先识病之名，能识病名，而后求其病之由生，知其所由生，又当辨其生之因各不同，而病状所由异，然后考其治之之法。一病必有主方，一方必有主药。或病名同而病因异，或病因同而病症异，则又各有主方，各有主药，千变万化之中，实有一定不移之法。

中医临床流派以经典杂病派为主流，张石顽、徐灵胎、尤在泾为其代表人物，《张氏医通》为其代表作。张石顽倡"一病有一病之祖方"，显系以辨病为纲领。细读《金匮要略》，自可发现仲景是努力建立辨病体系的，一如《伤寒论》。

外感热病中温病学派，临证每抓住疫疠之气外犯，热毒鸱盛这一基本病因病机，以祛邪为不易大法，一治到底，同样是以辨病为主导的。

《伤寒论》是由"三阴三阳"辨"病"与"八纲"辨"证"的两级构成诊断的。如"太阳病,桂枝证"（34条）、"太阳病……表证仍在"（128条）。首先是通过辨病,从整体上获得对该病的病性、病势、病位、发展变化规律以及转归预后等方面的全面了解,从而把握贯穿该病过程的始终,并明确其发生、发展的基本矛盾,然后才有可能对各个发展阶段和不同条件（如治疗、宿疾等）影响下所表现出来的症候现象做出正确的分析和估价,得出符合该阶段病理变化性质（即该阶段的主要矛盾）的"证"诊断,从而防止和克服单纯辨证的盲目性。只有首先明确"少阴病"的诊断,了解贯穿于少阴病整个发展过程中的主要矛盾是"心肾功能低下,水火阴阳俱不足",才有可能在其"得之两三日"仅仅出现口燥咽干的情况下判断为"邪热亢盛,真阴被灼",果断地用大承气汤急下存阴。正确的辨证分析,必须以明确的"病"诊断为前提,没有这个前提就难以对证候的表现意义做出应有的估价,势必影响辨证的准确性。

辨"病"诊断的意义在于揭示不同疾病的本质,掌握各病总体矛盾的特殊性;辨"证"诊断的意义在于认识每一疾病在不同阶段、不同条件下矛盾的个性和各病在一定时期内的共性矛盾,做到因时、因地、因人制宜。首先,辨病是准确诊断的基础和前提;结合辨证,则是对疾病认识的深入和补充。二者相辅相成,缺一不可。

"六经辨证"的说法之所以是错误的,就在于把仲景当时已经区分出的六个不同外感病种,看成了一种病的六个阶段,即所谓的太阳病是表证阶段,阳明病是里证阶段,少阳病是半表半里阶段等。这种认识混淆和抹杀了"病"与"证"概念区别,既与原文事实相违背,又与临床实际不相符合。按照这种说法去解释原文,就难免捉襟见肘,矛盾百出。"六经辨证"说认为太阳病即是表证,全不顾太阳病还有蓄血、蓄水的里证;认为阳明病是里证,却无视阳明病还有麻黄汤证和桂枝汤证。既为阳明病下了"里证"定义，却又有"阳明病兼表证"之说。试问阳明病既为里证，何以又能兼表证，则阳明病为里证之说又何以成立？

张正昭先生指出："六经辨证"说无端地给三阴三阳的名称加上一个"经"字，无形中把"三阴三阳"这六个抽象概念所包括的诸多含义变成了单一的经络含义，使人误认为"三阴三阳"病就是六条经络之病，违背了《伤寒论》以"三阴三阳"病名的原义。可见，把"三阴三阳"病说成"六经病"固属不妥，而称其为"六经证"就更是错误的了。

李心机先生鉴于《伤寒论》研究史上"注不破经，疏不破注"的顽固"误读传统"，就鲜明地指出"让伤寒论自己诠释自己"。

四、亚健康不是"未病"是"已病"

近年来，较多的中医学者把亚健康与中医治未病、欲病等同起来，亚健康不是中医的未病，机械的对应、简单的比附，不仅仅犯了逻辑上的错误，于全面继承中医学术精华并发扬光大十分不利。

（一）中医"未病"不能等同于亚健康

《素问·四气调神大论篇》："圣人不治已病，治未病，不治已乱，治未乱，此之谓也。夫病已成而后药之，乱已成而后治之，譬犹渴而穿井，斗而铸锥，不亦晚乎。"体现了治未病是中医对摄生保健的指导思想，强壮身体，防于未病之先。

"未病"是个体尚未患病，应注意未病先防。中医的"未病"和"已病"，是相对概念，健康属于未病，疾病属于已病。

《难经·七十七难》："上工治未病，中工治已病者，何谓也？然所谓治未病者，见肝之病，则知肝当传之与脾，故先实其脾气，无令得受肝之邪，故曰治未病焉。"此时，未病是以已病之脏腑为前提，以已病脏腑之转变趋向为依据，务先安未受邪之地。

《灵枢·官能》中有"正邪之中人也微，先见于色，不知于其身。"指出病邪初袭机体，首先见体表某部位颜色的变化，而身体并未感到任何不适，然机体的气血阴阳已出现失衡，仅表现一些细微病前征象的状态便为未病状态。由健康到出现机体症状，发生疾病，并非是卒然出现的，而是逐渐形成，由量变到质变的过程。

《灵枢·顺逆》也指出，"上工刺其未生者也；其次，刺其未盛者也……上工治未病，不治已病，此之谓也"。

《素问·八正神明论篇》："上工救其萌芽，必先见三部九候之气，尽调不败而救之，故曰上工。下工救其已成，救其已败。"显示早期诊断，把握时机，早期治疗，既病防变之意。

唐孙思邈的《千金方》中有"古之医者，上医治未病之病，中医治欲病之病，下医治已病之病"的论述，明确地将疾病分为"未病""欲病""已病"三个层次。未病指机体已有或无病理信息，未有任何临床表现的状态或不能明确诊断的一种状态，是病象未充分显露的隐潜阶段。

中医的治未病是一种原则和指导思想，既包涵未病先防的养生防病、预防保健思想，也包涵既病防变、早期治疗、控制病情的临床治疗原则。

亚健康无论如何都是有明显身体不适而又不能符合（西医的）某种疾病诊断标准的状态，把未病和亚健康等同起来，是毫无道理的。

（二）亚健康是中医的已病

作为"中间状态"的亚健康，应包括三条：首先，没有生物学意义上的疾病（尚未发现躯体构造方面的异常）及明确的精神心理障碍（属"疾病"）；其次，它涉及躯体上的不适（如虚弱、疲劳等非特异性的，尚无可明确躯体异常、却偏离健康的症状或体验，但还够不上西医的"疾病"）；再次，还可涉及精神心理上的不适（够不上精神医学诊断上的"障碍"），以及社会生存上的适应不良。以亚健康状态常见的头痛、头晕、失眠等为例，均已构成中医"病"的诊断。多数亚健康个体，其体内的病机已启动，已经出现了阴阳偏盛偏衰，或气血亏损，或气血瘀滞，或有某些病理性产物积聚等病机变化。

"亚健康状态"指机体正气不足或邪气侵犯时机体已具备疾病的一些病理条件或过程，已有一些或部分病症（证）存在，但是未具备西医学疾病的诊断标准。我们不能采取把中医的"病"的概念与西医"疾病"的概念等同起来的思考和研究方式。

笔者认为全部中医的"病"只要还不具备西医学疾病诊断的证据，均属亚健康范畴。

中医生存和发展有一最关键的因素，就是临床范围日益窄化，中医文化基础日渐式微，信仰人群的迁移，观念的转变，后继乏人。很多研究都表明，人群中健康状态占10%，疾病状态占15%，75%属于亚健康状态。西医还没有明确的方法和药物治疗亚健康。中医学在亚健康状态方面的潜在优势，不仅可拓展中医学术新的生存空间，而且必将促进整个世界医学的进化与发展，从而为全人类的健康做出新的贡献。

闫希军先生所著《大健康观》中提出了大健康医学模式。在大健康医学模式中，中医被赋予十分重要的地位，而拥有了更加广阔的空间。中医理论与系统生物学及大数据方法契合，并将与系统生物学和生态医学等领域取得的成果相互交通，水乳交融，这是未来西方医学和中医学发展必然的走向。

五、正本清源，重建中医范式

范式是某一科学共同体在某一专业或学科中所具有的共同信念，这种信念规定了它们的共同的基本观点、基本理论和基本方法，为它们提供了共同的理论模式和解决问题的框架，从而成为该学科的一种共同的传统，并为该学科的发展规定了共同的方向。

库恩认为"范式"是成熟科学的标志，由于"范式"的存在，科学家们一方面可以在特定领域里进行更有效率的研究，从而使他们的研究更加深入；而另一方面，"范式"也意味着该领域里"更严格的规定"，"如果有谁不肯或不能同它协调起来，就会陷于孤立，或者依附到别的集团那里去"。因此，同一范式内部，研究者拥有相同的世界观、研究方法、理论、仪器和交流方法，但在不同"范式"之间却是不可通约的。不同"范式"下的研究者对同一领域的看法就像是两个世界那样完全不同。这也是造成"一条定律对一组科学家甚至不能说明，而对另一组科学家有时好像直观那样显而易见"的原因。

李致重等学者从具体研究对象、研究方法及基础理论等方面论述了中西医范式的不可通约性。而且，中、西医关系的特殊之处还在于，它们不只是同一领域的两个不同"学派"，更是基于两种完全不同的文化而发展起来的，这也使得二者之间的不可通约性表现得尤其明显和强烈。正是由于这种不可通约性导致了中西医之争。屈于特定历史条件下"科学主义"的强势地位，中医最终被迫部分接受了西医"范式"。"范式丢失"是近现代中医举步维艰、发展停滞、甚至后退的根本原因。

任何一门科学的重大发展，都表现在基本概念的更新和范式的变革上……变革范式，是现时代中医理论发展的必经之路。

如何正本清源，重建范式？

正本清源是中医范式或重建的基础，这是一项十分艰巨浩大的工程。正本首先是建立传统范式。必须从经典著作入手，梳理还原，删汰芜杂，尽呈精华。

（一）解释学·语言能力与重建

东汉许慎在《说文解字·叙》中说："盖文字者，经艺之本，王政之始，前人所以垂后，后人所以识古。故曰：本立而道生。"给予中国古典解释学以崇高的地位。

解释学把生命哲学、现象学、存在主义分析哲学、语言哲学、心理学、符号学等理论融合在一起，强调语言的本体论地位，认为我们所能认识的世界只能是语言的世界，人与世界的关系的本质是语言的关系，不仅把解释当作人文科学的方法论基础，而且是哲学的普遍方法。

狭义解释学特指现代西方哲学领域中的解释学理论，它经过狄尔泰、海德格尔、伽达默尔、利科、哈贝马斯等思想巨匠在理论上的构建和推动，形成了哲学释义学；广义解释学则不限于西方哲学领域，一切关于文本的说明、注解、解读、校勘、训诂、修订、引申及阐释的工作都属于解释活动，都要依靠相应的解释方法和解释理论来完成，因而都可以称作解释学。中医书籍中只有少部分是经典原著，而其余大部分都属于关于经典原著的解释性著作。

从当代解释学观点看，任何现代理论或现代文化都发轫于传统，传统文化的生命力则在于不断的解释和再解释之中。传统文化和现代文化并不是对立的，而是统一的，确切地说，是对立统一。人类文化是一条河流，它从传统走来，向未来走去，亦如黑格尔所说，离开其源头愈远，它就膨胀得愈大。

拉法格相信：《老子》在其产生之初，在它的著者与当时的读者之间存在着一种共识，这种共识便是《老子》的初始意义，《老子》著者传达的是它，当时的读者从中读懂的也是它。那么，这种共识又是从何而来的呢？拉法格认为：处于同一时代同一环境中的人可能会在词义的联想、语言结构的使用、社会问题的关注上具有共同之处，所以他们之间能够彼此理解。拉法格采用语言学家乔姆斯基的"语言能力"一词来指代这种基于共有的语言与社会背景的理解能力。在他看来，这种"语言能力"是历史解释学的关键，是发现历史文本原始意义的途径。他建议读者利用多种传统方法增强自己理解《老子》的语言能力，如古汉语字词含义的研究、历史事件与古代社会结构的分析，其他古代思想家思想的讨论等。也就是说，旨在发现《老子》原始意义的现代读者应尽可能地将自己置于《老子》所处的时代，将当时的社会背景、语言现象等历史的事物内化为自己的"语言能力"。

历史的解释者的任务是利用历史的证据重新将《道德经》与它产生的背景联结起来，在该背景下对其进行分析研究。解释者首先必须去掉成见，不可以将我们现代的思想强加于古人，或用现代思想批判古人。

历史解释学方法是中医经典著作、传统理论研究的基本方法。其要旨在于忠实细密地根据经典话语资料和现代方法对原典重新解读。旧有的词语和概念通过词语组合方式和语境组件方式的特殊安排，突显出原典文本固有的基本意义结构。通过意义结构分析，探询其原始涵义、历史作用和现代意义。

（二）解构与重建

理解分析就是"解构"，而"解构"旨在重建，使新的理论概念或理论结构因此建立。自然科学家就是依循这一程序不断地改弦更张，发展其理论系统……解构和重建与科恩所说的"范式变革"有所类同。何裕民先生认为：对原有理论概念或规则的重新理解和分析，对传统中医理论体系进行解构和重建，是现阶段中医理论发展的切实可行的最佳选择。

事实的确认和概念的重建是重建的途径与环节。

严肃的科学研究应以经验事实为基础，而不仅仅是古书古人的描述，古人的认识充其量只是帮助人们寻找经验事实，并在研究中给予一定的启示。

概念的重建与事实的确认可以说是互为因果的两大环节。梳理每个名词术语的历史演变和沿革情况、分析它们眼下使用情况及混乱原因，这两者有助于旧术语的解构；组织专家集体研讨以期相对清晰、合理地约定每一概念（名词术语）的特征和实质。

阴阳五行学说对传统中医理论之建构，具有决定性的作用。它们作为主导性观念和认识方法渗入中医学，有的又与具体的学术内容融合成一体，衍生出众多层次低得多的理论概念。藏象、经络、气血津液等可视作中医理论体系的第二层次，第三层次的是众多较为具体的概念或术语，其大多与病因病机、治法及"证"相关联。最低层次的是一些带有经验陈述性质的论述。形成这些概念，司外揣内、援物比类等起着主要作用，不少是从表象信息直接跳跃到理论概念的，许多概念与实体并不存在明确的对应关系，其内涵和外延有时也颇难作出清晰的界定。

一些学者主张：与学术内容融合在一起的阴阳五行术语，应通过概念的清晰化、实体化和可经验化而清理出去。亦即使哲学的阴阳五行与具体（中医）的科学理论分离……愚意以为不可，以其广泛渗透而不可剥离，阴阳五行已成为不可或缺的纲领框架，当以中医学理视之，而不仅仅视为居于指导地位的古典哲学思想。

（三）方法

正本清源，重建范式，必须有良好的方法。我们反对科学主义，但我们崇尚科学精神，我们必须学习运用科学方法，尤其是科学思维方法，科学观察方法，科学实证方法（不仅仅是实验室方法）。

"医林改错，越改越错"，《医林改错》中提出的"心无血，脉藏气"之说，显然是错误的。为什么导致错误的结论？主要是他不知道，观察是有其一定条件，一定范围的。离开原来的条件、时间、地点，观察结果会有很大差异。运用观察结论做超出原条件、原范围的外推时，必须十分审慎。他所观察的都是尸体，由于动脉弹力大，把血驱入静脉系统。这是尸体的条件，不可外推到活着的人体。对观察结果进行理解和处理时，必须注意其条件性、相对性和可变性。

在广泛占有资料的基础上，还必须要有正确的思维方法。对于马王堆汉墓出土的缣帛及竹木简医书成书年代的推定和对该批资料的运用，我国的有关专家认为："如果从《黄帝内经》成书于战国时期来推定，那么两部灸经的成书年代至少可以上溯到春秋战国之际甚至更早。"而日本山田庆儿先生认为，这种"推论的方法是错误的。不管我们最后会达到什么样的结论，我都不应该根据所谓《黄帝内经》是战国时期的著作这个还没有确证的假定，去推断帛书医书的成书年代，而必须相反地从关于后者已经确证了的事实出发，来推断前者成书的过程和年代"。山田庆儿先生基于"借助马王堆医书之光，可以逐渐看清中国医学的起源及其形成过程"。

吴坤安认为：喻嘉言、吴又可、张景岳辈，治疫可谓论切治详，发前人所未发。但景岳宜于汗，又可宜于下，嘉言又宜于芳香逐秽，三子皆名家，其治法之所以悬绝若此，以其所治之疫各有不同。景岳所论之疫，即六淫之邪，非时之气，其感同于伤寒，故每以伤寒并提，而以汗为主，欲尽汗法之妙，景岳书精切无遗。又可所论之疫，是热淫之气，从口鼻吸入，伏于募原，募原为半表半里之界，其邪非汗所能达，故有不可强汗、峻汗之戒；附胃最近，入里尤速，故有急下、屡下之法。欲究疫邪传变之情，惟又可之论最为详尽，然又可所论之疫，即四时之常疫，即俗名时气症也。若嘉言所论之疫，乃由于兵荒之后，因病致病，病气、尸气混合天地不正之气，更兼春夏温热暑湿之邪交结互蒸，人在气交中，无隙可避，由是沿门阖境，传染无休，而为两间之大疫，其秽恶之气，都从口鼻吸入，直行中道，流布三焦，非表非里，汗之不解，下之仍留，故以芳香逐秽为主，而以解毒兼之。是三子之治，各合其宜，不得执此而议彼。

学术研究中，所设置的讨论的问题必须同一，必须是一个总体，这是比较研究的基本原则。执此而议彼，古代医家多有此弊，六经辨证与卫气营血辨证、三焦辨证之争论，概源于方法之偏颇。

六、提高疗效是中医学术发展的关键

中医药学历数千年而不衰，并不断发展，主要依靠历代医学家临床经验的积累、整理提高。历代名医辈出，多得自家传师授。《周礼》有"医不三世，不服其药"，可见在很早人们即已重视了老中医经验。

以文献形式保留在中医典籍之中的中医学术精华仅仅是中医学术精华的一部分。为什么这样说？这是因为中医学术精华更为宝贵的部分是以经验的形式保留在老中医手中的。这是必须予以充分肯定、高度重视的问题。临床家，尤其是临床经验丰富、疗效卓著者，每每忙于诊务，无暇著述，其临床宝贵经验，留下来甚少。叶天士是临床大家，《外感温热篇》乃于舟中口述，弟子记录整理而成。《临证指南医案》，亦弟子侍诊笔录而成，真正是叶天士自己写的东西又有什么？

老中医经验，或禀家学，或承师传，通过几代人，或十几代或数百年的长期临床实践，反复验证，不断发展补充，这种经验比一般书本中所记述的知识要宝贵得多。老中医经验是中医学术精华的重要组成部分，舍全面继承，无法提高疗效。

书中的知识要通过自己的实践，不断摸索不断体会，有了一些感受，才能真正为自己所利用。真正达到积累一些经验，不消说对某些疾病能形成一些真知灼见，就是能准确地把握一些疾病的转归，亦属相当困难，没有十年二十年的长期摸索，是不可能的。很显然，通过看书把老中医经验学到手，等于间接地积累了经验，很快增加了几十年的临床功力，这是中青年医生提高临床能力的必由之路。全面提高中医队伍的临床水平，必将对中医学术发展产生极大的推动作用。

老中医经验中不乏个人的真知灼见，尤其是独具特色的理论见解、自成体系的治疗规律都将为中医理论体系的发展提供重要的素材。尤其是传统的临床理论并不能完全满足临床需要时，理论与临床脱节时，老中医的自成规律的独特经验理论价值更大。

在强大的西医学冲击下，中医仍然能在某些领域卓然自立，是因为其临床实效，西医学尚不能取而代之。这是中医学赖以存在的基础，中医学的发展亦系之于此。无论如何，提高临床疗效都是中医学术发展的战略起点和关键所在。

中医以其疗效，被全世界越来越多的人认可，仅在英国就有3000多家中医诊所（这已是多年前的数字）。在美国有超过30%的人群，崇尚包括中医在内的替代医学自然疗法。在医学界也认为有一些疾病，西医学是束手无策的，应从中医学中寻求解决的办法。美国医学会在1997年出版的通用医疗程序编码中特别增加两个针灸专用编码，对没有解剖结构，没有物质基础的中医针灸学予以承认；在2015年实施的"国际疾病分类"ICD-11，辟专章将中医纳入其中。我们应客观地对待百年中医西化历史，襟怀大度地包容对中医的批评，矜平躁释，心态平和，目标清晰，化压力为动力，寓继承于创新，与时俱进。展望未来，我们对中医事业发展充满了信心。

单书健

2016 年 12 月

序

　　十年前出版之《当代名医临证精华》丛书，由于素材搜罗之宏富，编辑剪裁之精当，一经问世，即纸贵洛阳，一版再版，被医林同仁赞为当代中医临床学最切实用、最为新颖之百科全书。一卷在手，得益匪浅，如名师之亲炙，若醍醐之灌顶，沁人心脾，开慧迪智，予人以钥，深入堂奥，提高辨治之水平，顿获解难之捷径，乃近世不可多得之巨著，振兴中医之辉煌乐章也，厥功伟矣，令人颂赞！

　　名老中医之实践经验，乃中医学术精华之最重要部分，系砺炼卓识，心传秘诀，可谓珍贵至极。今杏林耆宿贤达，破除"传子不传女，传内不传外"之旧规，以仁者之心，和盘托出；又经书健同志广为征集，精心编选，画龙点睛，引人入胜。熟谙某一专辑，即可成为某病专家，此绝非虚夸。愚在各地讲学，曾多次向同道推荐，读者咸谓得益极大。

　　由于本丛书问世迄已十载，近年来各地之新经验、新创获，如雨后春笋，需加补充；而各省市名老中医珍贵之实践经验，未能整理入编者，亦复不少，更应广搜博采，而有重订《当代名医临证精华》之议，以期进一步充实提高，为振兴中医学术，继承当代临床大家之实践经验，提高中青年中医辨治之水平，促进新一代名医更多涌现，发展中医学术，作出卓越贡献。

　　与书健同志神交多年，常有鱼雁往还，愚对其长期埋首发掘整理老中医学术经验，采撷精华，指点迷津，详析底蕴，精心编辑，一心为振兴中医事业而勤奋笔耕，其淡泊之心志，崇高之精神，实令人钦佩。所写《继承老中医经验是中医学术发展的关键》一文，可谓切中时弊，力挽狂澜，为抢救老中医经验而呼吁，为振兴中医事业而献策，愚完全赞同，愿有识之士，共襄盛举。

顷接书健来函，出版社嘱加古代医家经验，颜曰：古今名医临证金鉴。愚以为熔冶古今，荟为一帙，览一编于某病即无遗蕴，学术发展之脉络了然于胸，如此巨构，实令人兴奋不已。

书健为人谦诚，善读书，且有悟性，编辑工作之余，能选择系之于中医学术如何发展之研究方向，足证其识见与功力，治学已臻成熟，远非浅尝浮躁者可比。欣慰之余，聊弁数语以为序。

八二叟朱良春谨识

时在一九九八年夏月

凡　例

1. 明清之季中医临床体系方臻于成熟，故古代文献之选辑，以明清文献为主。

2. 文献来源及整理者，均列入文后。未列整理者，多为老先生自撰。或所寄资料未列，或转抄遗漏，间亦有之，于兹恳请见谅。

3. 古代文献，间有体例欠明晰者，则略作条理，少数文献乃原著之删节摘录，皆着眼实用，意在避免重复，简而有要。

4. 古代文献中计量单位，悉遵古制，当代医家文献则改为法定计量单位。一书两制，实有所因。药名多遵原貌，不予划一。

5. 曾请一些老先生对文章进行修改或重新整理素材，使主旨鲜明，识邃意新；或理纷治乱，重新组构，俾叶剪花明，云净月出。

6. 各文章之题目多为编纂者所拟，或对仗不工，或平仄欠谐，或失雅训，或难概全貌，实为避免文题重复，勉强而为之，敬请读者鉴谅。

7. 凡入药成分涉及国家禁猎和保护动物的（如犀角、虎骨等），为保持方剂原貌，原则上不改。但在临床运用时，应使用相关的替代品。

8. 因涉及中医辨证论治，故对于普通读者而言，请务必在医生的指导下使用，切不可盲目选方，自行使用。

目　录

述　要

《内经》首创黄疸之病名。指出目黄、身黄、小便黄为黄疸病之三大主要症状。提出黄疸乃湿热外发，病变在脾，并强调阴阳之气，久逆不和乃本病之病机。《素问·平人气象论》云："溺黄赤安卧者，黄疸……，目黄者，曰黄疸。"

《灵枢·论疾诊尺》篇云："身痛而色微黄，齿垢黄，爪甲上黄，黄疸也。"《素问·玉机真脏论》云："发瘅，腹中热，烦心出黄。"《素问·通评虚实论》云："黄疸暴痛，癫疾厥狂，久逆之所生也。"《灵枢·经脉》亦云："脾足太阴之脉……是主脾所生病者，溏瘕泄，水闭，黄疸。"《素问·至真要大论》："湿淫于内，治以苦热，佐以酸淡，以苦燥之，以淡泄之。……湿化于天，热反胜之，治以苦寒，佐以苦酸。"所立祛湿，为治疗黄疸之大法。

仲景如《伤寒论》云："伤寒发汗已，身目为黄，所以然者，以寒湿在里不解故也"，"伤寒瘀热在里，身必发黄。"《金匮要略·黄疸病》亦云："黄家所得，从湿得之"，"脾色必黄，瘀热以行。"在临床证候《金匮要略》将黄疸区分为"黄疸""谷疸""女劳疸""酒疸""黑疸"等五种，提出了治疗法则及方剂，主张"诸病黄家，但利其小便，假令脉浮，当以汗解之""热在里，当下之"等。为后世医家治疗黄疸提供了十分重要的原则，至今仍有效地指导着临床实践。开黄疸辨证论治之先河，形成较完整的理法方药。

隋代医家巢元方之《诸病源候论》于黄疸之探讨，颇多创见。其一，首次提出阴黄。其二，首创急黄之说，如"脾胃有热，谷气郁蒸，因为热毒所加，故卒然发黄，心满气喘，命在顷刻"。《小品方》云："疗伤寒及温病，应发汗不发之，内有蓄血者，及鼻衄、吐血不尽，内余瘀血而黄，大便黑者此主消化瘀血。"均提示急黄乃发病迅速的急性传染病，可能是急性重症肝炎，也可能是黄疸型钩体病。后世医家于此探索尚少。迨清代沈金鳌《杂病源流犀烛诸疸源流》："有天行疫疠以致发黄者，俗谓之瘟黄，杀人最急。"揭示黄疸具有传染性。

朱肱《活人书·疸病证治》云："病人寒湿在里不散，热蓄于脾胃，腠理不开，瘀热与宿谷相搏，郁蒸不消化，故发黄。然发黄与瘀血，外证与脉俱相似，但小便不利为黄，小便自利为瘀血。要之发黄之人，心脾蕴积，发热引饮，脉必浮滑而紧数，若瘀血证即如狂，大便必黑，此为异耳。"指出瘀血湿热致黄之异。

金朝成无己认为黄疸有湿盛和热盛之异，其在《伤寒明理论》中说："湿家之黄，身黄如烟熏黄，虽黄而色暗不明，至于热盛之黄，必身黄如橘子色，甚者勃勃出染著衣，正黄如柏汁，是其正黄色也。"

刘河间认为黄疸的发生主要由于"佛热在表，燥而无汗，湿热在里，气甚不得散越于外"而致。《河间六书》"大抵凡诸黄者有二：一则湿热气郁而黄……或病血液衰，则虚。燥热太甚，而身面萎黄者，犹亢旱而草木萎黄也"，倡火热致疸之说，创血虚萎黄之论。朱丹溪则主张："疸不分其五，同是湿热。"而且认为："用茵陈之药过剂，乃成阴证，身目俱黄，皮肤冷，心下疼，眼涩不开，自利，茵陈附子干姜汤。"（《丹溪治法心要·疸》），指出了用苦寒之剂，可致黄疸由阳黄转为阴黄，使病情更为复杂。治疗上并强调了"但利小便为先"（《丹溪心法·疸病证治》）。

罗天益《卫生宝鉴》：“身热，不大便，发黄者，治用仲景茵陈蒿汤。身热大便如常，小便不利而发黄者，治用茵陈五苓散。身热大小便如常而发黄者，治用仲景栀子柏皮汤加茵陈。”关于阴黄，罗氏认为“皮肤凉又烦热，欲卧水中，喘呕，脉沉细迟无力而发黄者，治用茵陈四逆汤……”。以阴黄阳黄为纲，提纲挈领，执简御繁。

汉代以降至唐宋，黄疸从脾胃论治，成为医家的一贯认识和主张。对黄疸病位的认识有所变化，是大医学家张景岳。“黄疸一证，古人多言为湿热，及有五疸之分者，皆未足以尽之，而不知黄之大要有四：曰阴黄，曰阳黄，曰表邪发黄，曰胆黄也。”这可能是最早提及黄疸与胆有关者。对于胆黄一证，其云：“凡大惊大恐，及斗殴伤者皆有之。尝见有虎狼之惊，突然丧胆而病黄者，其病则骤；有酷吏之遭，或祸害之虑，恐怖不已而病黄者，其病则徐……其证则无火无湿，其人则昏沉困倦，其色则正黄如染。凡此数证，皆因伤胆，盖胆伤则胆气败而胆液泄，故为此证。”俟后，清代医家对黄疸病机的解释大都与“胆液泄”联系起来，如林佩琴云：“阳黄系胃腑湿热熏蒸，与胆液泄越，上侵肺则发而为黄……治在胃；阴黄系脾脏寒湿不适，与胆液浸淫，外溃肌肉，则发而为黄……治在脾。”喻昌云：“胆之热汁满而溢出于外，以渐渗于经络，则身目俱黄，为酒疸之病。”叶霖《难经正义》论胆，全取西说：“……。胆管闭塞，其汁入血，即病瘅黄矣。”张锡纯云：“黄疸之证，中说谓脾受湿热，西说谓胆汁溢行，究之二说原可沟通也……盖人身之气化由中焦而升降，脾土受湿，升降不能自如以敷布其气化，而肝胆之气化遂因之湮瘀，胆囊所藏之汁亦因之湮瘀而蓄极妄行，不注于小肠以化食，转溢于血中而周身发黄。”

景岳论胆黄仅及病位，其治仍以脾胃为中心：“多以脾湿不流，郁热所致，必须清火邪，利小水，火清则溺自清，溺清则黄自退。”“阴黄证，多由内伤不足，不可以黄为意，专用清利，但宜调补心脾肾之虚，以培血气，血气复则黄必尽退。""胆黄证，皆因伤胆而然……凡遇此等证候，务宜大用甘温，速救元气……凡诸用药，大都宜同阴黄证治法，当必有得生者。若治此证，而再加剠伐、分利，则真如压卵矣。"清代医家仍从脾胃论治。

程国彭《医学心悟·发黄》云："湿热俱盛，则发身黄……而寒湿亦令人发黄。"并进一步论述了二者症状有别。尤为重要的是，对于瘀血发黄的治疗，提出了"祛瘀生新，而黄自退"之主张。

《临证指南医案·疸》曾云："阳黄之作，湿从火化，瘀热在里，胆热液泄，与胃之浊气共并，上不得越，下不得泄，熏蒸遏郁，浸于肺则身目俱黄，热流膀胱，溺色为之变赤，黄如橘子色，阳主明，治在胃。阴黄之作，湿从寒化，脾阳不能化热，胆液为湿所阻，渍于脾，浸淫肌肉，溢于皮肤，色如薰黄，阴主晦，治在脾。"论述精辟，切中病机。

应该提及的是教材中论黄疸，或寒湿，或湿热，悉成于湿，致令后学形成无湿不成黄疸之片面认识，愚意以为此乃以偏概全。

非湿黄疸，仲景论之已详。

燥热黄疸，《伤寒论》"太阳中风，以火劫发汗""阳明病被火"，均述及热病误治，热灼津伤，邪从燥化，因热燥而致黄疸。其治自宜釜底抽薪，急下存阴。刘河间深明仲景之旨，倡燥热致疸之说，创血虚萎黄之论："大抵凡诸黄者有二：一则湿热气郁而黄，……或病血液衰则虚，燥热太甚，而身面萎黄者，犹尤旱而草木萎黄也。"

瘀血黄疸，《伤寒论》：太阳病，身黄，脉沉结，少腹硬，小便不利者，为无血也；小便自利，其人如狂者，血证谛也，抵当汤主之。"

燥瘀黄疸，《金匮》："诸黄，猪膏发煎去之。"即为阴津不足，因燥致瘀，瘀结发黄。前贤今人均有验案可证。

虚寒发黄，《金匮》："男子黄，小便自利，当予虚劳小建中汤。"

脾阳不振，中土失健，气血之败，非因于湿。

《杂病源流犀烛》所述之疫毒急黄，其治疗以清热解毒、凉血滋阴、清心开窍为大法，其病因乃属热之疫毒，每从燥化，亦非因于湿。

关幼波先生，治疗黄疸，每重活血祛痰，审度三焦而假邪出路。

清热利湿乃黄疸治疗之大法，诸先生于兹各积心得：李培生先生倡三焦分治，或宣或利；张琪先生每重芳香宣化解毒化瘀；姜春华先生每用大黄草药主以清利而兼顾醒脾健胃；姚荷生先生尝用疏达膜原以除湿热之稽留。

俞长荣先生认为黄疸阴阳之辨，不可仅执其色泽之鲜明晦暗，将鲜明如橘之黄，一概诊为阳黄，恣用苦寒，每多偾事，震聋发愦；杨志一先生曾系统观察病毒性肝炎，体会寒湿偏多；徐小圃、徐仲才父子均主以温运燥湿，和中健脾；张耀卿先生每以温调脾肾、疏泄肝胆为法，当为胶执苦寒清利者之棒喝。

刘赤选先生治黄亦重化瘀，每以《内经》四乌贼一藘茹方化裁，真乃善用古方者；陈一鸣、任侠民、颜德馨诸先生皆重祛湿化瘀，各积心得。

柴中元先生发仲景遗蕴，倡非湿黄疸，自有见地。

章柏年先生，师法景岳，重用熟地黄以愈黄疸，足征景岳之法精凿不磨。

韩祗和

阴黄证治发微

韩祗和，宋代医家

伤寒病发黄者，古今皆为阳证，治之往往投大黄、栀子、柏皮、黄连、茵陈之类，亦未尝得十全。愚每于怀卫二郡间，其病伤寒人有黄证，风俗相传多以新汲水浴之，其病有愈者，有不愈者；又于邢磁二郡间，病伤寒人有黄证，风俗相传以热汤浴之，或以汤渍布搭其胸腹，或以汤盛瓢中，坐在脐下熨之，其病亦有愈者，有不愈者，其医流莫能知其不愈之故，见此二端，愚深惑之。且黄病既为阳证，何故以汤浴之？既有得愈者，岂不谓治黄病有证者乎？尝遍讨诸医书，并无热药治黄病及无治阴黄法。且仲景治伤寒，论辨阳明病脉者，伤寒发汗已，身目为黄，所以然者，寒湿在里不解故也，不可以下之，于寒湿中求之。仲景只云于寒湿中求之，即不曾别立方药。后有《伤寒类要》"治黄疸门"中，夫热发黄已久，变成桃花色，心上有坚，呕逆，不下饮食，小便极赤少，四肢逆冷，脉深沉极微细迟者，不宜服茵陈汤，使下，必变哕也。宜与大茵陈汤除大黄，与生地黄五两。服汤尽，稍息，看脉小浮出形小见不甚沉微，便可治也；脉浮见者，黄明不复桃花色，浮，指下自觉也，此《类要》中但只云脉浮大可治，脉沉细不可治。又于本卷"治阴黄门"中《病源阳黄候》阳气伏阴气盛，热毒加之，故身面色黄，头疼而不发热者，名为阴黄也，论中虽称阳伏阴盛即可服茵陈散，方内却用

6

茵陈、大黄、栀子、黄连、紫雪之类，亦皆寒药，却与本病相违。且阴黄者，乃心病也，心火为湿所折，即遍身发黄，与伤寒黄病异矣。伤寒病发黄，本自脾弱，水来凌犯，又胃中空虚而变为黄，是与阴黄不同耳。病人始于二三日，务求汗下为胜，或服发汗温中药太过，加以厚衣盖覆，仍于阴湿不通风处坐卧，或以火劫之，变为黄病，此乃阳黄也，当投寒药以治之，药证仲景论中悉具。

病人三五日，后服下药太过，虚其脾胃，亡津液，引水浆，脾土为阴湿加之，又与暑相会，至第六七日变为黄病，此乃阴黄也，当投汤药治也，治法具在后说。

病人六七日，两手脉沉迟细微，肢体逆冷，皮有粟起，时或呕吐，舌上白苔，身发黄，烦躁，欲于泥水中卧，小便赤少。医者见病人黄生，更不审察脉理，便投寒药，其病愈甚。愚因而别撰成治阴黄病证并方六七首。凡十余年，不逢病阴黄者，自疑无凭。元丰二年己未六月中，淀阳人越宗颜，病伤寒至六七日发黄，来召，及到诊之，其脉沉细迟无力，皮肤凉，发躁欲于泥中卧，喘呕，小便涩。再三问病人曰：得非服下药太过乎？病人曰：然。才见此，深喜之，此乃阴黄也。先投茵陈橘皮汤，不及剂，喘呕止。次日投小茵陈汤半剂，脉微出，不欲于泥水中卧。次日又投茵陈附子汤半剂，四肢发热，小便二三升，当日中大汗。

元丰五年壬戌五月中，淀阳赵埙季才病伤寒，亦是医者投下药太早，及投解利凉药过剂，至六七日转发黄。病至第七日来召，及到诊之，两手寸脉不见，关尺脉沉迟细微，腹满，小便涩，四肢遍身冷，面如桃花，一身尽黄。先投茵陈茯苓汤半剂，小便得利。次服茵陈四逆汤，脉出，四肢热，目中黄先退。次日大汗。当年似此证者十余人，不能一一写录。愚向日所思阴黄病处方六首，初虑不能用，今既治数人皆得中病，不可不传焉。

伤寒病，尝校之，每遇太阴或太阳司天岁，若下之太过，往往变成阴黄。何故如是？盖因辰戌岁太阳寒水司天寒化太过，即水来犯土，丑未岁太阴湿土司天，土气不及，即脾气虚弱，又水来凌犯，多变斯证也。医者宜审察之。

茵陈茯苓汤 治病人五六日，脉沉细微，身温四肢冷，小便不利，烦躁而渴者。

茯苓　桂枝各一两　猪苓三分　滑石一两半　茵陈蒿一两

上为末，水四升，煮取二升，去滓。放温，分作四服。如脉未出，加当归半两。

茵陈橘皮汤 治病人脉沉细数，身热，手足寒，喘呕，烦躁不渴者。

橘皮　生姜各一两　半夏　茯苓各五钱　白术一分　茵陈蒿一两

上为末，水四升，煮取二升，去滓。放温，分为四服。

小茵陈汤 治病人脉沉细迟，四肢及遍身冷。

附子破作八片，一个　甘草一两　茵陈蒿二两

上杵为细末，水二升，煮取一升半，去滓。放温，分为三服。

茵陈四逆汤 治病人脉沉细迟，肢体逆冷，腰以上自汗出。

甘草　茵陈蒿各二两　干姜二两半　附子破八片，一个

上杵为细末，水四升，煮取二升，去滓。放温，分作四服。

茵陈附子汤 治病人服茵陈四逆汤，身如冷，汗出不止者。

附子破八片，一个　干姜一两半　茵陈蒿一两半

上为细末，水二大升，煮取一升半，去滓。放温，分作三服。

茵陈茱萸汤 治病人服附子汤，证尚未退，及脉浮者。

吴茱萸　木通各一两　干姜　茵陈各一两半　当归三分

附子破八片，一个

上为末，水四升，煮取二升，去滓。放温，分作三服。

（《伤寒微旨论》）

攻下治疗黄疸举隅

张子和（1156~1228），名从正，金代医家

蔡寨成家一童子 年十五岁，病疸一年，面黄如金，遍身浮肿乏力，惟食盐与焦物。戴人以茶调散吐之，涌涎一盂。临晚又以舟车丸七八十粒、通经散三钱，下四五行。待六七日，又以舟车丸、浚川散，下四五行。盐与焦物见而恶之，面色变红。后再以茶调散涌之，出痰二升，方能愈矣。

又一男子作赘 偶病疸，善食而瘦，四肢不举，面黄无力。其妇翁欲弃之，其女不肯，曰：我已生二子矣，更适他乎。翁本农者，召婿意欲作劳，见其病甚，每日辱诟。人教之饵胆矾丸、三棱丸，了不关涉；针灸祈禳，百无一济。戴人见之，不诊而疗，使服涌剂，去积痰宿水一斗，又以泄水丸、通经散，下四五十行不止。戴人命以冰水一盂饮之，立止。次服平胃散等，间服槟榔丸，五六日黄退力生。盖脾疸之证，湿热与宿谷相搏故也，俗谓之食劳黄。

又朱葛周黄刘三家 各有仆，病黄疸。戴人曰：仆役之职，饮食寒热，风暑湿寒，寻常触冒也，恐难调摄，虚费治功。其二家留仆于戴人所，从其饮饵，其一仆不离主人执役。三人同服苦参散以涌之，又服三花神佑丸下之。五日之间，果二仆愈而一仆不愈，如其言。

蔡寨一女 病黄，遍身浮肿，面如金色，困乏无力，不思饮饵，

惟喜食生物泥煤之属。先以苦剂蒸饼为丸，涌痰一碗。又舟车丸、通经散，下五七行如墨汁。更以导饮丸磨食散气。不数日肌肉如初。

安喜赵君玉 病发遍身黄，往问医者。医云君乃阳明证，公等与麻知几，皆受训于张戴人，是商议吃大黄者，难与论病。君玉不悦归。自揣无别病，乃取三花神佑丸八十粒服之，不动。君玉乃悟曰，予之湿热盛矣，此药尚不动，以舟车丸、浚川散作剂，大下一斗，粪多结者，一夕黄退。君玉由此益信戴人之言。

（《子和医集》）

李东垣

脾胃虚损，湿热黄疸案

李东垣（1180~1251），名杲，金代医家

一人 年六十二，素有脾胃虚损病，目疾时作，身面目睛俱黄，小便或黄或白，大便不调，饮食减少，气短上气，怠惰嗜卧，四肢不收。至六月中，目疾复作。医以泻肝散下数行，而前疾增剧。李谓大黄、牵牛，虽除湿热，而不能走经络，下咽，不入肝经，先入胃中，大黄苦寒，重虚其胃，牵牛其味至辛，能泻气，重虚肺本，嗽大作，盖标实不去，本愈虚甚，加之适当暑雨之际，素有黄证之人，所以增剧也。此当于脾胃肺之本脏外，泻经中之湿热，制清神益气汤主之。茯苓、升麻各二分，泽泻、苍术、防风各三分，生姜四分。此药能走经，除湿热而不守，故不泻本脏，补脏与脾胃本脏中气之虚弱。

青皮一分　橘皮　生甘草　白芍药　白术各二分　人参五分

此药皆能守本而不走经，不走经者不滋经络中邪，守者能补脏之元气。

黄柏一分　麦冬二分　人参二分　五味子三分

此药去时令浮热湿蒸。上都作一服，水二盏，煎至一盏，去渣，稍热空心服。火炽之极，金伏之际，而寒水绝体于此时也，故急救以生脉散，除其湿热，以恶其太甚。肺欲收，心苦缓，皆

酸以收之。心火盛，则甘以泻之。故人参之甘，佐以五味之酸。孙思邈云夏月常服五味子，以补五脏气是也。麦门冬之微苦寒，能滋水之源于金之位，而清肃肺气，又能除火刑金之嗽，而敛其痰邪。复微加黄柏之苦寒，以为守位，滋水之流，以镇坠其浮气，而除两足之痿弱也。

（《东垣医集》）

王好古

阴证发黄略例

王好古，字进之，号海藏，元代医家

赵宗颜 因下之太过生黄，脉沉细迟无力，次第用药，至茵陈附子汤大效。

赵秀才 因下之早，黄病，脉寸微尺弱，身冷，次第用药，至茵陈四逆汤大效。

伤寒病遇太阳太阴司天，若下之太过，往往变成阴黄。一则寒化太过，水来犯土，一则土气不及，水来凌之，多变此疾。一则茵陈茯苓汤加当归、桂；二则茵陈橘皮汤加姜、术、半夏；三则茵陈附子汤；四则茵陈四逆汤；五则茵陈姜附汤；六则茵陈吴茱萸汤。

内感伤寒，劳役形体，饮食失节，中州变寒之病生黄，非坏之而得，只用建中、理中、大建中足矣，不必用茵陈也。

（《阴证略例》）

罗天益

黄 疸 宝 鉴

罗天益，字谦甫，东垣弟子，元代医家

黄连散　治黄疸，大小便秘涩，壅热。累效。

川大黄好醋拌炒　黄连各二两　甘草炙　黄芩各一两

上四味为末。每服二钱，食后，温水调下，日三服。

食 劳 疳 黄

胆矾丸　治男子妇人食劳食气，面黄虚肿，痃癖气块。

胆矾无石者，三钱　黄蜡二两　青州肥枣五十个

上以砂锅或石器内，用头醋三升，先下胆矾，共枣子慢火熬半日，取出枣子去核，次下蜡二两，再慢火熬一二时辰如膏，入好蜡茶二两，同和为丸桐子大。每服二十丸，茶清下，日三服，食后。如久年肠风痔疾，陈米饮下，日三服。一月见效。

枣矾丸　治食劳黄，目黄身黄者。

皂矾不以多少，沙锅子木炭烧通赤，用米醋内点之赤红

上为末，枣肉丸如桐子大。每服二三十丸，食后，生姜汤下。

茯苓渗湿汤　治黄疸，寒热呕吐，渴欲饮冷，身体面目俱黄，小便不利，全不食，不得卧。

14

茵陈六分　白茯苓五分　木猪苓　泽泻各三分　黄连　黄芩生　栀子　汉防己　白术　苍术　陈皮　青皮各二分

上十二味㕮咀，作一服。水二盏，煎至一盏，去粗。温服，空心食前。

谷疸治验

茯苓栀子茵陈汤

茵陈叶一钱　茯苓去皮，五分　栀子仁　苍术去皮炒　白术各三钱　黄芩生，六分　黄连去须　枳实麸炒　猪苓去皮　泽泻　陈皮　汉防己各二分　青皮去白，一分

上十三味㕮咀，作一服。用长流水三盏，前至一盏，去粗。温服，食前。……以栀子、茵陈苦寒，能泻湿热而退其黄，故以为君；……以黄连、枳实苦寒，泄心下痞满，……以黄芩苦寒，泻火补气，故以为臣；二术苦甘温，青皮苦辛温，能除胃中湿热，泄其壅滞，养其正气；汉防己苦寒，能去十二经留湿；泽泻咸平，茯苓、猪苓甘平，导膀胱中湿热，利小便而去癃闭也。

小儿夏季身热痿黄治验

加减泻黄散　此药退脾土，复肾水，降心火。

黄连　茵陈各五分　黄柏　黄芩各四分　茯苓　栀子各三分　泽泻二分

上㕮咀，都作一服。水一大盏，煎至六分，去粗。稍热服，后一服减半，待五日再服而良愈。

阴 黄 治 验

茵陈附子干姜汤　治因凉药过剂，变为阴证，身目俱黄，四肢皮肤冷，心下痞硬，眼涩不欲开，自利蜷卧。

附子炮，去皮脐，三钱　干姜炮，二钱　茵陈一钱二分　白术四分　草豆蔻面裹，煨，一钱　白茯苓去皮，三分　枳实麸炒　半夏汤泡七次　泽泻各半钱　陈皮去白，三分

上十味㕮咀，为一服。水一盏半，生姜五片，煎至一盏，去粗。凉服，不拘时候。

补　　遗

阳证，身热，不大便而发黄者，用仲景茵陈蒿汤……身热，大便如常，小便不利而发黄者，治用茵陈五苓散……身热，大小便如常而发黄者，治用仲景栀子柏皮汤加茵陈。

阴证，皮肤凉又烦热，欲卧水中，喘呕，脉沉细迟无力而发黄者，治用茵陈四逆汤……皮肤冷，心下硬，按之痛，身体重，背恶寒，目不欲开，懒言语，自汗，小便利，大便了而不了，脉紧细而发黄者，治用茵陈四逆汤，遍身冷，面如桃李枝色，腹满，小便涩，关尺脉沉迟细而发黄者，治法先用茵陈茯苓汤以利其小便，次用茵陈四逆汤更加当归、木通。

茵陈茯苓汤

茯苓　官桂各一两　猪苓七钱半　滑石一两半　茵陈一两半　当归一两

上锉。每服五钱，水煎温服。

（《卫生宝鉴》）

孙一奎

总属湿热，宣导清利

孙一奎（1522～1619），字文垣，明代医家

吴遂 歙邑人，木商也。

在吴兴，年七十，因冒雨劳力汗出，又以冷水澡浴，因而发热口渴，心与背互相胀疼，小水长而赤，舌上黄苔，夜不得卧，眼目如金，皮肤尽黄。吴兴之医见之远走，不敢措剂，谓其年高，不宜此病，赞劝回家。乃敦访予治。诊得左脉浮数，右濡弱，两手皆有七至。予曰：此湿热发黄症也。病虽重，年虽高，有是症，当有是药，毋用仓惶。乃以柴胡三钱，酒芩、葛根、青蒿、香薷、天花粉各一钱，人参七分，粉草五分。连进二帖，晚得微汗，即能睡。次早热退其半，舌苔稍淡润不焦燥矣，胸膈余热作烦，身黄如旧。以竹茹、青蒿、葛根各一钱，人参、麦门冬、天花粉、知母各八分，白芍药六分。二帖热退食进，精神陡长。后与补中益气汤加青蒿、麦门冬、天花粉，十帖而眼目肌肤之黄尽释然矣。

王文川令郎

原伤饮食，又伤于冷菱等物，遍身发黄，眼如金色，夜发热，天明则退，腹痛手不可近，号叫通宵。市医用其黄而曰胡苗真矣，众议以草药几误其母，复欲误其子乎。盖脾胃喜温恶寒，且此症乃食积酿成，而黄为湿热所致，法当健脾，用温暖之剂下之，湿热去而黄自

退。草头药性多寒，用之是损脾土而益其疾也，可用哉？即以保和丸一钱，入备急丸五分，作一次服之。少顷泻一次，又少顷连下三次，积物所下甚多，腹痛尽止。再与调中丸服一月，不但一身之黄尽退，而步履轻捷如飞。

程松逸

患酒疸，遍身皆黄，尿如柏汁，眼若金装，汗出沾衣如染，胸膈痞满，口不知味，四肢酸软，脉濡而数。以四苓散加厚朴、陈皮、棠林子、麦芽、葛根，倍加青蒿，水煎，临服加萱草根自然汁一小酒杯，四帖，其黄涣然脱去。

孙竹垫

浙归途次受暑，又为酒面所伤，因而作吐，胸膈痞闷。时师以消导之剂，燥动脾火，口渴嘈杂，躁乱不宁，目珠如金，一身尽黄，已成疸症。诊独右寸脉滑大有力。先以温胆汤，倍加香薷、滑石、葛根，解暑止吐为君，黄连、麦门冬清热止渴为臣，使湿热散而黄自瘳也。连与三帖，吐止食进，黄亦定矣。再与五苓散加青蒿、葛根、滑石、黄连、枳实，八剂而黄释然。

（《赤水玄珠》）

王肯堂

黄疸临证准绳

王肯堂（1549~1613），字宇泰，明代医家

　　丹溪云：五疸不要分，同是湿热，如盦曲相似，轻者小温中丸，重者大温中丸。按丹溪之言，已得大意，其用药则未备也。考之《内经》，病有上中下之分。有谓目黄曰黄疸者，有谓黄疸暴病，久逆之所生者，及少阴厥阴司天之政，四之气，溽暑，皆发黄疸者，悉是上焦湿热病也。有谓食已如饥曰胃疸者，与脾风发瘅、腹中热、出黄者，又脾脉搏坚而长，其色黄者，《灵枢》谓脾所生病黄瘅，皆中焦湿热病也。有谓溺黄赤、安卧者黄疸，及肾脉搏坚而长其色黄者，《灵枢》谓肾所生病，皆下焦湿热也。独张仲景妙得其旨，推之于伤寒证中，或以邪热入里，与脾湿相交则发黄；或由内热已盛，复被火者，两阳熏灼，其身亦黄；或阳明热盛无汗，小便不利，湿热不得泄，亦发黄；或发汗已，身目俱黄者，为寒湿在里不解而黄也；或食难用饱，饱则头眩，必小便难欲作谷疸。疸者单也，单阳而无阴也。成无己释诸黄，皆由湿热二者相争则黄。湿家之黄，黄而色暗不明。热盛之黄，其黄如橘子色。大抵黄家属太阴，太阴者脾之经也。脾属土，黄色，脾经为湿热蒸之，则色见于外。或脉沉小腹不利者，乃血在下焦之黄也。凡此必须当其病，用其药，直造病所，庶无诛伐无过夭枉之失也。

大法宜利小便，除湿热。脉浮，腹中和，宜汗。脉浮，心中热，腹满欲吐者，宜吐。脉沉，心中懊侬，或热痛腹满，小便不利而赤，自汗出，宜下。脉不浮不沉，微弦，腹痛而呕，宜和解。脉沉细无力，身冷而黄，或自汗泄利，小便清白，为阴黄，宜温。男子黄，大便自利，宜补。饥饱劳役，内伤中州，变寒病生黄，非外感而得，宜补。

治疸须分新久，新病初起，即当消导攻渗，如茵陈五苓散、胃苓饮、茯苓渗湿汤之类，无不效者。久病又当变法也。脾胃受伤，日久则气血虚弱，必用补剂，如参术健脾汤、当归秦艽散，使正气盛则邪气退，庶可收功。若口淡，怔忡，耳鸣，脚软，或微寒热，小便赤白浊，又当作虚治，宜养荣汤，或四君子汤吞八味丸、五味子、附子者，皆可用，不可过用凉剂强通小便，恐肾水枯竭，久而面黑黄色，不可治矣。然有元气素弱，避渗利之害，过服滋补，以致湿热愈增者，则又不可拘于久病调补之例也。

茯苓渗湿汤（《宝鉴》） 治黄疸，寒热呕吐，渴欲饮水，身体面目俱黄，小便不利，全不食，不得卧。

茵陈七分　白茯苓六分　木猪苓　泽泻　白术　陈皮　苍术　米泔浸一宿，炒　黄连各五分　山栀炒　秦艽　防己　葛根各四分

水二盅，煎七分，食前服。

参术健脾汤 治发黄日久，脾胃虚弱，饮食少思。

人参　白术各一钱五分　茯苓　陈皮　白芍药　煨当归各一钱　炙甘草七分

水二盅，枣二枚，食前服。疸加黄芪、炒白扁豆各一钱。

当归秦艽散 治五疸口淡、咽干，倦怠发热，微寒。

白术八分　茯苓　秦艽　当归　川芎　芍药　熟地　陈皮黄酒蒸，各一钱　半夏曲　炙甘草各五分

水二盅，姜三片，煎八分，食前服。(《济生》有肉桂、小草，名秦艽饮子。)

发汗，桂枝加黄芪汤、麻黄醇酒汤。吐，瓜蒂散、藜芦散、二陈汤，探吐。下，栀子大黄汤、大黄硝石汤、黄连散。利小便，五苓散、益元散。除湿热，茵陈五苓散、茯苓渗湿汤。和解，小柴胡汤。嗅鼻，瓜蒂散。温，茵陈附子干姜汤。补，养荣汤、补中汤、大小建中汤、理中汤。干黄，燥也，小便自利，四肢不沉重，渴而引饮，栀子柏皮汤。湿黄，脾也，小便不利，四肢沉重，似渴不欲饮者，大茵陈汤。大便自利而黄，有实热者，茵陈栀子黄连三物汤。无实热者，小建中汤。往来寒热，一身尽黄者，小柴胡加栀子汤。腹痛而呕者，小柴胡汤。诸疸，小便不利为里实，宜利小便，或下之。无汗为表实，宜发汗，或吐之，吐中有汗。诸疸，小便黄赤色者，为湿热，可服利小便清热渗湿之药。若小便色白，是无热也，不可除热。若有虚寒证者，当作虚劳治之。

藜芦散(《百一》) 治疸。取藜芦置灰内炮之，少变色，捣为末，水服半钱匕，小便不利数服。

黄连散(《宝鉴》) 治黄疸，大小便秘涩，壅热。

黄连　大黄醋拌炒，各二两　黄芩　甘草炙，各一两

上为极细末，食后温水调下二钱，日三；先用瓜蒂散嗅鼻取下黄水，却服此药。

益元散(即天水散) 治伤寒表里俱热，烦渴口干，小便不通，及霍乱吐泻，下利肠澼，偏主石淋，及妇人产难，催生下乳，神效。

桂府滑石腻白者六两　粉草一两研烂

上为极细末，每服三钱，白汤调下，新水亦得。加薄荷末少许名鸡苏散，加青黛末少许名碧玉散，治疗并同，但以回避世俗之轻侮耳。

茵陈附子干姜汤（《宝鉴》）

附子炮，去皮，三钱　干姜炮，二钱　茵陈一钱二分　草豆蔻煨，一钱白术四分　枳实麸炒　半夏　制泽泻各半钱　白茯苓　橘红各三分

上生姜五片，水煎，去滓凉服。

补中汤（东垣）　治面黄多汗，目眦赤，四肢沉重，减食，腹中时痛，咳嗽，两手左脉短，右脉弦细兼涩，右手关脉虚。

升麻　柴胡各二钱　当归身二分　苍术五分　泽泻四分　五味子二十一粒　炙甘草八分　黄芪二钱五分　神曲三分　红花少许　大麦蘖五分

上作二服，水煎食前。

（《证治准绳》）

龚廷贤

五 疸 方 治

龚廷贤（1538~1635），字子才，号云林，明代医家

《脉经》曰：凡黄，候寸口脉近掌无脉，口鼻黑色，并不可治。大抵脉大者死，微细者生。无脉，鼻气冷者不治也。沉渴欲饮水，小便不利者，必发黄也。

《内经》曰：诸湿肿满，皆属脾土。夫黄疸为病，肌肉必虚肿而色黄。盖温热郁积于脾胃之中，久而不散，故其土色形于面与肌肤也。盖脾主肌肉，肺主皮毛，母能令子虚，母病亦病。是故有诸中者，必形诸外。其症有五：曰黄汗，曰黄疸，曰酒疸，曰谷疸，曰女劳疸。虽有五者之分，终无寒热之导师。丹溪曰：不必分五，同是湿热，如盦曲相似，故曰治湿不利小便，非其治也。又曰：温在上宜发汗，温在下宜利小便。二法宜用，使上下分消其湿，则病无有不安者也。

一论治肾疸，目黄，甚至浑身俱黄，小便赤淫者。宜：

肾疸汤

羌活　防风　藁本　独活　柴胡各五分　白茯苓二分　泽泻三分　猪苓四分　白术五分　苍术一钱　黄柏二分　人参三分　葛根三分　神曲炒，六分　甘草三分　升麻一钱

上锉一剂，水煎，稍热服。

一论湿热发黄，汗黄尿赤及寒热呕吐，而渴欲饮冷水，身目俱

黄，小便不利，不思饮食。用：

茯苓渗湿汤

猪苓　泽泻　苍术泔，浸　白茯苓　陈皮　枳实麸炒　黄连炒　黄芩　栀子　防己　茵陈　木通

上锉，生姜三片，水煎服。如饮食不思及伤食，加砂仁、神曲炒、麦芽炒各等份。

一论黄疸专属湿热，盦曲相似。

茵陈五苓散

茵陈三钱　白术一钱五分　赤茯苓一钱五分　猪苓一钱　泽泻一钱苍术一钱二分　山栀一钱二分　滑石一钱二分　官桂二分　甘草二分

上锉，灯心水煎服。

一论五疸俱是脾胃温热相蒸，以致遍身发黄，如栀子水染者是也。病延日久，医误以为寒凉之时，损伤元年脾胃，以致身体黑瘦，四肢沉困，恶寒发热，不思饮食等症。宜以：

加味益气汤

黄芪蜜炒，一钱五分　人参一钱　白术去芦，炒，二钱　陈皮八分当归一钱　柴胡五分　升麻五分　茵陈　苍术米泔浸　栀子炒　猪苓　泽泻　赤茯苓　黄连　滑石各一钱　甘草炙，四分

上锉，生姜煎服，以六味地黄丸加苍术、白术、茵陈、黄柏各二两，蜜丸，相兼而进之。

一治发黄症，身口俱发如金色，小便如浓煮柏汁，诸药不效。用：

加味解毒汤

黄芩　黄连　黄柏　栀子　柴胡　茵陈　龙胆草　木通　滑石　升麻　甘草

上锉，灯心煎服。大便实加大黄，目精黄倍龙胆草。

一治发黄，脉沉细而迟，肢体逆冷，腰以自汗。宜用：

加味姜附汤

茵陈二两　大附子面煨，去皮脐，一枚　干姜炮，一两五钱　甘草炙，
一两

上锉，四剂，水煎服。

一治黄疸，安陵马进斋传，极效。

露珠饮

露珠即土豆，形如姜，捣烂取汁半碗，温服立效。

一治黄肿妙方，王少川传。

苍术一斤　广陈皮半斤　川厚朴五两　草果一两　砂仁一两　茵陈
穗半斤　香附米一斤　青矾四两

上青矾同附米炒烧过，俱为细末，醋打面糊为丸，如梧子大。每
空心酒下，姜汤亦可。

一治黄肿病最捷，用此：

绿矾丸

五倍子炒黑，半斤　绿矾姜汁炒白，四两　针砂醋炒红，四两　神曲炒
黄，半斤

上为细末，生姜汁煮红枣肉为丸，如梧子大。每服六七十丸，温
酒下。不能饮酒米汤下，终身忌食荞面。

一治黄胖，饮食无味，四肢无力，行步倦怠，脉涩而濡，或腹有
积块胀满。

加减胃苓汤

苍术米泔浸　陈皮　厚朴姜炒　猪苓　泽泻　白术去芦，炒　白
茯苓　藿香　半夏姜炒　大腹皮　山楂　萝卜子　三棱　莪术　青
皮　甘草

上锉，生姜三片，枣二枚，水煎温服。

一治黄疸倦怠，脾胃不和，食少，小便赤。宜以平胃散合五苓散

加滑石。

退金丹 治黄肿，腹中有积块胀满者。山东李西岭传。

苍术酒炒，八两　香附八两　青皮去穰，三两　陈皮四两　良姜一两　厚朴姜炒，二两　乌药四两　三棱煨，一两　莪术煨，一两　青矾用百草霜同炒，八两

上为细末，醋糊为丸，如梧子大，每服五十丸，米汤送下。

一治酒疸食疸、五积六聚、七癥八瘕、心腹疼痛、凌晨热等证，不问大人小儿，皆可用此。

紫金丸

血竭二两　沉香一两　青皮去穰　陈皮　厚朴姜炒，各二两　枳壳去穰，麸炒，二两半　百草霜一两　秦艽二两　三棱醋炒　蓬术醋炒，各三两　皂矾醋煮过，四两　黄石　榴矾即金丝矾是也，一两　香附去毛，一两　针砂醋煮，一两　干漆炒过性，二两　槟榔二两　甘草五钱

一方加仙术、白术各一两。

上为细末，用大枣煮烂去皮核，打糊为丸，如梧子大，每服六七十丸，温酒送下，或米饮亦可。

一治遍身发黄，妄言如狂，苦于胸痛，手不可近，此中焦蓄血为患。

宜桃仁承气汤，打下瘀血即愈。

一治黄病爱吃茶者。

白术去芦，炒　苍术米泔浸，各三两　软石膏煅，二两　白芍炒　黄芩各一两　薄荷叶七钱　胆星　陈皮各一两

上为细末，砂糖水调神曲糊为丸，如梧子大，每服五六十丸，砂糖水下。

一治黄病，爱吃壁泥者。

黄泥一斤　砂糖和泥炒干，四两

上为细末，黄连膏为丸，如梧子大，每服五六十丸，空心，糖汤下。

一治黄病爱吃生米者。

陈皮　白芍炒　神曲炒　麦芽炒　山楂　白茯苓去皮　石膏各一钱　厚朴七分　苍术一钱二分　藿香五分　白术一钱五分　甘草三分

上锉，水煎熟，入砂糖一蛤蜊壳，食前服。

一治黄疸秘方

大虾蟆一个　黑矾三钱　猪肚一个

上二味装入肚内煮烂，虾蟆去骨，用煮汤，洗令肚净，吃之即愈。

一治女劳疸方：四苓散合四物汤，去川芎加茵陈、麦门冬、滑石、甘草。

一治诸黄疸，口淡怔忡，耳鸣脚软，微寒发热，小便白浊，此为虚症。用八味丸方见补益用四君子汤吞下。

一治黄疸病，医不愈，耳目悉黄，食饮不消，胃中胀热，生黄衣，盖胃中有干粪使病。用煎猪脂一小升，温热顿服之，日三次，燥粪下去乃愈。

（《寿世保元》）

张景岳

黄疸论治

张景岳（1563~1640），名介宾，明代医家

黄疸一证，古人多言为湿热，及有五疸之分者，皆未足以尽之，而不知黄之大要有四：曰阳黄，曰阴黄，曰表邪发黄，曰胆黄也。知此四者，则黄疸之证无余义矣。丹溪曰：疸不必分五种，同是湿热，如盦曲相似。岂果皆如盦曲，悉可谓之湿热耶？弗足凭也，愚列如下。

阳黄证因湿多成热，热则生黄，此即所谓湿热证也。然其证必有身热，有烦渴，或躁扰不宁，或消谷善饥，或小水热痛赤涩，或大便涩结，其脉必洪滑有力。此证不拘表里，或风湿外感，或酒食内伤，皆能致之。但察其元气尚强，脾胃无损，而湿热果盛者，直宜清火邪，利小便，湿热去而黄自退，治此者本无难也。

阴黄证则全非湿热，而总由血气之败，盖气不生血，所以血败，血不华色，所以色败。凡病黄疸而绝无阳证阳脉者，便是阴黄。阴黄之病，何以致然？盖必以七情伤脏，或劳倦伤形，因致中气大伤，脾不化血，故脾土之色自见于外。其为病也，必喜静而恶动，喜暗而畏明，凡神思困倦，言语轻微，或怔忡眩晕，畏寒少食，四肢无力，或大便不实，小水如膏，及脉息无力等证，悉皆阳虚之候。此如湿热发黄者反如冰炭，使非速救元气，大补脾肾，则终无复元之理。且此证

最多，若或但见色黄，不察脉症，遂云黄疸同是湿热，而治以茵陈、栀子泻火利水等剂，则无有不随药而毙者。

表邪发黄，即伤寒证也。凡伤寒汗不能透，而风湿在表者有黄证，或表邪不解，自表传里而湿热郁于阳明者，亦有黄证。表邪未解者，必发热身痛，脉浮少汗，宜从汗散；湿热内郁者，必烦热，脉缓滑多汗，宜从分消清利。若阳明实邪内郁而痞结胀满者，宜先下之，然后清其余热，则自无不愈。

胆黄证，凡大惊大恐及斗殴伤者皆有之。尝见有虎狼之惊，突然丧胆而病黄者，其病则骤；有酷吏之遭，或祸害之虑，恐怖不已而病黄者，其病则徐。如南北朝齐永明十一年，有太学生魏准者，因惶惧而死，举体皆青，时人以为胆破，即此之类。又尝见有斗殴之后，日渐病黄者，因伤胆而然。其证则无火无湿，其人则昏沉困倦，其色则正黄如染，凡此数证，皆因伤胆，盖胆伤则胆气败而胆液泄，故为此证。经曰：胆液泄则口苦，胃气逆则呕苦，故曰胆呕。义犹此也。且胆附于肝，主少阳春生之气，有生则生，无生则死。故经曰凡十一脏皆取决于胆者，正以胆中生气为万化之元也。若此诸证，皆以胆伤，胆伤则生气败，生气既败，其能生乎？所以凡患此者，多致不救。然当察其伤之微甚，速救其本，犹可挽回，而炼石补天之权，则操之医之明者。黄疸大法，古有五疸之辨：曰黄汗，曰黄疸，曰谷疸，曰酒疸，曰女劳疸。总之，汗出染衣，色如柏汁者，曰黄汗；身面眼目黄如金色，小便黄而无汗者，曰黄疸；因饮食伤脾而得者，曰谷疸；因酒后伤湿而得者，曰酒疸；因色欲伤阴而得者，曰女劳疸。虽其名目如此，然总不出阴阳二证。大都阳证多实，阴证多虚，虚实弗失，得其要矣。黄疸难治证：凡寸口无脉，鼻出冷汗，腹膨，形如烟薰，摇头直视，环口黧黑，油汗发黄，久之变黑者，皆难治。

阳 黄 证

多以脾湿不流，郁热所致。必须清火邪，利小水。火清则溺自清，溺清则黄自退。轻者宜茵陈饮、大分清饮、栀子柏皮汤之类主之。若闭结热甚，小便不利，腹满者，宜茵陈蒿汤、栀子大黄汤之类主之。

茵陈饮

茵陈　焦栀子　泽泻　青皮各三钱　甘草一钱　甘菊花二钱

用水三四盅，煎两盅，不时陆续饮之，治热泻者，一服可愈。

大分清饮　治积热闭结、小水不利，或致腰腹下部极痛，或湿热下利、黄疸、溺血、邪热蓄血、腹痛淋闭等症。

茯苓　泽泻　木通各二钱　猪苓　栀子或倍之枳壳　车前子各一钱

水一盅半，煎八分，食远温服。

阴 黄 证

多由内伤不足，不可以黄为意专用清利，但宜调补心脾肾之虚以培血气，血气复则黄必尽退。如四君子汤、五君子煎、寿脾煎、温胃饮之类，皆心脾之要药也。若六味丸、八味丸、五福饮、理阴煎，及左归、右归、六味回阳等饮，皆阴中之阳虚者所宜也。若元气虚不至甚，而兼多寒湿者，则以五苓散、四苓散，或茵陈五苓散之属，加减用之亦可。

五君子煎　治脾胃虚寒，呕吐泄泻而兼湿者。

人参二三钱　白术　茯苓各二钱　炙甘草一钱　干姜炒黄，一二钱

水一盅半，煎服。

寿脾煎　一名摄营煎。治脾虚不能摄血等证。此归脾汤之变方，

其效如神。

白术二三钱　当归二钱　山药二钱　炙甘草一钱　枣仁钱半　远志制，三五分　干姜炮，一二三钱　莲肉去心炒，二十粒　人参随宜，一二钱

急者用一两水二盅，煎服。

温胃饮　治中寒呕吐吞酸，泄泻，不思饮食，及妇人脏寒呕恶，胎气不安等证。

人参一二三钱或一两　白术炒，一二钱或一两　扁豆二钱　炒陈皮一钱或不用　干姜炒焦，一二三钱　炙甘草一钱　当归滑泄者勿用，一二钱

水二盅，煎七分，食远温服。

六味丸　即金匮肾气丸，亦名地黄丸。

熟地黄蒸捣，八两　山茱萸　山药炒，各四两　丹皮　泽泻　白茯苓各三两

上为细末，和地黄膏，加炼蜜为丸桐子大，每服七八十丸，空心食前滚白汤或淡盐汤任下。此方用水煎汤，即名六味地黄汤。下八味丸亦同。

八味丸　即六味地黄丸加肉桂、制附子各一两。

五福饮　凡五脏气血亏损者，此能兼治之，足称王道之最。

人参随宜　熟地随宜　当归二三钱　白术炒，一钱半　炙甘草一钱

水二盅，煎七分，食远温服。

或加生姜三五片。凡治气血俱虚等证，以此为主，或宜温者加升麻、柴、葛，左右逢源，无不可也。

理阴煎　此理中汤之变方也。

熟地三五七钱或一二两　当归炙，二三钱或五七钱　甘草一二钱　干姜炒黄色，一二三钱，或加肉桂

水二盅，煎七八分，热服。

左归饮　此壮水之剂也。凡命门之阴衰阳胜者，宜此方加减主

之。此一阴煎、四阴煎之主方也。

熟地二三钱或加至一二两　山药二钱　枸杞二钱　炙甘草一钱　茯苓一钱半
山茱萸畏酸者少用之，一二钱

水二盅，煎七分，食远服。

右归饮　此益火之剂也。凡命门之阳衰阴胜者，宜此方加减
主之。

熟地用如前　山药炒，二钱　山茱萸一钱　枸杞二钱　甘草炙，一二钱
杜仲姜制，二钱　肉桂一二钱　制附子一二三钱

水二盅，煎七分，食远温服。

六味回阳饮　治阴阳将脱等证。

人参一二两或数钱　制附子二三钱　炮干姜二三钱　炙甘草一二钱
熟地五钱或一两　当归身三钱

如泄泻者或血动者以冬术易之多多益善。

伤 寒 发 黄

凡表邪未清而湿热又盛者，其证必表里兼见，治宜双解，宜柴苓
汤，或茵陈五苓散主之。或内热甚而表邪仍在者，宜柴芩煎主之。若
但有湿热内实胀闭等证，而外无表邪者，宜茵陈蒿汤主之。若因内伤
劳倦，致染伤寒者，亦多有发黄之证。但察其本无湿热实邪等证，即
当以阴黄之法调补治之，或用韩祗和法亦可。若但知攻邪，则未有不
败。故孙真人曰：黄疸脉浮者，当以汗解之，宜桂枝加黄芪汤。此即
补虚散邪之法也。

柴苓汤　白术　茯苓　泽泻　柴胡　猪苓　黄芩
上，水煎服。

柴芩煎　柴胡二三钱　黄芩　栀子　泽泻　木通各二钱　枳壳一钱五分

水二盅，煎八分温服。

胆 黄 证

皆因伤胆而然。胆既受伤，则脏气之损败可知，使非修葺培补，则必致决裂。故凡遇此等证候，务宜大用甘温，速救元气。然必察其所因之本，或兼酸以收其散亡，或兼涩以固其虚脱，或兼重以镇其失守之神魂，或与开道利害，以释其不解之疑畏。凡诸用药，大都宜同阴黄证治法，当必有得生者。若治此证而再加克伐分利，则真如压卵矣。

韩祇和曰：病人三五日，服下药太过，虚其脾胃，亡其津液，渴饮水浆，脾土为阴湿所加，与邪热相会发黄，此阴黄也，当以温药治之。如两手脉沉细迟，肢体逆冷，皮肤有粟起，或呕吐，舌上有苔，遍身发黄，烦躁欲于泥水中卧，小便赤少，皆阴候也。故阴黄多以热汤温之，或汤渍布搭其胸腹，或以汤盛瓢中，坐于脐下熨之其病愈者。曾治赵显宗病伤寒至六七日，因服下药太过致发黄，其脉沉细迟无力，皮肤凉，烦躁，欲于泥中卧，喘呕，小便赤涩。先投茵陈橘皮汤，喘呕止。次服小茵陈汤半剂，脉微出，不欲于泥中卧。次日又服茵陈附子汤半剂，四肢发热，小便二三升，当日中大汗而愈。似此治愈者，不一一录。

凡伤寒病黄，每遇太阳或太阴司天岁，若下之太过，往往变成阴黄。盖辰戌太阳寒水司天，水来犯土。丑未太阴湿土司天，土气不足。即脾胃虚弱，亦水来侵犯，多变此证也。

小茵陈汤
附子炮作八片，一个　炙甘草一两　茵陈二两
上水二升，煮一升，分作三服。

（据《景岳全书》编纂）

喻嘉言

阐扬《金匮》奥旨，指陈改补法律

喻嘉言（1585~1664），名昌，明末清初医家

经言：溺黄赤安卧者疸病。溺黄赤者，热之征也，安静嗜卧者，湿之征也。所以有开鬼门、洁净府之法。开鬼门者，从汗而泄其热于肌表也，洁净府者，从下而泄其湿于小便也。此特辨名定治之大端，而精微要妙，惟《金匮》有独昭焉。要知外感发黄一证，《伤寒》阳明篇中已悉。《金匮》虽举外感内伤诸黄，一一发其底蕴，其所重尤在内伤。兹特详加表彰，为后学法程焉。

《金匮》论外感热郁于内而发黄之证云：寸口脉浮而缓，浮则为风，缓则为痹，痹非中风，四肢苦烦，脾色必黄，瘀热以行。其意取伤寒风湿相搏之变证为言。见风性虽善行，才与湿相合，其风即痹而不行，但郁为瘀热而已。及郁之之极，风性乃发。风发遂挟其瘀热以行于四肢，而四肢为之苦烦，显其风淫末疾之象。挟其瘀热以行于肌肤，而肌肤为之色黄，显其湿淫外溃之象。其脉以因风生热故浮，因湿成痹故缓。此而行《内经》开鬼门洁净府之法，俾风挟之热从肌表出，湿蒸之黄从小便出，而表里分消为有据也。

《金匮》重出伤寒阳明病不解后成谷疸一证云：阳明病脉迟者，食难用饱，饱则发烦，头眩，小便必难，此欲作谷疸。虽下之，腹满如故，所以然者，脉迟故也。此因外感阳明，胃中之余热未除，故食难

用饱，饱则食复生热，两热相合，而发烦、头眩、小便难、腹满，势所必至。在阳明证本当下，阳明而至腹满，尤当急下。独此一证下之，腹满必如故，非但无益，反增困耳。以其脉迟而胃气空虚，津液不充，其满不过虚热内壅，非结热当下之比。《金匮》重出此条，原有深意。见脉迟胃虚，下之既无益，而开鬼门洁净府之法用之无益，不待言矣。尝忆一友问：仲景云下之腹满如故，何不立一治法？予曰：仲景必用和法，先和其中，后乃下之。友曰：何以知之？予曰：仲景云：脉迟尚未可攻。味一"尚"字，其当攻之旨跃然。《金匮》又云：诸黄腹痛而呕者，用小柴胡汤。观此仍是治伤寒，邪高痛下，故使呕也，小柴胡汤主之之法，是以知之耳。陈无择治谷疸，用谷芽、枳实、小柴胡汤，差识此意。但半消、半和、半下三法并用，漫无先后。较诸仲景之丝丝必贯，相去远矣。

《金匮》又云：趺阳脉紧而数，数则为热，热则消谷紧则为寒，食即为满。尺脉浮为伤肾。趺阳脉紧为伤脾。风寒相搏，食谷则眩，谷气不消，胃中苦浊，浊气下流，小便不通，阴被其寒，热流膀胱，身体尽黄，名曰谷疸。此论内伤发黄，直是开天辟地未有之奇，东垣《脾胃论》仿佛什一，后世乐宗《金匮》，奥义置之不讲，殊可慨也。请细陈之！人身脾胃居于中土，脾之土体阴而用则阳，胃之土体阳而用则阴，两者和同，则不刚不柔，胃纳谷食，脾行谷气，通调水道，灌注百脉，相得益彰，其用大矣。惟七情饥饱房劳，过于内伤，致令脾胃之阴阳不相协和。胃偏于阳，无脾阴以和之，如造化之有夏无冬，独聚其热而消谷；脾偏于阴，无胃阳以和之，如造化之有冬无夏，独聚其寒而腹满。其人趺阳之脉，紧寒数热，必有明征。诊其或紧或数，而知脾胃分主其病。诊其紧而且数，而知脾胃合受其病，法云精矣。然更有精焉，诊其两尺脉浮，又知并伤其肾。夫肾脉本沉也，何以反浮。盖肾藏精者也，而精生于谷。脾不运胃中谷气入肾，则精无裨而肾伤，故沉脉反浮也。知尺脉浮为伤肾，则知趺阳脉紧即为伤脾。然紧乃肝脉，正仲景所谓紧乃弦，状若弓弦之义。脾脉舒缓，受肝木之克贼则变紧。肝之风气，乘脾聚之寒气，两相搏激，食谷即眩，是谷入不能长气于胃阳，而反动风于脾阴，即胃之聚其热而消谷者，亦不过蒸为腐败之浊气，而非精华之清气矣。浊气由胃热而下流入膀胱，则膀胱受其热，气化不行，小便不通，一身尽黄。浊气由脾寒而下流入肾，则肾被其寒，而克贼之余，其腹必满矣。究竟谷瘅由胃热伤其膀胱者多，由脾寒伤其肾者十中二三耳。若饮食伤脾，加以房劳伤肾，其证必腹满而难治矣。仲景于女劳疸下，重申其义曰：腹如水状，不治，岂不深切著明乎？

女劳疸，额上黑，谓身黄加以额黑也。黑为北方阴晦之色，乃加于南方离明之位。此必先有胃热脾寒之浊气下流入肾，益以女劳无度而后成之，其由来自非一日。《肘后》谓因交接入水所致，或有所验。然火炎薪烬，额色转黑，虽不入水，其能免乎。故脾中之浊气，下趋入肾，水土互显之色，但于黄中见黑滞耳。若相火从水中上炎而合于心之君火，其热燎原，烟焰之色，先透于额，乃至微汗亦随火而出于额，心之液且外亡矣。手足心热，内伤皆然。日暮阳明用事，阳明主阖，收敛一身之湿热，疾趋而下，膀胱因而告急，其小便自利，大便黑时溏，又是膀胱蓄血之验，腹如水状，实非水也，正指蓄血而言也，故不治。

酒疸，心中懊侬而热，不能食，时欲吐。酒为湿热之最，气归于心肺，味归于脾胃。久积之热，不下行而上触，则生懊侬。痞塞中焦，则不能食。其湿热之气不下行而上触则为呕，呕则势转横逆，遍积周身也。《伤寒论》谓阳明病无汗，小便不利，心中懊侬者，身必发黄。是知热甚于内者，皆足致此，非独酒矣。

《金匮》治酒疸，用或吐或下之法。云：酒黄疸必小便不利，其候心中热，足下热，是其证也。又云：或无热，靖言了了，腹满欲吐，鼻煤，其脉浮者，先吐之；沉弦者，先下之。又云：心中热欲呕者，吐之愈。又云：心中懊憹或热痛，栀子大黄汤主之。又云：下之，久久为黑疸。言虽错出，义实一贯。盖酒之积热入膀胱则气化不行，必小便不利。积于上焦则心中热，积于下焦则足下热。其无心中足下热者，则清言了了而神不昏，但见腹满欲吐鼻煤三症，可知其膈上与腹中阴阳交病，须分先后治之。当辨脉之浮沉，以定吐下之先后。脉浮病在膈上，阳分居多，先吐上焦而后治其中满。脉沉弦病在腹中，阴分居多，先下其中满而后治其上焦。若但心中热欲呕，则病全在上焦，吐之即愈，何取下为哉？其酒热内结，心神昏乱而作懊憹及痛楚者，则不可不下。但下法乃劫病之法，不可久用。久久下之，必脾肺之阳气尽伤，不能统领其阴血，其血有日趋于败而变黑耳。曾谓下法可渎用乎？仲景于一酒疸，胪列先后次第，以尽其治。其精而且详若此。

酒疸之黑，与女劳疸之黑，殊不相同，女劳疸之黑为肾气所发，酒疸之黑乃荣血腐败之色。荣者水谷之精气，为湿热所瘀而不行，其光华之色转为晦黯，心胸嘈杂如啖蒜齑状，其芳甘之味变为酸辣，乃至肌肤抓之不仁，大便正黑，脉见浮弱，皆肺金治节之气不行，而血瘀也。必复肺中清肃之气，乃可驱荣中瘀浊之血。较女劳疸之难治，特一间耳。方书但用白术汤理脾气、解酒热以言治，抑何庸陋之甚耶？

黄疸由于火土之热湿。若合于手阳明之燥金，则湿热燥三气相搏成黄，其人必渴而饮水。有此则去湿热药中，必加润燥，乃得三焦气化行，津液通，渴解而黄退。渴不解者燥有未除耳，然非死候也，何又云疸而渴者难治？则更虚其下泉之竭，不独云在中之津液矣。

黄疸病得之外感者，误用补法，是谓实实，医之罪也。黄疸病得之内伤者，误用攻法，是谓虚虚，医之罪也。阴疸病误从阳治，袭用苦寒，倒行逆施，以致极重不返者，医杀之也。

（《医门法律》）

张 璐

辨析诸黄，取法仲景

张璐（1617~1699），字路玉，号石顽，清代医家

《金匮》云：诸病黄家，但当利其小便。假令脉浮，当以汗解之，宜桂枝加黄芪汤主之。黄家一证，大率从水湿得之。治湿之法，当利小便为第一义。然脉浮者，知湿不在里而在表，又当以汗解之。设表湿乘虚入里，而作癃闭，又当利其小便也。故下条云：黄疸病，茵陈五苓散主之。活法在心，可拘执乎？

黄疸病，茵陈五苓散主之。夫病酒黄疸，必小便不利，其候心中热，足下热，是其证也。酒黄疸者，或无热，靖言了了，腹满欲吐，鼻燥，其脉浮者，先吐之，沉弦者，先下之。酒疸心中热，欲吐者吐之愈。酒黄疸，心中懊憹，或热痛，栀子大黄汤主之。此即枳实栀子豉汤之变名也。大病后劳复发热，服枳实、栀子、豉三味，覆令微汗，使余热从外而解。若有宿食，则加大黄从内而解，此治酒疸之脉沉弦者，用此方以下之。其脉浮当先吐者，则用栀子豉汤，可不言而喻矣。盖酒疸伤胃发黄，无形之湿热，故宜栀子豉涌之。与谷疸之当用茵陈蒿者，泾渭自殊。即此汤亦自治酒食并伤之湿郁，故可用下。观枳实栀子豉汤之加大黄，亦是因宿食而用也。更有栀子柏皮汤，治身黄发热一证，又以苦燥利其渗道也。合此比例而推，治黄之法，无余蕴矣。

栀子豉汤

栀子十四枚　香豉绢裹，四合

上二味，以水四升，先煮栀子得二升半，内豉，煮取一升半，去滓，分二服，温进一服，得吐则止。

酒疸下之，久久为黑瘅，目黄，面黑，心中如啖蒜齑状，大便正黑，皮肤抓之不仁，其脉浮弱，虽黑微黄，故知之。《金匮》治酒疸，用或吐或下之法，言虽错出，义实一贯。盖酒之积热，入膀胱则气化不行，必小便不利。积于上焦，则心中热。积于下焦，则足下热。其无心中足下热者，则靖言了了，而神不昏，但见腹满欲吐鼻煤三证，可知其膈上与腹中，阴阳交病，须分先后治之。当辨脉之浮视，以定吐下之先后。若但心中热，欲呕吐，则病全在上焦，吐之即愈，何取下为哉？其酒热内结，心神昏乱，而作懊憹及痛楚者，则不可不下，故以栀子、香豉，皆治其心中懊憹，大黄荡涤实热，枳实破结，逐去宿垢也。但以此劫病之法，不可久用。久久下之，必脾肺之阳气尽伤，不能统领其阴血，其血有日趋于败而变黑耳。然酒疸之黑，非女劳疸之黑也。女劳疸之黑，为肾气所发。酒疸之黑，为败血之色。因酒之湿热伤脾胃，脾胃不和，阳气不化，阴血不运。若更下之，久久则运化之用愈耗矣。气耗血积，败腐瘀浊，色越肌面为黑。味变于心，咽作嘈杂，心辣如啖蒜齑状。营血衰而不行，痹于皮肤，抓之不仁。输于大肠，便如漆黑。其目黄与脉浮弱，皆病血也。仲景于一酒疸胪列先后次第，以尽其治，其精而且详如此。

额上黑，微汗出，手足中热，薄暮即发，膀胱急，小便自利，名曰女劳疸。腹如水状，不治。女劳之疸，惟言额上黑，不言身黄，简文也。然黑为北方阴晦之色，乃加于南方离明之位；以女劳无度，而脾中之浊阴，下趋入肾，水土互显之色。乃至微汗亦随火而出于额，心之液且外亡矣。手足心热，内伤皆然。日暮阳明用事，阳明主阖，收敛一身之湿热，疾迫而下膀胱。其小便自利，大便黑时溏，又是膀胱蓄血之验。腹如水状，实非水也，正指蓄血而言，故为不治。

黄家日晡所发热，而反恶寒，此为女劳得之。膀胱急，少腹满，身尽黄，额上黑，足下热，因作黑疸。其腹胀如水状，大便必黑时溏，此女劳之病，非水也。腹满者难治，硝石矾石散主之。此治女劳疸之急方也。夫男子精动，则一身之血俱动。以女劳而倾其精，血必继之。故因女劳而尿血者，其血尚行，犹易治也。因女劳而成疸者，血瘀不行，非急去膀胱少腹之瘀血，万无生路。乃取皂矾以涤除痕垢，硝石以破散坚，二味相须，锐而不猛，此方之妙用也。

黄疸腹满，小便不利而赤，自汗出，此为表和里实，当下之大，大黄硝石汤。黄疸最难得汗，自汗则表从汗解，故曰此为表和里实。方用大黄、硝石，解散在里血结，黄柏专祛下焦湿热，栀子轻浮，能使里热从渗道而泄也。

诸黄，猪膏发煎主之。详此治瘀血发黄之缓剂。以诸黄虽多湿热，然经脉久病，不无瘀血阻滞也。《肘后方》云：治女劳疸身目尽黄，发热恶寒，少腹满，小便难。以大热大寒，女劳交接入水所致，用发灰专散瘀血，和猪膏煎以润经络肠胃之燥，较硝石矾石散虽缓急轻重悬殊，散之皆则一也。

疸而渴者，其疸难治；疸而不渴者，其疸可治。发于阴部，其人必呕；发于阳部，其人振寒而发热也。疸为湿热固结，阻其津液往来之道，故以渴与不渴，证津液之通与不通也。呕为肠胃受病。振寒发热，为经络受伤。于此可证其表里阴阳而治也。

目黄曰黄疸，亦有目黄而身不黄者。经云：风气与阳入胃，循脉而上至目内眦，其人肥，则风气不得外泄，则热中而目黄，烦渴引饮，《宣明》用青龙散，殊失经旨。合用越婢加术汤、桂枝二越婢一汤选用。病久属虚者，理苓汤倍用桂、苓。凡黄疸目黄不除，或头重，以瓜蒂散嗌鼻，后用茵陈五苓散清利之。

青龙散

地黄　淫羊藿　防风　荆芥穗　何首乌

越婢加术汤

麻黄　石膏　生姜　大枣　甘草　白术

桂枝二越婢一汤

桂枝去皮　芍药　麻黄　甘草　大枣　生姜　石膏

理苓汤　理中汤合五苓散。

脉沉，渴欲饮水，小便不利者，皆发黄。脉洪大，大便利而渴者死。脉微小，小便利，不渴者生。凡黄家，候其寸口近掌无脉，口鼻气冷，并不可治。疸毒入腹，喘满者危。凡年壮气实，脉滑便坚者易愈。年衰气弱，脉虚涩而便利者难瘳。

黄疸证中，惟黑疸最剧，良由酒后不禁，酒湿流入髓藏所致，土败水崩之兆。始病形神未槁者，尚有湿热可攻，为祛疸之向导。若病久肌肉消烁，此真元告匮，不能回荣于竭泽也。中翰汪先于病疸，服茵陈五苓不应。八月间，邀石顽诊之。弦大而芤，肾伤挟瘀，结积不散所致。急乘元气尚可攻击时，用《金匮》硝石矾石散，兼桂苓丸之制以洗涤之，迟则难为力矣。汪氏有业医者，以为药力太峻，不便轻用。旋值公郎乡荐，继以公车，未免萦心，不及调治。迨至新正二日，复邀石顽相商。脉转弦劲而革，真元竭尽无余。半月以来，日服人参数钱，如水投石。延至正月下浣，遣内使窃问。予谓之曰：捱至今日小主场毕，可无碍矣。其后安公联捷，不及殿试而返，信予言之不谬也。同时有伶患黑疸，投以硝石矾石散作丸，晨夕各进五丸。服至四日，少腹攻绞，小便先下瘀水，大便继下溏黑，至十一日瘀尽。次与桂、苓、归、芍之类，调理半月而安。

（《张氏医通》）

陈士铎

治从五脏，扶正泄浊

陈士铎（1627~1707），号远公，清初医家

谷疸之症，胸中易饥，食则难饱，多用饮食，则又发烦头眩，小便艰涩，身如黄金之色。人以为胃中之湿热盛以成疸也，谁知是胃中虚热之故乎？人生脾胃属土，脾阴土也，而用则阳，胃阳土也，而用则阴，脾胃和同，则刚柔并济，通调水道，易于分消，安有湿热之存留乎？惟七情伤损于内，则阴阳不相和合，胃无阴以和阳，则热聚而消谷，脾无阳以和阴，则寒滞而积水，两相搏激，故昏眩烦闷生焉，于是所食之水谷变，而精华之清气反蒸为腐败之浊气矣。浊气则下降者也，浊气下流于膀胱，而膀胱受胃之热，气化不行，小便闭塞，水即走阴器，而热散走于皮肤，故一身而发黄也。治之法，升胃中之清气，以分其膀胱，则清升而浊易降，水利而热易消，方用分浊散。

分浊散

茯苓一两　车前子三钱　猪苓三钱　茵陈一钱　栀子三钱

水煎服。

一剂水少利，二剂湿乃退，十剂痊愈。方中以茯苓为君者，利水而不伤胃气。胃气不伤，而后佐之去热消湿之品，则胃无火亢之忧，自然脾无水郁之害。倘不早治，而水湿之气流入于肾，则肾被其伤，必至腹满成蛊，而不可治矣。

酒疸之症，心中时时懊侬，热不能食，尝欲呕吐，胸腹作满，然靖言了了。人以为酒湿而作疸也。然而酒湿而成疸，由于内伤饥饱劳役也。夫人之善饮者，由于胆气之旺也。夫胆非容酒之物，何以胆气旺而胜夫酒乎？不知胆不能容酒而能渗酒。酒经胆气之渗，则酒化为水，入于膀胱而下泄矣。惟其内伤于饥饱劳役，则五脏受损，脏损而腑亦损矣。五脏六腑俱已受损，宁胆气之独旺乎？胆气既衰，则饮酒力不能渗。而无如人人纵饮如故，则酒多而渗亦多，必更伤胆气矣。胆损不能渗酒，酒必留于脾胃之间。膀胱又不及从前之旺，则酒入又不能受。传之膀胱，而膀胱又不及从前之健，则水入而不能消。下既不行，必返而上吐。上吐既逆，下泄又艰，而中州又不可久留。于是湿热之气，蕴陷久存于膈，懊侬而发于心。由是遍溃于周身，分布于四体，尽发为黄也。夫心至懊侬，其心神之昏乱可知，何以又能靖言之了了也？不知酒气熏蒸于一时，则见懊侬。懊侬者，欲痛不痛之状，非心中之神至于妄乱不宁也。治之法，宜解其酒之毒而兼壮其胆，胆气旺而酒气自消，酒气消而水气自泄，水气泄而黄又乌能不解哉？方用旺胆消酒汤。

旺胆消酒汤

柞木枝三钱　山栀子二钱　桑白皮三钱　白茯苓三钱　白芍一两　竹叶一百片　泽泻二钱

水煎服。

二剂而膀胱利，四剂而黄色轻，八剂全愈。此方之奇，奇在柞木专能消酒毒于无形。酒毒既消，则拔本塞源，胆气不可不旺也。助胆之药，舍白芍、山栀，无他味也。其余之药，不过分消湿热之气，辅君以成功者也。世人不知治法，或吐之，或下之，皆操刀而杀之也，可不慎哉。

女劳之疸，其症肾气有损，致成黄疸。夜梦惊恐，精神困倦，饮食无味，举动乏力，心腹则平，小水痿缓，房室不举，肤内湿痒，水道涩痛，时有余沥，小腹满，身尽黄，额上黑。人以为黄疸之症也，谁知是因女色而成之乎。夫入房室而久战者，相火冲其力也。相火衰则不能久战矣。火衰而勉强以图久战之欢，则泄精必多。精泄既多，则火随水散，热变为寒矣。人身水火不可少者也，水衰则不能制火，而火易动，火衰则不能利水，而水易留。顾水留宜可以制火矣，然所留之水，乃外水而非内水也，内水之存，可以制火而生液，外水之存，不能消火而成疸。故女劳之疸，仍是湿热，而结于精窍之间，非血瘀而闭于骨髓之内也。倘用抵当汤水蛭之类以峻攻其瘀血，或用矾石散硝石之品以荡涤其微阴，则促之立亡矣。治之法，宜补其肾中之气，而又不可有助火之失，宜利其膀胱之水，而又不可有亡阴之愆，当以缓图功，而不当责以近效也。方用减黄丹治之。

白茯苓五钱　山药五钱　人参三分　白术一钱　芡实五钱　薏苡仁五钱
菟丝子二钱　车前子一钱　生枣仁一钱

水煎服。

十剂而黄疸减，又十剂而黄疸更减，又十剂而黄疸痊愈。再服二十剂，可无性命之忧也。女劳疸最难治，人生此病，未有不死者。亦因色而成疸，未能成疸而戒色也。苟存坚忍之心，绝欲慎疾，信服煎汤，无不生者。盖减黄丹妙在固本以救伤，并不逐邪以泻瘀，肾气日健，而黄色日减矣。或疑女劳之疸，成于肾之无火，似当补火，何止于补阴而利其湿邪。而不知疸虽成于无火，今病久阴耗，又不可以补火，火旺则又恐炼阴，不特无益，而反害之矣。

肺疸之症，鼻塞不通，头面俱黄，口淡咽干，小水不利。人以为黄疸之症也，谁知所以成疸者，实由于肺气之虚也。肺金气旺，则清肃之令下行于膀胱，凡有湿热之邪，尽从膀胱下泄，则小水大行，又何有湿之存留哉？水行湿化，则热亦难留矣。惟其肺气先虚，而后湿热相侵，郁蒸于胸膈之间。肺不胜邪，而肺乃燥，肺燥则失其清肃之令矣。而水湿之气，遂乘其燥而相入，燥与湿合而成热，湿热相留，欲分入膀胱，而膀胱不受，欲走于皮毛之窍，而腠理未疏，又不能越行于外，乃遂变现黄色于皮毛也。治之法，宜宣通肺气，而健其脾胃之土。夫健土以生肺金，宜也，何又宣通其肺气乎。幸腠理致密，湿邪存于皮肤之内。倘再宣其肺气，万一皮毛之窍大开，而湿从汗泄，未必不变为水臌之症也。不知肺气闭于上，而后水气塞于下也，使肺气上通，则水且下降，况又重补其脾胃以生肺乎，此治肺疸必宜宣扬夫肺气也。方用扬肺利湿汤。

扬肺利湿汤

桔梗三钱　天花粉二钱　白术五钱　茯苓五钱　桑白皮三钱　茵陈三钱　猪苓二钱　黄芩五钱

水煎服。

一剂而鼻塞通，二剂而咽干润，三剂而口淡除，四剂而小水大利，十剂而头面之黄尽散矣。此方开腠理而生津液，则肺金有润燥之功，合之茯苓、茵陈之辈，天花粉、白术之流，则土气大旺，金气亦扬，清肃令行，而膀胱之壅热立通，小便利而黄色乌能独存哉。

心疸之症，烦渴引饮，一饮水即停于心之下，时作水声，胸前时多汗出，皮肤尽黄，惟两目独白。人亦以为黄疸也，谁知是心中虚热以成之乎？夫心喜燥而不喜湿，然过于燥则未免易其性以喜湿矣。然而心终宜燥而不宜湿也，以湿济燥，可权宜而行于一时，不可经常而行于长久，盖暂则可以济燥，而久则必至害心。水乃阴物，阴居阳地，彼且眷恋而不肯遽趋以入于小肠。而心又因水之制燥，不能分消，移其水以入于膀胱，水邪之下，以作澎湃之声。而膻中乃心之相臣也，见水邪之犯心，彼且出其火以相救，乃相战于胸间。水得火炎，而热化为汗，半趋于胸前而出。其余之水何能尽解，乃旁趋于他路，不得不越出于皮毛而变黄也。一身皆黄，而两目不变者，又是何故。肝开窍于目，心者肝之子也，心病宜肝病矣。然肝见心子为邪所逼，必修其戈矛以相援。邪见肝木之旺，不敢犯肝之界，而两目正肝之部位也，所以湿热不至于目，而无黄色之侵耳。然则治之法若何。补其肝气以生心，泻其水湿以逐热，则黄疸不攻而自散也。

治心疸方

白芍一两　茯苓五钱　白术五钱　茵陈三钱　炒栀子三钱　木通一钱
远志一钱

水煎服。

一剂而症轻，二剂而症又轻，十剂痊愈。此方补肝即所以补心，泻水即所以泻热，是以黄随手而愈也。倘徒治黄而不辨其脏气之生克，妄用龙胆草等药，必至变为寒黄之症，反难施治矣。

肝疸之症，两目尽黄，身体四肢亦现黄色，但不如眼黄之甚，气逆，手足发冷，汗出不止，然止在腰以上，腰以下无汗也。人亦以为黄疸也，谁知是肝气之郁，湿热团结而不散乎。夫肝属木，非水不长，何以得湿而反郁乎？不知肝之所喜者肾水也，非外来之邪水也。肾水生木而发生，邪水克木而发疸。盖肝藏血而不藏水，外来之水多，则肝闭而不受，于是移其水于脾胃。然外来之水，原从脾胃来也，脾胃之所弃，而脾胃仍肯容之乎？势必移其水于膀胱，而膀胱又不受。盖膀胱因肝木之湿热，不敢导引而入，以致自焚。于是湿热复返而入肝，而肝无容身之地，乃郁勃而发汗，汗不能尽出，而黄症生矣。使汗能尽出，未必遽成大黄也。无奈肝之湿热，欲下走于肾宫，而肾气恶肝木之犯母，乃杜绝而不许入境，腰以下正肾之部位也，所以无汗而发黄耳。治之法，开肝气之郁，而佐之分散湿热之剂，则黄疸自愈矣。方用利肝分水散。

利肝分水散

龙胆草二钱　茵陈三钱　茯苓一两　猪苓三钱　柴胡一钱　车前子三钱
白蒺藜三钱　甘菊五钱

水煎服。

二剂而目黄淡矣。又服四剂，而身之黄亦淡矣。再服四剂，气逆汗出之病止。又服十剂痊愈。此方开郁于分湿之中，补肝于散热之内，既善逐邪，又能顾正，两得而无失也。

脾疸之症，身黄如秋葵之色，汗沾衣服，皆成黄色，兼之涕唾亦黄，不欲闻人言，小便不利。人以为黄汗之病也，谁知是脾阴之黄乎？夫脾土喜温，黄病乃湿热也，热宜非脾之所恶，何故而成黄也。不知脾虽不恶热，而湿则脾之所恶，脾乃湿土，又加水湿，则湿以济湿，脾中阳气，尽行销亡，无阳则阴不能化，土成纯阴之土，阴土何能制水哉。水存于脾中，寒土不能分消，听水之流行于经络皮肤矣。凡脏腑之水，皆下输于膀胱，何独于脾阴之水不相入也。盖膀胱之行水，气化则能出。今脾成纯阴，则无气以达于膀胱，此水所以不入也。然水寒宜清，而变黄色者何故？盖寒极似土也。夫寒极宜见水象，水寒宜见黑色，不宜见黄。而今见黄者，以水居于土之中也，譬如寒水蓄于阴绝之池，其色必浊而变黄者是也。其不欲闻人言者，又是何故。脾寒之极，其心之寒可知，心寒则胆怯，闻人言而惕然惊矣，故不愿闻也。治之法，宜大健其脾而温其命门之气，佐以利水之剂，则阴可变阳，而黄病可愈矣。

治脾疸方

白术三两　附子三钱　人参一钱　茵陈三钱　白茯苓一两　半夏三钱

水煎服。

连服四剂而小便利，再服四剂而汗唾不黄矣。此方用白术、人参以补其脾，用茯苓、茵陈以利其水，用附子以温其火，真火生而邪火自散，元阳回而阴气自消，阴阳和协，水火相制，又何黄病之不去哉。

肾疸之症，身体面目俱黄，小便不利，不思饮食，不得卧。人亦以为黄疸也，谁知是肾寒之故乎？夫肾本水宫，然最不能容水，凡水得肾之气而皆化，故肾与膀胱为表里，肾旺则膀胱亦旺也。然肾之所以旺者，非肾水之旺，乃肾火之旺也。肾火之旺而水流，肾火之衰而水积。水积之多则成水臌之病，水积之少则成黄疸之病。故黄疸易治，而水臌难治也。虽然，治之得法，则难变为易；治之不得法，则易变为难。如肾疸之病，不可治疸，一治疸而黄疸反不能痊。必须补其肾中之火，而佐之健脾去湿之药，则黄疸可指日而愈也。方用济水汤。

济水汤

白术二两　肉桂三钱　茯苓一两　山药一两　薏仁一两　茵陈一钱
芡实五钱

水煎服。

二剂而小水大利，再用二剂而饮食多矣，再用二剂而可以卧矣，再用二剂而身体面目之黄尽去。此方用白术以健脾也。然而白术能利腰脐之气，是健脾正所以健肾。况茯苓、山药、芡实之类，俱是补肾之味，而又是利湿之剂。得肉桂以生其命门之火，则肾中不寒，而元阳之气，自能透化于膀胱。况所用薏仁之类，原是直走膀胱之品，所谓离照当空，而冰山雪海，尽行消化，又何有黄之不散哉。或谓发黄俱是湿热，未闻湿寒而能变黄也，吾子之论，得毋过于好奇乎？嗟乎！黄病有阴黄之症，是脾寒亦能作黄，岂于肾寒而独不发黄耶？况肾寒发黄，又别有至理。夫黄者土色也，黄之极者即变为黑，黑之未极者，其色必先发黄。肾疸之发黄，即变黑之兆也。黄而至于黑，则纯阴无阳，必至于死。今幸身尚发黄，是内已无阳，阴逼其阳而外出，尚有一线之阳，在于皮肤，欲离而未离也，故补其阳而离可续耳。倘皮肤已黑，此方虽佳，又何以救之哉？

人有心惊，胆颤，面目俱黄，小水不利，皮肤瘦削。人以为黄疸之症也，谁知是胆怯而湿乘之乎。夫胆属少阳，乃阳木也。木最喜水，湿亦水也。水湿入胆，宜投其所喜，何故反成黄疸之病。盖水多则木泛，水过于多，则滔天浴日，木之根不实矣。木不实则木反苦于水矣。水少则木生，水多则木死。少阳之木，非大木可比，曷禁汪洋之侵蚀乎。此胆之所以怯也。胆怯则水邪之气愈胜，胆不能防，而水邪直入于胆中矣。水入胆中，而胆之汁反越出于胆之外，而黄病成矣。然则治之法，泻水湿之邪，则胆气壮而木得其养矣，而又不尽然也。木为水侵久矣，泻水但能去水之势，而不能固木之根。木虽克于土，而实生于土也。水多则土湿，何能生木乎。故水泻而土又不可不培也，培其土而木气始能养耳。方用两宜汤。

两宜汤

茯苓五钱　白术一两　薏仁五钱　柴胡五分　龙胆草一钱　茵陈一钱
郁李仁五分

水煎服。

二剂轻，四剂又轻，十剂痊愈。此方利湿，无非利胆之气，利胆无非健脾之气也。脾土健而土能克水，则狂澜可障也。自然水归膀胱，尽从小便而出矣。

人有小便点滴不能出，小腹臌胀，两足浮肿，一身发黄。人以为黄疸之症矣，谁知是膀胱湿热，结而成疸乎？夫膀胱之经，气化而能生水，无热气则膀胱闭而不行，无清气则膀胱亦闭而不行，所以膀胱寒则水冻而不能化，膀胱热则水沸而不能化。黄疸之病，无不成于湿热，是膀胱之黄疸，乃热病而非寒病。热而闭结，不解热则闭结何以开。寒而闭结，不祛寒则闭结何以泄。黄疸既成于湿热，宜解热而不宜祛寒。然祛寒者必用热药以助命门之火，而解热者必用凉药以益肺金之气。盖肺气寒则清肃之令下行于膀胱，而膀胱不能闭结也。方用清肺通水汤。

清肺通水汤

白术—两　萝卜子—钱　茯苓三钱　半夏—钱　麦冬三钱　桑白皮三钱
茵陈—钱　泽泻—钱　车前子三钱　黄芩二钱　苏子二钱

水煎服。

一剂而小便微利矣，二剂而小便大利矣，四剂而黄疸之症全消。此方虽与扬肺利湿汤大同小异，然实有不同也。扬肺利湿汤提肺之气也，清肺通水汤清肺之气也，二方皆有解湿之药，而利与通微有异，利则小开其水道，而通则大启其河路也。

(《辨证录》)

尤在泾

黄疸方治，羽翼《金匮》

尤在泾（1650~1749），清代医学家

已食如饥，但欲安卧，一身面目及爪甲小便尽黄也。此为脾胃积热，而复受风湿，瘀结不散，湿热蒸郁，或伤寒无汗，瘀热在里所致。是宜分别湿热多少而治之。若面色微黄，而身体或青黑赤色皆见者，与纯热之症不同，当于湿家求之。

加减五苓散

茵陈　猪苓　白术　赤苓　泽泻

大茵陈汤

茵陈蒿半两　大黄三钱　栀子四枚

水三升，先煮茵陈减一半，内二味，煮取（去滓）一升，分三服，小便利出如皂角汁，一宿腹减，黄从小便出也。如大便自利者，去大黄，加黄连二钱。

寇宗奭治一僧，因伤寒发汗不彻，有留热，面身皆黄，多热，期年不愈方。

茵陈　山栀各三分　秦艽　升麻为散，各四钱

每用三钱，水四合，去滓，食后温服。五日病减，二十日悉去。

嗂鼻瓜蒂散（《宝鉴》）

瓜蒂二钱　母丁香一钱　黍米四十九粒　赤豆五分

为细末，每夜卧时，先含水一口，却于两鼻孔嗞上半字便睡，至明日，取下黄水。

许叔微云：夏有篙师病黄症，鼻内酸疼，身与目黄如金色，小便赤涩，大便如常，此病不在脏腑，乃黄入清道中也。若服大黄则必腹胀为逆，当瓜蒂散嗞之，令鼻中黄水出尽则愈。

孟诜方

瓜蒂　丁香　赤小豆各七枚

为末，吹豆许入鼻，少时黄水流出，隔一日用，瘥乃止。一方用瓜蒂一味为末，以大豆许吹鼻中，轻则半日，重则一日，出黄水愈。

谷　疸

始于风寒而成于饮食也。《金匮》云：风寒相搏，食谷即眩，谷气不消，胃中苦浊，浊气下流，小便不通，阴被其寒，热流膀胱，身体尽黄，名曰谷疸。又云：谷疸之为病，寒热不食，食即头眩，心胸不安，久久发黄为谷疸，茵陈蒿汤主之。

茵陈蒿汤

即前大茵陈汤。此下热之剂，气实便秘者宜之，不然不可用。

茯苓茵陈栀子汤（《宝鉴》）

治谷疸，心下痞满，四肢困倦，身目俱黄，心神烦乱，兀兀欲吐，饮食迟化，小便瘀秘发热。

茵陈一钱　茯苓五分　栀子　苍术去皮，炒　白术各三钱　黄连　枳壳　猪苓　泽泻　陈皮　防己各二分　黄芩六分　青皮一分

长流水煎，去滓，空心温服。栀子、茵陈，泄湿热而退黄；黄连、枳壳，泄心下痞满；热能伤气，黄芩主之；湿热壅胃，二术、青皮除之；湿热流注经络膀胱，二苓、防己利之。

胆矾丸（《本事》） 治男妇食劳，面黄虚肿，痃癖气块。

胆矾无石者，三两　黄蜡二两　大枣五十枚

用石器入头醋三升，下胆矾、大枣慢火熬半日，取出枣子去皮核，次下黄蜡再熬一二时如膏，入腊茶二两，同和为丸桐子大，每服二十丸，茶清下，日三。

许叔微云：宗室赵彦才下血，面如蜡，不进食，盖酒病致此。授此服之，终剂而血止，面色鲜润，食亦如常。

治湿热黄病：

助脾去湿方（《乾坤生意》）

针砂擂净锈水，淘白色以米醋于铁铫内浸一宿，炒干，再炒三五次，候通红，二两五钱　陈粳米半升，水浸一夜，捣粉作块，煮半熟　百草霜一两半

上三味捣千下，丸如桐子大，每服五十丸，用五加皮、牛膝根、木瓜根浸酒下。初服若泻，其病本去也。

脾劳黄病方（《摘玄》）

针砂醋炒七次，四两　干漆烧存性，二钱　香附三钱　平胃散五钱

为末，蒸饼丸如桐子大，汤下。

万病有积神方（《先醒斋笔记》）

苍术　厚朴姜汁炒　橘红　甘草　楂肉　茯苓　麦芽各二两　槟榔一两　绿矾醋煅，研细，一两五钱

为末，枣肉丸梧子大，每服一钱，白汤下，日三服。凡服矾者，忌食荞麦、河豚，犯之即死。

予每治脱力劳伤，面黄能食，四肢无力，用造酒曲丸平胃散，加皂矾煅透、针砂，淡醋汤下十丸，日二。

酒　疸

小便不利，心中懊侬而热，不能食，时时欲吐，面目黄，或发赤

斑，由大醉当风入水所致。盖酒湿之毒，为风水所遏，不得宣发，则蒸郁为黄也。

茵陈蒿汤 治酒疸，心中懊侬，小便黄赤。

茵陈蒿 葛根 赤苓各五钱 升麻 秦艽 栝蒌根各三钱 山栀五分

水煎三钱，温服，日二，以瘥为度。

小麦饮

生小麦二合

水煎取汁顿服，未瘥再服。

大黄汤 治酒疸，懊侬，胫肿溲黄，面发赤斑。

大黄炒，二两 山栀 枳实 豆豉炒，三合

水煎四钱，日二。加茵陈亦得。

葛根汤（《济生》）

干葛二钱 栀子二钱 枳实 豆豉各一钱 炙草五分

水煎，温服，无时。

女 劳 疸

色欲伤肾得之。《金匮》云：额上黑，微汗出，手足心热，薄暮即发，膀胱急，小便自利，名曰女劳疸。盖黄疸热生于脾，女劳疸热生于肾，故黄疸一身尽黄，女劳疸身黄，额上黑也。仁斋云：脾与肾俱病为黑疸。

凡房劳黄病，体重不眠，眼赤如朱，心下块起若痕，十死一生，宜灸心俞、关元二七壮，及烙舌下，以妇人内衣烧灰，酒服二钱。

范汪亦云：女劳疸气短声沉者，取妇女月经布和血烧灰，空腹酒服方寸匕，日再，不过三日必瘥。

阴　黄

病本热而变为阴，非阴症能发黄也。韩祗和云：病人三五日，服下药太过，虚其脾胃，亡其津液，渴饮水浆，脾土为阴湿所加，与热邪相会发黄，此阴黄也。当以温药治之，如两手脉沉细迟，身体逆冷，皮肤粟起，或呕吐，舌上有苔，烦躁欲坐卧泥水中，遍身发黄，小便赤少，皆阴候也。

茵陈橘皮汤（韩氏）　治发黄，脉沉细数，热而手足寒，喘呕烦躁，不渴者。

茵陈　橘红　生姜各一两　半夏　茯苓各五钱　白术二钱五分

水四升，煮取二升，分作四服。

小茵陈汤（韩氏）　治发黄脉沉细，四肢及遍身冷。

附子炮作八片，一枚　炙草一两　茵陈二两

水四升，煮取二升，分三服。

一方有干姜，无甘草，名茵陈附子汤（韩氏）。

茵陈理中汤　治身冷面黄，脉沉细无力，或泄而自汗，小便清白，名曰阴黄。

人参　白术　炮姜　炙草　茵陈

上㕮咀，每服五钱，水煎。

罗谦甫治真定韩君祥，暑月劳役过度，渴饮凉茶及食冷物，遂病头身肢节沉重疼痛，汗下寒凉屡投不应。转变身目俱黄，背恶寒，皮肤冷，心下硬，按之痛，脉紧细，按之空虚，两寸脉短，不及本位。此症得之因时热而多饮冷，加以寒凉过剂，助水乘心，反来侮土，先伤其母，后及其子，经所谓薄所不胜，而乘所胜也。时值霖霪，湿寒相合，此为阴黄，以茵陈附子干姜汤主之。《内经》云：寒淫于内，治以甘热，佐以苦辛；湿淫所胜，平以苦热，以淡渗之，以苦燥之，附子、干姜辛甘大热，散其中寒为君，半夏、草蔻辛热，白术、陈皮苦甘温，健脾燥湿为臣，生姜辛温以散之，泽泻甘平以渗之，枳实苦辛，泄其痞满，茵陈苦微寒，其气轻浮，佐以姜、附，能去肤腠间寒湿，而退其黄为使也。煎服一两，前症减半，再服悉愈。又与理中汤服之，数日得平复。

李思训谓发黄皆是阳症，凡云阴黄者，皆阳坏而成阴，非原有阴症也。茵陈干姜汤，是治热症坏而成寒者之药，学者要穷其源，盖即于本病主治药内，加热药一味以温之，如桂枝汤加大黄之意。

虚　黄

病在中气之虚也，其症小便自利，脉息无力，神思困倦，言语轻微，或怔忡眩晕，畏寒少食，四肢不举，或大便不实，小便如膏。得之内伤劳役，饥饱失时，中气大伤，脾不化血，而脾土之色自见于外。《金匮》云：男子痿黄，小便自利，当与虚劳小建中汤。又《略例》云：内伤劳役，饮食失节，中州变寒之病，而生黄者，非伤寒坏症，而只用建中、理中、大建中足矣。不必用茵陈也。

表邪发黄

即伤寒症也。东垣云：伤寒当汗不汗，即生黄。邪在表者，宜急汗之，在表之里，宜渗利之；在半表半里，宜和解之；在里者，宜急下之。在表者必发热身痛，在里者必烦热而渴，若阳明热邪内郁者，必痞结胀闷也。

麻黄连翘赤小豆汤　发汗之剂。

麻黄去节　连翘　炙草　生姜各二两　赤小豆一升　杏仁去皮尖，四十个　生梓白皮一升　大枣十二枚

劳水一斗，先煮麻黄百沸，去上沫，内诸药煮取三升，分温三服，半日服尽。

茵陈五苓散　渗利之剂。

茵陈蒿末一钱　五苓散五分

水调方寸匕，日三服。

柴胡茵陈五苓散　和解之剂。

五苓散一两　茵陈五钱　车前一钱　木通一钱五分　柴胡一钱五分

分二服，水一盏半，灯芯五十茎煎服，连进数服，小便清利愈。因酒后者，加干葛二钱。

急　黄

卒然发黄，心满气喘，命在顷刻，故名急黄也。有初得病，身体面目即发黄者；有初不知黄，死后始变黄者。此因脾胃本有蓄热，谷气郁蒸，而复为客气热毒所加，故发为是病也。古云：发热心颤者，必发为急黄。

瓜蒂散（《广济》）　疗急黄。

瓜蒂　赤小豆　丁香　黍米各二七枚　薰陆香　麝香等份，另研青布烧灰，二方寸

上为细末，白汤下一钱，得下黄水，其黄则定。

（《金匮翼》）

陈德求

黄疸临证传灯

陈德求，名歧，清代医家

瘅者热也。黄疸俱因正气不宣，郁而生黄，有如遏酱相似。其症有五，条分缕析，脉症始得而详明也。一曰湿热发黄，小便如栀，染衣成黄，而面目身体之黄，不待言矣。此因茶酒汤水，聚而不散，郁成壮火，故成此症。但有热多湿少者，有湿多热少者，有湿热全无者，不可以不辨也。热多湿少者，脉来弦数，黄中带亮，宜用茵陈柴苓汤。若渴而饮水者，宜用柴胡芍药汤加茵陈、泽泻，乃得三焦气化行，津液通，渴解而黄退。《金匮》云：疸而渴者难治。虑其津液枯竭，初非不治之症也。湿多热少者，脉来沉细而缓，其色黄而晦，宜用茵陈四苓汤。若大便自利，上气喘急，宜加参术，不可误用寒凉，伤损脾气。至于湿热全无者，既无血食酒汗之症，又无黄赤小便，但见身黄倦怠，肢体无力，虚阳上泛为黄也，宜用加减八物汤。今医治此，概用五苓套剂，岂能愈乎。

茵陈柴苓汤

柴胡　黄芩　半夏　甘草　猪苓　泽泻　赤茯苓　茵陈　麦冬　赤芍

湿少热多，固宜分利，使热从小便而去，佐以小柴胡，方有清热之功。湿蒸热郁，必先燥其肺气，所以小水不行，茵陈辛凉，清理肺热，肺金一润，其气清肃下行，膀胱之壅热立通，小便利而黄退矣（古云：治湿不利小便非其治法，尤宜慎审）。

柴胡芍药汤

柴胡　黄芩　花粉　甘草　白芍　麦冬　知母

茵陈四苓汤

即五苓散去桂加茵陈。

加减八物汤

人参　白术　茯苓　甘草　当归　白芍　熟地　石斛　苡仁　远志　秦艽　陈皮

谷疸者，饮食郁结，正气不行，抑而成黄。其症胸膈不宽，四肢无力，身面俱黄，脉来洪滑者，症属于阳，合用二陈消食之剂。但火热郁结，遏生苔衣，干涩难下。今人动用苍朴燥剂，但治其食，不治其热，疸之一字，置于何所。无怪乎治之不痊也。更有粗工，专用针砂、绿矾等药，不思积滞虽去，津液随亡，大失治疸之体，惟用养血健脾汤，大有殊功。脉沉细缓者，症属于阴，其人四肢青冷，大便时溏，宜用香砂理中汤加炮姜、肉桂之类，不可概以热治也。然谷疸之症，每兼发肿，初起见之无妨，日久气虚，多主危殆。

香砂理中汤

人参　白术　炮姜　甘草　砂仁　香附　藿香

滞重去白术，加枳壳、厚朴；寒甚加肉桂。

女劳疸者，身黄加以额黑也。其症脐下满闷，大便时黑，日晡寒热，皆蓄血之所致也。男子勤于房事，血不化精，滞于小腹，故成此症。女子经水未净，交合血滞，亦有此症。脉来弦艽者，宜用加减柴胡汤。若脉来细缓无力，或涩而细者，元气大虚，虽有蓄血，不宜消导，宜用十全、补中，大扶元气，正气盛则邪气自退。若用消导之剂，是促之使亡也。然女劳之血宜在小腹。若大腹尽满，血散成臌，不治之症也。仲景云：腹满如水者不治，旨哉言乎。

加减柴胡汤

柴胡　黄芩　半夏　甘草　当归　川芎　白芍　熟地　香附　延胡索　丹皮　丹参

酒为湿热之最。因酒而成疸者，其人小便必如栀汁，合用茵陈柴苓汤矣。若心中懊恼，热不能食，时欲呕吐者，湿热积于上焦，必有老痰在胃，宜用清热化痰汤。若头面目赤，身热足寒，脉来寸强尺弱，阳气不能下达，宜于前方加大黄下之。如大便带黑，面色黄黑者，其人必有蓄血。盖嗜酒之人，多喜热饮。倘死血积于胃中，隐而未发，亦宜加减柴胡汤，缓缓调治。酒疸之黑，与女劳之黑，相去一间。女劳为肾气所发，酒疸乃荣血腐败之色。柴胡汤有半补半消之功。若用大黄峻剂，荣血益趋于败而已，治者明之。

黄汗者，汗如栀汁，染衣成黄。多因汗出浴水，水浸皮肤，壅遏本身荣卫，郁而生黄也。亦有内伤茶酒，湿热走于皮毛，亦令发黄。初起身热恶寒，头疼身痛者，可用柴陈汤加苏、葛、桑皮以微散之。日久津虚，宜用柴胡芍药汤。此症脉多洪大无力，或细缓不匀，不可误用补剂，以其发热不止，必生恶疮，留结痈脓也。

清热化痰汤

柴胡　黄芩　半夏　甘草　陈皮　茯苓　杏仁　山栀　枳壳　桔梗　赤芍

柴陈汤　即柴陈煎（景岳）。

柴胡　陈皮　茯苓　半夏　甘草　生姜

（《医学传灯》）

黄元御

黄 疸 根 源

黄元御（1705~1758），名玉路，字元御，一字坤载，清代医家

黄疸者，土湿而感风邪也。太阴湿土主令，以阳明戊土之燥，亦化而为太阴之湿。设使皮毛通畅，湿气淫蒸，犹得外泄。一感风邪，卫气闭阖，湿淫不得外达。脾土堙郁，遏其肝木，肝脾双陷，水谷不消，谷气瘀浊，化而为热，瘀热前行，下流膀胱，小便闭涩，水道不利，膀胱瘀热，下无泄路，熏蒸淫秩，传于周身，于是黄疸成焉。其病起于湿土，而成于风木。以黄为土色，而色司于木，木邪传于湿土，则见黄色也。或伤于饮食，或伤于酒色，病因不同，总由于阳衰而土湿。湿在上者，阳郁而为湿热；湿在下者，阴郁而为湿寒。乙木下陷而阳遏，阴分亦化为湿热；甲木上逆而阴旺，阳分亦化为湿寒。视其本气之衰旺，无一定也。其游溢于经络，则散之于汗孔。其停瘀于膀胱，则泄之于水道。近在胸膈，则涌吐其腐败。远在肠胃，则推荡其陈宿。酌其温凉寒热，四路涤清，则证有变状，而邪无遁所，凡诸疸病，莫不应手消除也。

谷 疸

谷入于胃，脾阳消磨，蒸其精液，化为肺气。肺气宣扬，外发皮

62

毛而为汗，内渗膀胱而为溺。汗溺输泄，土不伤湿，而木气发达，则疸病不作。阳衰土湿，水谷消迟。谷精堙郁，不能化气，陈腐壅遏，阳滞脾土，木气遏陷，土木郁蒸，则病黄疸。中气不运，升降失职，脾陷则大便滑溏，胃逆则上脘痞闷，浊气熏蒸，恶心欲吐，恶闻谷气，食则中气愈郁，头眩心烦。此当扩清其陈，除旧而布新也。

甘草茵陈汤

茵陈三钱　栀子三钱　大黄三钱　生甘草三钱

煎大半杯热服。治谷疸腹满尿涩者，服后小便当利，尿如皂角汁状，其色正赤，一宿腹减，黄从小便去也。

酒　　疸

酒醴之性，湿热之媒，其濡润之质，入于脏腑则生下湿；辛烈之气，腾于经络，则生上热。汗溺流通，湿气下泄，而热气上达，可以不病。汗溺闭塞，湿热遏瘀，乃成疸病。其性嗜热饮者，则濡润之下伤差少，而辛烈之上伤颇重；其性嗜冷饮者，则辛烈之上伤有限，而湿寒之下伤为多。至于醉后发渴，凉饮茶汤，寒湿伤脾者，不可胜数，未可以湿热概论也。

硝黄栀子汤　治酒疸心中懊恼，热疼恶心欲吐者。

栀子二钱　香豉二钱　大黄三钱　枳实三钱

煎一杯热，分三服。

色　　疸

肾主蛰藏，相火之下秘而不泄者，肾藏之也。精去则火泄而水寒，寒水泛滥，浸淫脾土，脾阳颓败，则湿动而寒生。故好色之家，久而大泄，水寒土湿，阳亏多病虚劳，必然之理也。水土寒湿，不能生长木气。乙木遏陷，则生下热。土木合邪，传于膀胱，此疸病所由作也。其湿热在于肝胆，寒在于脾肾。人知其阴精之失亡，而不知其相火之败泄，重以滋阴助湿之品，败其脾肾之阳，是以十病九死，不可活也。

元滑苓甘散

元明粉　滑石　甘草　茯苓等份

为末，大麦粥汁和服一汤匙，日三服。治色疸额黑身黄者，服后病从大小便去，尿黄粪黑，是其候也。色疸日晡发热恶寒，膀胱急，小便利，大便黑溏，五心热，腹胀满，身黄额黑，此水土瘀浊之症，宜泄水去湿，通其二便，仲景用硝矾散去湿，此变而为滑石、元明粉，亦即硝矾之意，用者酌量而通用之，不可拘泥。

黄疸之家，脾肾湿寒，无内热者，当用姜、附、茵陈，不可误服硝、黄也。

（《四圣心源》）

沈金鳌

论黄疸源流，述证治大法

沈金鳌（1717~1776），字芊绿，清代医家

诸疸脾湿病也。疸有五：曰黄疸，曰谷疸，曰酒疸，曰女劳疸，曰黄汗，其名各别。

仲景谓当以十八日为期，治之十日以上瘥，反剧为难治。其故何也？盖疸病既成，则由浅而深，当速治。曰十八日者，五日为一候，三候为一气。若其病延至十五日，又加三日，则一气有余，虽未满四候，而愈则竟愈，故曰为期，过此则根渐深而难拔。曰治之十日以上瘥者，言至十日以外必宜瘥；倘不瘥而反剧，必不若初治之可取效，而为难治矣。此仲景言诸疸之期也。

古人谓黄疸之为病，如盦曲罨酱，湿热郁蒸变色。大抵湿胜，则所蒸之色若熏黄黑晦，热胜则所蒸之色若橘黄鲜亮，最宜分别。而熏黄黑晦一症，若兼一身尽疼，乃是湿病，非疸，当从湿治，疸则身未有疼者。试即五疸形症治法详言之。如遍身面目悉黄，寒热，食即饥，黄疸也。经言目黄者曰黄疸，以目为宗脉所聚，诸经之热上熏于目，故目黄可稔知为黄疸也（宜茵陈五苓散连服，以小便清为度）。若无汗，则汗之（宜桂枝黄芪汤）。腹满，小便涩，出汗，则斟酌下之（宜酌用硝黄汤）。腹满欲吐，但以鸡翎探吐之，呕则止之（宜小半夏汤）。

如食已头眩，寒热，心中怫郁不安，久则身黄，谷疸也，因饥饱所致，亦名胃疸，以胃气蒸冲得之。经曰：已食如饥者胃疸是也（宜茵陈汤）。

如身目黄，腹如水状，心中懊侬不食，时欲吐，足胫满，小便黄赤，面黄而有赤斑，酒疸也。因酒后胃热，醉卧当风，水湿得之（宜栀子大黄汤、加味柴胡汤）。

若但心满不食，尿赤，则不用前剂（宜当归白术汤）。或变成腹胀，渐至面足肿及身，急须培土（宜藿香扶脾饮）。如薄暮发热恶寒，额黑微汗，手足热，腹胀如水，小腹满急，大便时溏，女劳疸也。实非水湿，因房事后醉饱而成。经所云溺黄赤安卧者黄疸，正理论谓得之女劳者是也（宜加味四君子汤）。若兼小便不利，解之（宜滑石散）。兼身目黄赤，小便不利，清理之（宜肾着汤）。

如不渴，汗出同栀子水染衣，黄汗也。因脾热汗出，用水洗澡，浴水入毛孔而成（宜黄芪汤）。

以上五疸之异，所可分按者也。然而五疸之中，惟酒疸变症最多。盖以酒者，大热大毒，渗入百脉，不止发黄而已。溢于皮肤，为黑，为肿；流于清气道中，则胀，或成鼻痈，种种不同也。

其余又有阴黄，乃伤寒兼症。四肢重，自汗，背寒身冷，心下痞硬，泻利，小便白，脉紧细空虚，此由寒凉过度，变阳为阴，或太阳太阴司天之岁，寒湿太过，亦变此症（宜茵陈四逆汤）。又有虚黄，口淡，怔忡，寒热，溲白，耳鸣，脚软，怠惰无力，凡郁不得志人，多生此症（宜人参养荣汤）。又有风黄，身不黄，独目黄，其人肥，风不外泄故也（宜青龙散）。又有瘀血发黄，身热，小便自利，大便反黑，脉芤而涩，当用药下尽黑物为度（宜桃仁承气汤）。又有天行疫疠，以致发黄者，俗谓之瘟黄，杀人最急宜茵陈泻黄汤、《济生》茵陈汤。五疸之外，又有可历举者如此。

硝黄汤

即大黄硝石汤。

栀子大黄汤

栀子　大黄　枳实　淡豉

加味柴胡汤　酒疸。

茵陈　草柴胡　黄芩　半夏　黄连　淡豉　葛根　大黄

当归白术汤　酒疸。

茵陈　草当归　白术　黄芩　甘草　半夏　枳实　前胡　茯苓　枣仁

藿香扶脾饮

即藿脾饮。

滑石散女劳

滑石钱半　枯矾三分

为末，大麦汤下。

肾着汤女劳

升麻　防风　苍术　白术　羌活　独活　茯苓　猪苓　柴胡　葛根　甘草　泽泻　人参　神曲　黄柏

桃仁承气汤　血黄。

大黄　芒硝　厚朴　枳实　桃仁

茵陈泻黄汤　疫疸。

茵陈　草葛根　姜黄　连山　栀子　白术　赤苓　白芍　人参　木通　木香　姜　枣

大约疸症，渴者难治，不渴者易治。治之之法，上半身宜发汗，下半身宜利小便，切不可轻下。惟有食积当用涮导（宜茵陈汤）。余则以利水除湿、清热养胃为主（总治诸疸，宜化疸汤、茯苓泽泻汤）。故丹溪以为五疸不必细分，但以湿热概之也。夫丹溪之言，虽若太简，其实五疸之因，不外饮食劳役，有伤脾土，不能运化，脾土虚甚，湿热内郁，久而不泄，流入皮肤，彻于周身，故色若涂金，溺若姜黄耳，则是不可不辨者，诸疸之症而治之有要者，丹溪之言极为真切也。特治之之时，既概以湿热，复能察各症之由，加药以疗之，更为对症无误耳。至于治疸之药，不宜多用寒凉，必君以渗泄，佐以甘平，斯湿可除，热易解。若太寒凉，重伤脾土，恐变为腹胀，此防于未然者也。若既成腹胀者，治法必须疏导湿热于大小二便之中。总之，新起之症，惟通用化疸、渗湿二汤，及久病，则宜补益。若疸病久而口淡咽干，发热微寒，或杂见虚症，赤白浊，又当参酌治之。久而虚，必温补。若素虚弱，避渗泄而过滋补，以至湿热增甚，又不在久病调补之例。而亦有服对症药不能效，耳目皆黄，食不消者，是胃中有干粪也，宜饮熬猪油，量人气禀，或一杯或半杯，日三次，以燥粪下为度，即愈。

化疸汤 总治。

茵陈　苍术　木通　山栀　茯苓　猪苓　泽泻　苡仁

停滞加神曲、麦芽、山楂，酒疸加葛根、苜蓿，女劳加当归、红花；瘀血加琥珀、丹皮、红花、红曲、蒲黄、桃仁、五灵脂、延胡索。

茯苓泽泻汤

茯苓半斤　泽泻四两　甘草二两　桂枝二两　白术三两　生姜四两

上六味，以水一斗，煮取三升，内泽泻，再煮取二升半，温服八合，日三服。

夫诸黄之为病，其源流症治，亦既详言之矣。若夫黑疸，为症尤重，故特表而出之。大约黑疸专由女劳，亦兼由于酒，惟此二者有以致之。其他疸病，虽有变症，必不致黑。试举仲景之言以证之。《金匮》曰：额上黑，微汗出，手足中热，薄暮即发，膀胱急，小便自利，名曰女劳疸，腹如水状不治。盖言黄虽必由伤脾而致，伤之原有因肾者，额为心部，黑为水色，肾邪重则水胜火而黑见于额也。手劳宫属心，足涌泉属肾，水火不相济，故热。又以暮交于酉，酉主肾，因原有虚热，卫气并之，即发于手足而热也。膀胱为肾腑，脏虚则腑急，然虽急而非热流膀胱之比，故小便仍利也。迨至腹如水状，则脾精不守，先后天俱绝矣，其可治乎。此女劳疸之所以成黑疸也。又曰：黄者日晡所发热，而反恶寒，此为女劳得之；膀胱小腹满，身尽黄，额上黑，足下热，因作黑疸；其腹胀如水状，大便必黑，时溏，此女劳之病，非水也，腹满者难治，硝矾散主之。仲景为立方，因详辨女劳疸症。其初亦未遽即黄，故如日晡发热，反恶寒，少腹满，身尽黄等症，皆与他疸病相类；惟额黑，足热，膀胱急，小便利，为女劳所独见，以正愈亏而邪愈肆，故曰因作黑疸。盖至是而肾邪遍于周身，不独额上见黑，而周身渐黑。且肾邪遍于肠胃，不独周身黑，而大便亦黑。腹胀如水状者，水肆则土败。时溏泄者，土败则不坚。然曰似水，则非真水，故曰此女劳之病，非水也。至于腹满，则土之败已极，肾邪益不能制，而何可治乎？然则黑疸之为病，固自有由，而黑疸之云黑，所以专属女劳之伤肾者言也。其又曰"酒疸下之，久久为黑疸，目青面黑，心中如啖蒜齑状，大便正黑，皮肤抓之不仁，其脉浮弱，虽黑微黄，故知之"者，以酒疸始亦本黄，或因误下，则阳明病邪从支别入少阴，故积渐而肾伤，肾伤故亦从肾色而变为黑疸也。惟其然，肝肾同源，故肝亦病而目青，肾气上乘而面黑，且肾邪乘土，故大便俱黑，土伤则痹，故皮肤不仁，肾邪盛而正气虚，故脉浮弱，似此种种，竟同女劳之疸，何以辨其为酒疸？不知肾元虽病，而其实酒热未除，故心中如啖蒜齑，皆酒积之为味也。虽误下伤肾而黑，然实因酒而脉络浮，故黑色中犹带微黄，不如女劳疸之纯黑也。然则酒疸之黑，虽亦由伤肾，而要与女劳有别矣。余故曰，黑疸专由女劳而兼由于酒，曰专曰兼，其亦可知矣。虽然，疸至于黑，危险极矣。虽立治之之法，亦未必尽效，毋徒咎医之不良也。

肾气丸（《金匮》）久疸。

熟地八两　山萸　山药各四两　丹皮　茯苓　泽泻各三两　附子　肉桂各一两　牛膝　车前子各两半

黑疸方（沈氏）黑疸。

茵陈蒿捣取汁一合，四两　栝蒌根捣取汁六合，一斤

冲和顿服之，必有黄水自小便中下。如不下，再服。此金鳌自制方也。《简便方》单用栝蒌根汁以泄热毒，为黑疸良方。余复加茵陈汁以为湿邪引导，较为真切，故用之辄效也。

缪仲淳曰：凡黄有数种，伤酒黄；误食鼠粪亦作黄；因劳发黄，多痰涕，目有赤脉，益憔悴，或面赤恶心者是也。用秦艽五钱，酒半升浸，绞取汁，空腹服，或利便止。饮酒人易治，屡用得效。又法，黄疸、谷疸用龙胆苦参丸，酒疸用茵陈蒿酒、猪项肉丸。甚至心下懊恼，足胫满，小便黄，饮酒发赤黑黄斑者，由大醉当风入水所致，用黄芪散。女劳疸，因大热大劳交接后入水所致，身目俱黄，发热恶寒，小腹满急，小便难，用二石散。时行黄疸，用小麦汤。走精黄疸，多睡，舌紫甚，面裂，若爪甲黑者多死。用豉五钱，牛脂二两煎过，棉裹烙舌，去黑皮一重，浓煎豉汤饮之。急黄欲死，用雄雀粪汤化服之立苏。痫黄如金，好眠吐涎，用白鲜皮汤。妇人黄疸，经水不调，因房事触犯所致，用蜡矾丸。

龙胆苦参丸　谷疸、劳疸。

龙胆草一两　苦参三两　牛胆汁丸梧子大

食前以生大麦苗汁，或麦饮下五丸，日三服，不减稍增。谷疸照原方，劳疸再加龙胆一两，山栀三七枚更妙；猪胆汁丸亦可。

茵陈蒿酒　酒疸。

茵陈蒿四根　山栀七枚　大田螺连壳打烂，一个

以百沸白酒一大盏，冲汁饮之。

猪项肉丸 酒疸。

猪项肉剁如泥，一两　甘遂末一钱

和作丸，纸包煨香食之，酒下，当利出酒布袋也。

黄芪散 酒疸。

黄芪二两　木兰一两

每末方寸匕，酒下，日三服。

二石散 女劳。

即滑石石膏散。

小麦汤

时行小麦七升　竹叶切，五升　石膏三两

水一斗半，煮取七升，细服尽剂愈。

白鲜皮汤 痈黄。

白鲜皮　茵陈蒿等份

水二盅煎服，日二服。

蜡矾丸 妇人。

白矾　黄蜡各五钱　陈皮三钱

化蜡作丸，每服五十丸，以调经汤下。

徐忠可曰：仲景言黄疸初时由风，兼挟寒湿，后则变热。然其立方，虽有谷疸（茵陈蒿汤主之）、女劳疸（硝矾散主之）、酒疸（栀子大黄汤主之）、正黄疸（发汗，桂枝加黄芪汤）、谷气实（猪膏发煎）、两解表里（茵陈五苓散）、有里无表（大黄硝石汤）、真寒假热（小半夏汤）、无表里而虚（小建中汤）之别，未尝专于治风、专于治寒、专于治湿，惟清热开郁，而为肺、为胃、为脾、为肾，分因用药，绝不兼补。岂非治黄疸法以清热开郁为主，虽亦有汗下之说，而破气与温补，大汗及大下，皆非所宜乎？

黄　胖

黄胖，宿病也，与黄疸暴病不同。盖黄疸眼目皆黄，无肿状。黄胖多肿，色黄中带白，眼目如故，或洋洋少神。虽病根都发于脾，然黄疸则由脾经湿热蒸郁而成。黄胖则湿热未甚，多虫与食积所致，必吐黄水，毛发皆直。或好食生米茶叶土炭之类（宜四宝丹）。有食积，用消食之剂（宜神曲、红曲、山楂、谷芽、麦芽、莱菔子）。针砂消食平肝，其功最速，不可缺。又须带健脾去湿热之品治之，无不愈者（宜二术、茯苓、泽泻）。力役人劳苦受伤，亦成黄胖病，俗名脱力黄。好食易饥，怠惰无力（宜双砂丸），此又在虫食黄病之外者。

四宝丹　黄胖。

使君子肉二两　槟榔　南星制，各一两

以此三味为主，如吃米加麦芽一斤，如吃茶叶加细茶一斤，如吃土加垩土一斤，如吃炭加黑炭一斤。蜜丸，空心砂糖水送下五十丸。

双砂丸（沈氏）脱力黄。

针砂炒红，醋淬至白色，四两　砂仁一两　生研香附便浸炒，五钱　皂矾白馒头包，煅红，一两　广木香生研，一两　大麦粉三升　胡桃肉四两

生捣如泥同黑枣二斤，煮烂去核为丸，每服一钱半。

脱力劳伤陈酒下，一切黄病米饮下。每病不过服四两，多至六两，无不愈。此金鳌自制方也，用以治脱力黄及一切黄，神效。

《得效》曰：食劳疳黄，一名黄胖。夫黄疸者，暴病也，故仲景以十八日为期。食劳黄者，久病也，至有久而终不愈者。

《正传》曰：绿矾丸、褪金丸二方，治黄胖病最捷。

绿矾丸　黄胖。

五倍子炒黑　神曲炒黄，各八两　针砂炒红醋淬　绿矾姜汁炒白，各四两

姜汁煮枣肉丸，温酒下六七十丸，米饮下亦可。

终身忌食荞麦面，犯之必再发不治。

褪金丸 黄胖。

针砂醋淬 便香附各六两 白术 苍术各二两 半陈皮 神曲 麦芽各两半 厚朴 甘草各一两

面糊丸，米汤下五七十丸。

忌鱼腥、湿面、生冷等物。有块加醋三棱、醋蓬术各一两半。

缪仲淳曰：脾病黄肿者，用青矾四两煅成赤珠子，当归四两醇酒浸七日焙，百草霜三两，为末，以浸药酒打糊丸如梧子大，每服五丸至七丸，温水下，一月后黄去，立效。又脾劳黄病，针砂四两醋淬七次，干漆烧存性二钱，香附三钱，平胃散五钱，为末，蒸饼丸，汤下。又好食茶叶面黄者，每日食榧子七枚，以愈为度。

《入门》曰：黄病爱吃茶叶者，用苍术、白术各三两，石膏、白芍、黄芩、南星、陈皮各一两，薄荷七钱，砂糖煮神曲糊丸，空心砂糖水吞下五七十丸。又黄病爱吃生米者，用白术一钱半，苍术一钱二分，白芍、陈皮、神曲、麦芽、山楂、茯苓、石膏各一钱，厚朴七分，藿香五分，甘草三分，砂糖末一匙，冲服。

（《杂病源流犀烛》）

汪文琦

黄疸会心录

汪文琦，字蕴谷，清代医家

发黄一症，有内伤阴阳之不同，外感伤寒、时疫之各别。伤寒期十八日而始痊，时疫待阳明解而热退。内伤之阳黄，热湿郁在胃也，而其原本于脾虚；内伤之阴黄，寒湿蓄在胃也，而其原本于肾虚。古人虽分有五疸之名，而要不外于脾肾。盖脾气旺则能散精于肺，通调水道，下输膀胱，何热郁而生湿之有？肾气壮则火能生脾土，而中州运行，何寒蓄而生湿之有？纵实体而受湿热，虽进清利之品在先，亦必培土之味在后，而始收功也。

余尝治阳黄之症，大补脾阴之中，少加茵陈、栀子；治阴黄之症，大补肾元之中，重加参、术、炙芪；莫不应手取效。不然，徒知湿之可利，热之可清，攻伐多进，脾元败而肾元亏，中满之症变，虽长沙复起，亦无如之何矣。

又有疫病发黄，邪热在阳明，脉数发热，口渴引饮，大便秘结，小便赤涩，宜陈皮、扁豆、谷芽、神曲、黑豆、甘草、石斛、麦冬、赤茯苓、何首乌、车前子、鲜黄土之属，解疫毒而救脾胃，俾邪从阳明解而出表为顺也。若其人平日脾胃素虚，虽邪热在阳明，而脉细无力，人倦少神，冷汗自出，大便不实，小便黄赤，急宜参、术、归、地，脾肾两救，庶不致内传厥少，而有虚脱之险也。倘黄未退而瘀血先下，此阴络已伤，土气已坏，虽重进参、术，万无生理者矣。

盖外感之黄，热解而黄自消；内伤之黄，元回而黄始退。且外发体实者，投清凉可愈；内发元亏者，非补益不痊。经曰：中央黄色，入通于脾。如阴黄肾中元亏，胃气不升，中央之地失健运之常，脾之真色尽现于外，欲救其黄，如罗裹雄黄也，不亦难哉！彼黄疸辈，两目如金，久久不退，一以湿热由此而现，一以真色由此而泄，阳明主宗筋，诸脉皆属于目，而上走空窍也。

外此胃脘久痛，变为黄疸，此乃脾胃大亏，非内挟瘀血，即中藏痰饮。虚热者救脾阴为急，虚寒者救胃阳为先，庶不致有胀满之患矣。

（《杂症会心录》）

莫枚士

疸症阐发无遗义

莫文泉，字枚士，清代医家

《金匮》云：理者，皮肤脏腑之纹理也。以此推之，肠胃之膜，其有罅缝可知。人若脾虚不为胃消水谷，则水谷之停于胃者久，久则瘀而为热，其气从腠理中溢出，食气溢则皮色黄，水气溢则皮色黑。其有脾本不虚，但因饥暴多食、渴暴多饮，所受倍常，则脾不及消，亦久留于胃而为热，即亦从腠理溢出，此癥瘕、系气、溢饮等证所由来也。夫腠既有理，则寻常饮食，其气何尝不溢？不溢则何以生卫以肥肌熏肤、充身泽毛，生营以成脉、华色乎？特所溢者是精气非滞气；精气益人，滞气病人耳！人若肺虚，为风湿寒热所袭，则皮肤之理实而闭，腠理中之应溢者，不得通于外，则水谷之气亦久留于胃而为热，滞则溢迟，故色变也。伤寒、温病所致之疸及风疸、湿疸，皆取诸此，虽不自饮食致之，而其为溢之滞，在理则同矣。独是水色虽黑，然留胃之水，亦黄中带黑，不能全黑，以胃为土，土色但黄故也。惟涉及于肾，则黑黄相半。所以然者，肾为胃关，关门不利，则水之流于肾部者，留久其责在膀胱，膀胱亦腑也，亦有理也。不挟热者，水溢为饮，《巢源》云痰在胸膈，饮在膀胱者此也。其挟热者，则气与水蒸而为疸。《金匮》诊疸，于谷疸、酒疸但言黄，而于女劳疸必言额上黑。以女劳则肾虚而利水迟，水即久留而气溢，且胃中之水，乘肾虚而流疾，肾故不及利也。推之风水、正水、石水为病之义，亦当如是。黄疸久之皆变为黑疸者，胃实滞多则乘肾，肾以得水谷之精气少，则益易乘也。知腑理之为病，而推之奇病中有饭粒出疮孔、蛔虫在皮中者，皆不足为奇矣。

又《金匮》之例，于风湿搏于水谷而成疸者，称黄疸，与谷疸、酒疸、女劳疸、黑疸为五。其与伤寒同法，不必搏于水谷者，则但称黄。论中诸黄疸云云，以此别之。疸为劳热，食劳、女劳之有疸，犹食劳、女劳之有复也。

（《研经言》）

吴鞠通

黄 疸 条 辨

吴鞠通（1758~1836），名瑭，清代医家

湿　　温

　　湿热不解，久酿成疸，古有成法，不及备载，聊列数则，必备规矩。

　　黄疸湿温门中，其证最多，其方最伙。盖土居中位，秽浊所归，四方皆至，悉可兼证，故错综参伍，无穷极也。……瑭于阴黄一证，究心有年，悉用罗氏法而化载之，无不应手于取效。间有始即寒湿，从太阳寒水之化，继因其人阳气尚未十分衰败，得燥热药数帖，阳明转燥金之化而为阳证者，即从阳黄例治之。

　　夏秋疸病，湿热气蒸，外干时令，内蕴水谷，必以宣通气分为要，失治则为肿胀。由黄疸而肿胀者，苦辛淡法，二金汤主之。

　　此揭疸病之由，与治疸之法，失治之变，又因变制方之法也。

　　二金汤方　苦辛淡法。

　　鸡内金五钱　海金沙五钱　厚朴三钱　大腹皮三钱　猪苓三钱　白通草二钱

　　水八杯，煮取三杯。分三次温服。

诸黄疸小便短者，茵陈五苓散主之。

沈氏目南云：此黄疸气分实证，通治之方也。胃为水谷之海，营卫之源，风入胃家气分，风湿相蒸，是为阳黄；温热流于膀胱，气郁不化，则小便不利，当用五苓散宣通表里之邪，茵陈开郁而清湿热。

茵陈五苓散 五苓散系苦辛温法，今茵陈倍五苓，乃苦辛微寒法。

茵陈末十分 五苓散五分

其为细末，和匀。每服三钱，日三服。

《金匮》方不及备载，当于本书研究，独采此方者，以其为实证通治之方，备外风内湿一则也。

黄疸脉沉，中痞恶心，便结溺赤，病属三焦里证，杏仁石膏汤主之。

前条两解表里，此条统治三焦，有一纵一横之义。杏仁、石膏开上焦，姜、半开中焦，枳实则由中驱下矣，山栀通行三焦，黄柏直清下焦。凡通宣三焦之方，皆扼重上焦，以上焦为病之始入，且为气化之先，虽统宣三焦之方，而汤则名杏仁石膏也。

杏仁石膏方 苦辛寒法。

杏仁五钱 石膏八钱 半夏五钱 山栀三钱 黄柏三钱

枳实汁每次三茶匙（冲），姜汁每次三茶匙（冲）。水八杯，煮取三杯。分三次服。

素积劳倦，再感湿温，误用发表，身面俱黄，不饥溺赤，连翘赤豆饮煎送保和丸。

前述，由黄而变他病，此则由他病而变黄，亦遥相对待。证系两感，故方用连翘赤豆饮以解其外，保和丸以和其中，俾湿温、劳倦、治逆，一齐解散矣。保和丸苦温而运脾阳，行在里之湿；陈皮、连翘由中达外，其行湿固然矣。兼治劳倦者何？经云：劳者温之。盖人身之动作云为，皆赖阳气为之主张，积劳伤阳。劳倦者，因劳而倦也，倦者，四肢倦怠也，脾主四肢，脾阳伤，则四肢倦而无力也。再肺属金而主气，气者阳也；脾属土而生金，阳气虽分内外，其实特一气之转输耳。劳虽自外而来，外阳既伤，则中阳不能独运，中阳不运，是人之赖食湿以生者，反为食湿所困，脾即困于食湿，安能不失牝马之贞，而上承乾健乎！古人善治劳者，前则有仲景，后则有东垣，均从此处得手。奈之何后世医者，但云劳病，辄用补阴，非惑于丹溪一家之说哉！本论原为外感而设，并不及内伤，兹特因两感而略言之。

连翘赤豆饮方 苦辛微寒法。

连翘二钱　山栀一钱　通草一钱　赤豆二钱　花粉一钱　香豆豉一钱

煎送保和丸三钱。

保和丸方 苦辛温平法。

山楂　神曲　茯苓　陈皮　菔子　连翘　半夏

（《温病条辨》）

蒋式玉

治疸必分阴阳论

蒋式玉，清代医家

黄疸，身黄、目黄、溺黄之谓也。病以湿得之，有阴有阳，在腑在脏。阳黄之作，湿从火化，瘀热在里，胆热液泄，与胃之浊气共并，上不得越，下不得泄，熏蒸遏郁，侵于肺则身目俱黄，热流膀胱，溺色为之变赤，黄如橘子色，阳主明，治在胃；阴黄之作，湿从寒水，脾阳不能化热，胆液为湿所阻，渍于脾，浸淫肌肉，溢于皮肤，色如熏黄，阴主晦，治在脾。伤寒发黄，《金匮》黄疸，立名虽异，治法多同，有辨证三十五条，出治一十二方。先审黄之必发不发，在于小便之利与不利疸之易治难治，在于口之渴与不渴。再察瘀热入胃之因，或因外并，或因内发，或因食谷，或因酗酒，或因劳色，有随经蓄血，入水黄汗，上盛者一身尽热，下郁者小便为难，又有表虚里虚，热除作哕，火劫致黄，知病有不一之因，故治有不紊之法。于是脉弦胁痛，少阳未罢，仍主以和；渴饮水浆，阳明化燥，急当泻热。湿在上，以辛散，以风胜；湿在下，以苦泄，以淡渗。如狂蓄血，势所必攻；汗后溺白，自宜投补。酒客多蕴热，先用清中，加之分利，后必顾其脾阳；女劳有秽浊，始以解毒，继之滑窍，终当峻补肾阴。表虚者实卫，里虚者建中，入水火劫，以及治逆变证，各立方论，以为后学津梁。若云寒湿在里之治，阳明篇中惟见一则，不出方论，指人以寒湿中求。盖脾本畏木而喜风燥，制水而恶寒湿，今阴黄一证，外不因于六淫，内不伤于嗜欲，惟寒惟湿，譬以卑监之土，须暴风日之阳，纯阴之病，疗以辛热无疑矣。方虽不出，法已显然，故不用多歧，恐滋人惑耳。今考诸家之说，丹溪云：不必分五疸，总是如罨酱相似。以为得治黄之扼要，殊不知是言也，以之混治阳黄，虽不中窾，不致增剧，以之治阴黄，下咽则毙，何异操刃？一言之易，遗误后人。惟谦甫罗氏具有卓识，力辨阴阳，遵《伤寒》寒湿之指，出茵陈四逆汤之治。继往开来，活人有术，医虽小道，功亦茂焉。喻嘉言阴黄一证，竟谓仲景方论亡失，恍若无所循从，不意其注《伤寒》，注《金匮》，辨论数千言，而独于关键处明文，反为之蒙昧，虽云智者一失，亦未免会心之不远也。总之，罗氏可称勤求古训，朱氏失于小成自扭，嘉言喻氏病在好发议论而已。

（《临证指南·黄疸按语》）

周学海

黄疸黑疸辨

周学海（1856~1906），字澂之，晚清医家

黄之为色，血与水和杂而然也。人身血管、液管，相副而行，不相淆乱者，各有管以束之也。血分湿热熏蒸，肌理缓纵，脉管遂弛而不密，血遂渗出，与液相杂，映于肤，泄于汗，而莫不黄。故治之法，或汗或下，必以苦寒清解，佐入行瘀之品，为摄血分之湿热而宣泄之也。湿热去则脉管复坚，血液各返其道，而清浊分矣。阴黄者，以其本体内寒也，虚阳外菀，与湿相搏肌肉腠理之间，仍自湿热，非寒能成黄也。阳黄色深厚者，热盛则津液蒸腐，化为黄黏之汁，与血相映，故色厚也；阴黄色暗淡者，无根之热，不能蒸腐津液，尽化稠黏，而水多于血，故色淡也。夫血之所以旁渗者，以血既为湿所停凝，而前行有滞，气又为热所逼迫，而横挤有力，加以肌理松弛，而血因之旁渗矣。蓄血发黄，亦此理也。《内经》谓瘅成为消中，湿热菀久而化燥火也，亦有消成为瘅者。燥火得凉润滋清之剂，已杀其势，未净其根，余焰内的，转为湿热也。

黑疸，乃女劳疸、谷疸、酒疸日久而成，是肾虚燥而脾湿热之所致也。肾恶燥而脾恶湿，肾燥必急需他脏之水精以分润之，适值脾湿有余，遂直吸受之，而不觉并其湿热之毒，而亦吸入矣。脾肾浊气，淫溢经脉，逐日饮食之新精，亦皆为浊气所变乱，全无清气挹注，周

身血管，不得吐故纳新，遂发为晦暗之黑色矣。第微有辨焉：其肾水不甚虚，而脾胃自虚，浊气下溜者，病在中焦，为易治也；其色黑而浮润，肾水虚甚，吸受脾之浊气，如油入面，深不可拔，病在下焦，其色黑而沉滞，治中焦者，清胃疏肝，滋肾利水，即小柴胡、茵陈五苓是也；阴黄者，黄连枳实诸理中汤主之。治下焦者，滋肾补肺，不得清胃，更不得利水，滋肾丸、大补阴丸加参、芪可也，必待肺气已充，肾阴已复，始从清胃利水，若阴黄者，茵陈四逆主之。总须兼用化血之品一二味，如桃仁、红花、茜草、丹参之类，为其已坏之血不能复还原质，必须化之，而后无碍于新血之流行也。

（《读医随笔》）

张仲华

猪膏发煎治疗黄疸案

张仲华，清代医家

　　疸证多种，黑者属肾，肾气过损者，曰女劳黑疸。今肌肤舌质尽黑，手指映日俱黯，强壮之年，肾阳早已不举，体虽丰腴，腰软不耐久坐，脉弱神疲，纳减足冷，显属肾脏伤残太甚，尚谓北路风霜所致乎？昔有人患此，遍处医治，皆曰风毒。后遇顾西畴道破证名，宗湿热流入肾经主治。试以此证较之，证虽同而虚实又异矣。现届深冬，姑先治本。需春暖阳和，再商他法。血余四两，猪油一斤，熬至发枯，取油盛贮。一切食物中可以用油者，俱用之。煎方：

　　制附子七分　炒枸杞一钱五分　炒黄柏一钱　菟丝子一钱五分　茯苓三钱　牡蛎七分　茵陈一钱五分　杜仲三钱　熟地六钱

　　再诊：前方已服二十余剂。肌肤之黑半化，其势渐转阴黄，形神大振，胃纳加餐，且可耐劳理事矣。春令虽交，和暖未回，再拟补养脾肾，耐性摄养为属。

　　人参一钱　沙苑三钱　山药三钱　杜仲三钱　熟地一两　茯苓三钱　白术一钱五分　茵陈一钱五分　杞子一钱五分　续断三钱　菟丝二钱　泽泻一钱五分

　　三诊：肤色花斑，证转阴黄，较之黑疸浅一层矣。培植脾肾之药，已进四十余剂，形神色脉，俱属平善。节令将交惊蛰，春暖之气已和，治当开泄腠理，以涤肤斑。

《内经》云：必先岁气，毋伐天和。《易》曰：待时而动，何不利之有？拟宗仲圣茵陈四逆法加减，三剂即停，接服丸药可耳。黑色退尽之时，当在夏初。

制附子五分　白术一钱五分　赤小豆三钱　麻黄五分　炒黄柏一钱 茵陈一钱五分　连皮苓五钱

（一方为制附子五分，肉桂四分，干姜五分，大黄四钱，枳实一钱五分，厚朴一钱。）

（《张仲华医案》）

柳宝诒

浊热久壅，胃阴已伤黄疸案

柳宝诒（1842~1901），字谷孙，号冠群，清代医家

郑　湿热蕴于太阴，发为黄疸。自夏徂秋，复有微邪外束，遂成疟疾。此太阴之湿热与新邪会于阳明而发。其伏热之外达于腑者，轻重迟速，原无一定，故疟发之期日，早晚疏密，亦不能一律也。治疟之成法，外则经络，内则募原，与此病之邪，多不相值。更以湿痰素盛之体，投药偏于香燥，缠绵日久，药与病交并于胃，纳谷日减，胃中津液几何？岂能堪此销烁乎！

刻下神情困顿，面色浮黄而悴，指尖微肿，目睛仍黄。湿热之郁伏脾中者，无外泄之路。浊热久壅，气机因之阻窒，稍进谷饮，脘气必窒闷不舒。就病论之，须从脾脏疏泄郁伏之邪，使其外达于胃，然后从胃腑逐渐清泄，乃为正治。而此证所难者，舌质光红，渐见疳腐白点。胃中津液，早已告竭。既承远道相招，不得不勉罄愚忱，借希万一。拟用参、麦、石斛以护胃阴；旋覆花、浮石、枳、贝以开通痰气；再用芩、连以泄湿热；必借鸡金以引之入脾，更以豆卷、茵陈，俾湿热由里透表；苓皮、栀子，使湿热由上趋下。养其津液，通其气机，疏其郁伏，开其出路，图治之法，大抵不越乎此。所虑病深气极，即使药能中病，而正气不克撑捂，终有鞭长莫及之虑耳。鄙见如

此，录候明政。

麦冬肉　台人参另煎冲　川石斛　旋覆花　海浮石　枳实　川贝母去心　黄芩　川连　炙鸡金　茯苓皮　黑栀仁　豆卷　茵陈

（《柳宝诒医案》）

马培之

芳化苦泄，运脾和中治疗黄疸

马培之（1820~1903），名文植，晚清医家

吴左

平素酒多谷少，湿胜中虚，湿侵于脾，热留于胃，湿伤气，热伤阴，神疲嗜卧，鼻恒出血，肤腠作痒，近复面目发黄，呕吐酸水，粪前下血，均系湿热郁蒸，肠胃络血不静，渗入大肠。拟运脾和中，兼清湿热。

丹参　砂仁　鸡距子　法半夏　茵陈　茅术　苡仁　泽泻　谷芽　陈皮　黄柏　姜皮

二诊：来书云：面色渐退，胃口亦开，惟四肢乏力，请开丸方。

二陈加当归、白术、苡仁、砂仁、泽泻、鸡距子、怀山药、料豆。

按：面色渐退，即面目发黄渐退。病系湿热郁蒸，故以芳香化湿，苦泄清热治之。

虞山　钱左

脾湿胃热熏蒸，黄疸日久，阴伤气耗，寒热羁留，舌光色红霉纹，口渴作干。姑拟养阴清胃渗湿。

南沙参　川贝　云茯苓　法半夏　新会白　车前　枇杷叶　川石斛　丹参　怀山药　料豆皮　通草　薏仁

苏左

湿热外越，肌肤发黄，法当燥土分清。

生白术　赤苓　生苡仁　怀山药　绵茵陈　草薢　黑山栀　通草　泽泻　冬瓜子

按：此方治湿热为主。方取化疸汤加味。

香鲫膏（录《王宝廉抄本》）

乌背鲫鱼 1 尾　当门子 0.9g

制法：取乌背鲫鱼一尾，须活者，约重 180g，连肠杂鳞翅，入石臼内捣烂，加当门子 0.9g，再捣匀，摊布上。

功效：制水消肿、开关利窍、逐邪外出。

主治：专治黄疸。

贴肚脐眼上，次日取下，重者贴二三枚，贴后即有黄水流出为妙。

按：当门子即麝香，又名元寸香。

（《马培之医案》）

余听鸿

百仅一二用栀黄，苦温淡渗总无妨

余听鸿（1847~1907），名景和，晚清医家

　　阴阳黄疸，虽云难分，然细心辨之，最易分别。阴黄色淡黄而泛青，脉细肢倦，口淡舌白，小溲虽黄，而色不甚赤。阳黄如橘子色，脉实身热，舌底稍绛，苔腻黄厚，汗黄溲赤。虽诸疸皆从湿热始，久则皆变为寒湿，阴黄亦热去湿存，阳微之意也。惟女劳疸治法看法俱异耳。又有肝气郁则脾土受制，肝火与脾湿，为热为疸，又非茵陈、姜、附、栀子、大黄可治，此又在调理法中矣。余同窗邹端生患黄疸日久，孟河诸前辈，始从湿热治之，进以黄柏、茵陈、四苓之类，不效。余适有事至孟河，诊之，脉细，色淡黄而青，舌白口淡，进以姜、附、茵陈、五苓合香燥之品，数剂而愈。此余未习医之时也。后有茶室伙，黄疸三年，亦以前法服三十剂而愈。有肝郁黄疸，忽然呕吐发热，遍体酸痛，热退则面目俱黄，此宜从疏肝理气，利湿健脾自愈，又不可用温热也。又有脾虚气弱，面目淡黄，用参、苓、白术等，服十余剂自愈。夫黄疸之证，始则湿热，而湿为阴邪，最易化寒，湿家又最忌发汗。余治黄疸数百人，用大黄、栀子者，百中仅有一二，用苦温淡渗芳香之品，虽误无妨。余每见误服栀、黄，即恶心

泄泻而胃惫，若误汗，即见气促汗多，因而偾事者多矣。治黄疸证，如欲汗欲下，当千斟万酌，方可一施耳。

（《余听鸿医案》）

丁甘仁

祛瘀通经，运脾化湿治疗黄疸

丁甘仁（1865～1926），名泽周，晚清民国医家

某 室女经闭四月，肝失疏泄，宿瘀内阻，水谷之湿逗留，太阴、阳明、厥阴三经为病。始而少腹作痛，继则脘胀纳少，目黄溲赤，肌肤亦黄，大便色黑，现为黄疸，久则恐成血臌。急宜运脾逐湿，祛瘀通经。

陈广皮一钱　赤猪苓各三钱　杜红花八分　制苍术一钱　大腹皮二钱桃仁泥钱半　制川朴包，一钱　福泽泻钱半　延胡索一钱　西茵陈二钱半苏木钱半　清宁丸二钱半

吞服。

某 经闭三月，膀胱急，少腹满，身尽黄，额上黑，足下热，大便色黑，时结时溏，纳少神疲，脉象细涩。良由寒客血室，宿瘀不行，积于膀胱少腹之间也。女劳疸之重症，非易速痊。古方用硝石矾石散，今仿其意而不用其药。

当归尾二钱　云茯苓三钱　藏红花八分　带壳砂仁八分　京赤芍研，二钱　桃仁泥钱半　肉桂心包，三分　西茵陈钱半　紫丹参二钱清宁丸二钱　延胡索半包，一钱　血余炭包，一钱　泽泻钱半

某 饥饱劳役，脾胃两伤，湿自内生，蕴于募原，遂致肌肤色黄，目黄溲赤，肢倦乏力，纳谷衰少，脉濡，舌苔黄。谚谓脱力黄

病，即此类也。已延两载，难许速效。仿补力丸意，缓缓图之。

炒全当归一两　云茯苓一两四钱　炒西秦艽一两　大砂仁五钱　紫丹参一两　淮牛膝盐水炒，一两　六神曲炒，一两四钱　赤芍炒，一两　制苍术米泔水浸炒，八钱　厚杜仲盐水炒，一两　苡仁炒，二两　生晒西茵陈二两　白术土炒，一两　皂矾煅，五钱　陈广皮炒，七钱　福泽泻炒，八钱

上药各研为细末，和匀，用大黑枣六两煮熟去皮核，同药末捣烂为丸，晒干。每早服三钱，开水送下。

(《丁甘仁医案》)

张锡纯

硝石矾石黄疸方，疏肝清热鲜麦苗

张锡纯（1860~1933），字寿甫，晚清民国医家

论黄疸有内伤外感及内伤外感兼证并详治法

黄疸之证，中说谓脾受湿热，西说谓胆汁滥行，究之二说，原可沟通也。黄疸分内伤外感，试先以内伤者论之。内伤黄疸，身无热而发黄，其来以渐，先小便黄，继而眼黄，继而周身皆黄，饮食减少，大便色白，恒多闭塞，乃脾土伤湿（不必有热），而累及胆与小肠也。盖人身之气化，由中焦而升降，脾土受湿，升降不能自如，以敷布其气化，而胆汁之气化，遂因之湮瘀（黄坤载谓肝胆之升降，由于脾胃，确有至理）。胆囊所藏之汁，亦因之湮瘀，蓄极不行，不注于小肠以化食，转溢于血中而周身发黄，是以仲景治内伤黄疸之方，均是胆脾兼顾。考观《金匮》黄疸门，其小柴胡汤，显为治胆经方，无论矣，他如治谷疸之茵陈蒿汤，治酒疸之栀子大黄汤，一主以茵陈蒿，一主以栀子，非注重清肝胆之热，脾胆管消其炎肿，而胆汁得由正路，以入于小肠乎。至于治女劳疸之硝石矾石散，浮视之似与胆无涉，深核之实亦注重治胆之药，何以言之，硝石为火硝，亦名焰硝，性凉而味辛，得金之味，矾石为皂矾，又名青矾、绿矾（矾石是皂矾），系硫酸

与铁化合，得金之质，因肝胆木盛，胆汁妄行，故可藉含有金味、含有金质之药以制之（皂矾色青味酸，犹为肝胆专药）。彼訾中医不知黄疸之原因，在于胆者，其亦曾见仲景之书乎，特是金匮治内伤黄疸，虽各有主方，而愚临证经验以来，恒以治女劳疸之硝石矾石散，统治内伤黄疸诸证，惟用其时，宜随证而有所变通耳。按硝石矾石散，原方用硝石矾石等份为散，每服方寸匕（约重一钱）大麦粥送下，其用大麦粥者，所以调和二石之性，使之与胃相宜也（大麦初夏即熟，得春令发生之气最多，不但调胃又善调和肝胆）。至愚用此方时，为散药难服，恒用炒熟麦面（无大麦面，小麦面亦可），与二石之末等份，和水为丸，如五味子大，每服二钱，随证煎汤药送服，无事再送以大麦粥也。其有实热者，可用茵陈栀子，煎汤送服，有食积者，可用生鸡内金、山楂，煎汤送服。大便结者，可用大黄、麻仁，煎汤送服。小便闭者，可用滑石、生芍药，煎汤送服。恶心呕吐者，可用赭石、青黛，煎汤送服。右脉沉而无力者，可用白术、陈皮，煎汤送服。左脉沉而无力者，可用生黄芪、生姜，煎汤送服。其左右脉沉迟而寒，且心中觉凉，黄色黯者，附子、干姜，皆可加入汤药之中。脉浮有外感者，可用甘草煎汤送服西药阿司匹林瓦许，出汗后，再用甘草汤送服丸药。又凡服此丸药而嫌其味劣者，皆可于所送汤药中，加甘草二三钱。

至所以皆宜用此丸药者，因脾脏受湿，其膨胀之形，有似水母。常观渔人得水母，敷以矾末，所含之水，即全者流出，因此散中有矾石，其控制脾中之水，亦若水母之敷以矾末也。再者黄疸之证，西人谓恒有胆石，阻塞胆口，若溺道之有淋石也，硝石、矾石并用，则胆石可消。又西人谓小肠中有钩虫，亦可令人成黄疸，硝石、矾石并用，则钩虫可除。此所以用此统治内伤黄疸，但变通其送服之汤药，皆可随手奏效也。

至外感黄疸，约皆身有大热，乃寒温之热传入阳明之府，其热旁烁，累及胆脾，热入脾与湿合，湿热蕴而生黄，外透肌肤而成疸，热入胆与胆管相逼，胆管因热肿闭，胆汁旁溢，混于血分，亦外现成疸。是以仲景治外感黄疸，有三方，皆载于伤寒论阳明篇，一为茵陈汤，二为栀子檗皮汤，三为麻黄连翘赤小豆汤，兼胆脾并治也。且统观仲景治内伤外感黄疸之方，皆以茵陈蒿汤为首方。诚以茵陈蒿汤为青蒿之嫩者，其得初春生发之气最早，且性凉色青，能入肝胆，既能泻肝胆之热，又善达肝胆之郁，为理肝胆最要之品，即为治黄疸最要之品，然非仲景创见也。神农本经，茵陈蒿下，早明言之。以西人剖验后知之病因，固早寓于中华五千年前，开始医学之中也。至愚生平治外感黄疸，亦即遵用《伤寒论》三方。而于其热甚者，恒于方中加龙胆草数钱，又用麻黄连翘赤小豆汤时，恒加滑石数钱，诚以伤寒古本，连翘作连轺，系连翘之根，其利小便之力，原胜于连翘，今代以连翘，恐其利水之力不足，故加滑石以助之。至赤小豆则宜用可作饭之赤小豆，断不可误用相思子（奉天药房皆以相思子，亦名红豆者为赤小豆，误甚）。若其证为白虎汤，或白虎汤加人参汤证，及三承气汤，亦可用外感诸方煎汤，送服硝石矾石散。

黄疸之证，又有先受外感，未病即，迫酿成内伤，而后发现者。岁在乙丑，客居沧州，自仲秋至孟冬，一方多有黄疸证，其人身无大热，心中满闷，时或觉热，见饮食则恶心，强食之恒作呕吐，或食后不能下行，剧者至成结证，又间有腹中觉凉，食后饮食不能消化者。愚共治六十余人，皆随手奏效，其脉左似有热，右多郁象，盖其肝胆热，而脾胃凉也，其原因为本年季夏，阴雨连旬，空气之中，所含水分过度，人处其中，脏腑为湿所伤，肝胆属木，禀少阳之性，郁久则生热，脾胃属土，禀太阴之性，郁久则生寒，此自然之理也。为本因湿郁而生热，则胆囊之口肿胀，不能输其汁于小肠以化食，转溢于血分，色透肌表而发黄，为土因湿郁而生寒，故脾胃火衰，不能热腐水谷，运转下行，是以恒作满胀，或成结证。为疏方用茵陈、栀子、连翘各三钱，泻肝胆之热，即以消胆囊之肿胀，厚朴、陈皮、生麦芽（麦芽生用不但能开胃，且善疏胆肝之郁）各三钱，生姜五钱，开脾胃之郁，即以祛脾胃之寒，茯苓片、生薏米、赤小豆、甘草各三钱，泻脏腑之湿，更能培土以胜湿，且重用甘草，即以矫茵陈之劣味也（此证闻茵陈之味多恶心呕吐，故用甘草调之）。服一剂后，心中不觉热，转觉凉者，初服即不用栀子，以干姜代生姜，凉甚者干姜可用至五六钱，呕吐者加赭石六钱，胃脘肠中结而不通者，用药汤送服牵牛（炒熟）头末三钱，通利后即减去，如此服至能进饮食，即可停药，黄色未退，自能徐消，此等黄疸，乃先有外感内伏，以酿成内伤，然后发现于外，当于《伤寒》《金匮》所载黄疸之外，另有一种矣。

麦苗善治黄疸

内子王氏 生平不能服药，即分毫无味之药，亦不能服。

于乙丑季秋得疸证，为开好服之药数味，煎汤强令服之，下咽即呕吐大作，将药尽行吐出。友人张艿浦，谓可用鲜麦苗煎汤服之。遂采鲜麦苗一握，又背之为加滑石三钱，病即轻减，后又服一次痊愈。盖以麦苗之性，能疏通肝胆，兼能清肝胆之热，故能导引胆汁归小肠也。因悟得此理，后凡遇黄疸证，必加生麦芽数钱于药中，亦奏效颇著。然药铺中麦芽皆干者，若能得鲜麦芽，且长至寸余，用之当更佳。或当有麦苗时，于服药之外，以麦苗汤当茶亦可。

天津苏媪 年六十六岁，于仲春得黄疸证。

病因：事有拂意，怒动肝火，继又薄受外感，遂遍身发黄成疸症。

证候：周身黄色如橘，目睛黄尤甚，小便黄可染衣，大便色白而干，心中发热作渴，不思饮食。其脉左部弦长有力且甚硬，右部脉亦有力而微浮，舌苔薄而白无津液。

诊断：此乃肝中先有蕴热，又为外感所束，其热益甚，致胆管肿胀，不能输其胆汁于小肠，而溢于血中随血运遍周身，是以周身无处不黄。迨至随血运行之余，又随水饮渗出归于膀胱，是以小便亦黄。至于大便色白者，因胆汁不入小肠以化食，大便中既无胆汁之色也。《金匮》有硝石矾石散，原为治女劳疸之专方，愚恒借之以概治疸证皆效，而煎汤送服之药须随证变更。其原方原用大麦粥送服，而此证肝胆之脉太盛，当用泻肝胆之药煎汤送之。处方：

净火硝一两　研细皂矾一两　研细大麦面二两

焙熟，如无可代以小麦面水和为丸，桐子大，每服二钱，日两次。此即硝石矾石散而变散为丸也。

汤药：生怀山药一两　生杭芍八钱　连翘三钱　滑石三钱　栀子二钱茵陈二钱　甘草二钱

共煎汤一大盅，送服丸药一次，至第二次服丸药时，仍煎此汤药之渣送之。再者此证舌苔犹白，右脉犹浮，当于初次服药后迟一点钟，再服西药阿司匹林一片，俾周身是微汗以解其未罢之表证。

复诊：将药连服四剂，阿司匹林服一次已周身得汗，其心中已不若从前之渴热，能进饮食，大便已变黑色，小便黄色稍淡，周身之黄见退，脉象亦较前和缓。俾每日仍服丸药两次，每次服一钱五分，所送服之汤药方则稍为加减。

汤药：生怀山药一两　生杭芍六钱　生麦芽三钱　茵陈二钱　鲜茅根无鲜者可以以鲜芦根，三钱　龙胆草二钱　甘草钱半

共煎汤，送服丸药如前。

效果：将药连服五剂，周身之黄已减三分之二，小便之黄亦日见

清减，脉象已和平如常。遂俾停药勿服，日用生怀山药、生薏米等份轧细，煮作茶汤，调入鲜梨、鲜荸荠自然汁，当点心服之，越两旬病遂痊愈。

或问：黄疸之证，中法谓病发于脾，西法谓病发于胆。今此案全从病发于胆论治，将勿中法谓病发于脾者不可信欤？答曰：黄疸之证有发于脾者有发于胆者，为黄疸之原因不同，是以仲圣治黄疸之方各异，即如硝石矾石散，原治病发于胆者也。其矾石若用皂矾，固为平肝胆要药，至硝石确系火硝，其味甚辛，辛者金味，与矾石并用更可相助为理也。且西人谓有因胆石成黄疸者，而硝石矾石散，又善消胆石。有因钩虫成黄疸者，而硝石矾石散，并善除钩虫，制方之妙诚不可令人思议也。不但此也，仲圣对于各种疸证多用茵陈，因最善入少阳之府以清热、舒郁、消肿、透窍，原为少阳之主药。仲圣若不知黄疸之证兼发于胆，何以若斯喜用少阳之药乎？是以至明季南昌喻氏出，深窥仲圣用药之奥旨，于治钱小鲁酒疸一案，直谓胆之热汁溢于外，以渐渗于经络则周身俱黄云云，不已显然揭明黄疸有发于胆经者乎？

王某 年三十二岁，于季秋得黄疸证。

病因：出外行军，夜宿帐中，勤苦兼受寒凉，如此月余，遂得黄疸证。

证候：周身黄色甚暗似兼灰色，饮食减少，肢体酸懒无力，大便一日恒两次，似完谷不化，脉象沉细，左部更沉细欲无。

诊断：此脾胃肝胆两伤之病也，为勤苦寒凉过度，以致伤其脾胃，是以饮食减少完谷不化；伤其肝胆，是以胆汁凝结于胆管之中，不能输肠以化食，转由胆囊渗出，随血流行于周身而发黄。此宜用《金匮》硝石矾石散以化其胆管之凝结，而以健脾胃补肝胆之药煎汤送服。

处方：用硝石矾石散所制丸药，每服二钱，一日服两次，用后汤药送服。

汤药：生箭芪六钱　白术四钱　桂枝尖炒，三钱　生鸡内金黄色的捣，二钱　甘草二钱

共煎汤一大盅，送服丸药一次，至第二次服丸药时，仍煎此汤药之渣送之。

复诊：将药连服五剂，饮食增加，消化亦颇佳良，体力稍振，周身黄退弱半，脉象亦大有起色。俾仍服丸药，一次服一钱五分，日两次，所送服之汤药宜略有加减。

汤药：生箭芪六钱　白术三钱　当归炒，三钱　生麦芽三钱　生鸡内金黄色的捣，二钱　甘草二钱

共煎汤一大盅，送服丸药一次，至第二次服丸药时，仍煎此汤药之渣送服。

效果：将药连服六剂，周身之黄已退十分之七，身形亦渐强壮，脉象已复其常。俾将丸药减去一次，将汤药中去白术加生怀山药五钱，再服数剂以善其后。

天津范某　年三十二岁，得黄疸证。

病因：连日朋友饮宴，饮酒过量，遂得斯证。

证候：周身面目俱黄，饮食懒进，时作呕吐，心中恒觉发热，小便黄甚，大便白而干涩，脉象左部弦而有力，右部滑而有力。

诊断：此因脾中蕴有湿热，不能助胃消食，转输其湿热于胃，以致胃气上逆（是以呕吐），胆火亦因之上逆（黄坤载谓，非胃气下降，则胆火不降），胆管肿胀不能输其汁于小肠以化食，遂溢于血中而成黄疸矣。治此证者，宜降胃气，除脾湿，兼清肝胆之热则黄疸自愈。

处方：生赭石轧细，一两　生薏米捣细，八钱　茵陈三钱　栀子三钱

生麦芽三钱　　竹三钱　　木通二钱　　槟榔二钱　　甘草二钱

　　煎汤服。

　　效果：服药一剂，呕吐即止，可以进食，又服两剂，饮食如常，遂停药，静养旬日间黄疸皆退净。

（《张锡纯医学论文集》《医学衷中参西录》）

贺季衡

阳黄审热湿孰重，阴黄别寒湿中虚

贺季衡（1866~1933），单名钧，一字寄痕，江苏丹阳县医家

先祖对黄疸的辨证，主张以阳黄、阴黄两类作依据，具体抓住三种症状进行鉴别：一是肤色的黄而明亮与黄而晦滞；二是舌苔的黄腻与白腻；三是脉象的有力与无力。凡黄疸见有前三种症状的属阳黄；见有后三种症状的属阴黄。再则由于个体有差异，因此，阳黄中还有热重与湿重之分，阴黄中还有寒湿困中与中虚湿困之别。此外，对血虚成黄的"虚黄"证，多见肤色淡黄少泽，而两目与小便皆无黄色。

先祖有云："黄疸外透，犹之盦曲生黄，故疸黄多由湿积而生。"因此黄疸的治法，主要用化湿与利湿。用于阳黄证的是清热化湿，其中热重于湿者，常以清热化湿与通腑分利并用，以使湿热从前后分消；湿重于热者，则宜中化湿与淡渗利湿共投，以使湿从水道分利。用于阴黄证的是温化寒湿，其中寒湿较重者，温中化湿与淡渗利湿同用，以使寒湿渐消，脾阳日复；中虚湿困者，则侧重于扶脾调中，兼以渗湿。又先祖治疗经验，认为阳黄证用通利之法，凡能安受有效者，皆可延用至肤黄消退、苔化、溲清为止；阴黄证寒湿困中，虽兼中虚，但必须以扶脾调中为主，不宜单用补益；黄疸不论属阴属阳，若兼见神迷恍惚者，治疗纵能有效于一时，但终难获愈。

赵男 向日好饮，胃中湿热必重，久则阻仄脾运之流行，谷不

磨而为胀，湿酝酿而发黄，面目尤甚，腹胀有形，脐平筋露，二便不利，脉滑数，舌红苔黄。已成疸胀，症属非轻，用古人茵陈大黄汤法。

西茵陈五钱　黑山栀二钱　川厚朴八分　川黄柏二钱　熟大黄四钱　泽泻二钱　正滑石五钱　炒茅术一钱五分　生苡仁五钱　连皮苓四钱　炒建曲四钱

二诊：昨用茵陈大黄法，腑虽通而不爽，小水较利，脘腹胀势如故，脐平筋露，脉沉数而细，舌苔浮黄。湿从火化，瘀热在腑，与胃中浊气相并，酝酿熏蒸如盦曲然。仍守原方主治。

川厚朴八分　西茵陈五钱　炒茅术一钱五分　制军四钱　黄柏二钱　大腹皮四钱　生苡仁五钱　新会皮一钱　泽泻二钱　炒枳壳二钱　生栀子二钱

三诊：昨又接进茵陈大黄汤，脘胀虽减，腹胀如故，腹鸣辘辘，未能畅泄，舌苔浮黄，脉沉细小数。酒湿化热，与胃中浊气相并，蒸变为黄，仍防疸胀。

生熟大黄各二钱　西茵陈五钱　川厚朴八分　茅术一钱五分　黄柏皮三钱　新会皮一钱　大腹皮四钱　正滑石五钱　泽泻二钱　炒枳壳二钱　炒六曲四钱　保和丸先下，五钱

四诊：迭进茵陈大黄汤，所下黑污不多，腹中攻痛胀势未减，面目仍黄，脉沉数而细，舌红边黄。肠胃积蕴尚重，仍以通泄为事。

制大黄五钱　川厚朴八分　茅术一钱五分　茵陈五钱　泽泻二钱　炒枳壳三钱　新会皮一钱　生苡仁五钱　大腹皮四钱　黄柏皮三钱　炒谷芽四钱　枳椇子三钱

另：菩提丸十四粒，开水下。

五诊：迭进茵陈大黄汤，夜来甫畅泄二次，脘腹胀势大软，面目黄色亦减，舌苔仍黄，脉沉数。肠腑余蕴尚重，久延仍防疸胀。

川厚朴八分　炒茅术一钱五分　西茵陈五钱　大腹皮四钱　生熟苡仁各三钱　泽泻二钱　木防己四钱　制大黄五钱　连皮苓五钱　炒六曲四钱枳椇子三钱　赤小豆四钱

按：患由嗜饮生湿，湿蕴化热，以致面目俱黄、二便不利，故用茵陈蒿汤为主，以清利通化；湿阻脾运，运机不展，于是腹胀脐平、青筋外露，故用平胃加苓、泽、建曲，以化湿运脾，使湿热从二便分消，疸胀步减。

本例治疗共经五诊，迭进通利化湿为主，更且步增通泄之力（加菩提丸），直至大便"畅泄二次"，方现黄减胀软。可见湿与热既成酝酿，若仅通利以清其热，则湿瘀难化；只化其湿而不加通利，则热去无由。必须两者兼顾，方能获效。

何男　黄疸近月，面目黄，渐及遍体，脘闷，痰极多，呕恶，渴不喜饮，便结，溲浑赤，脉细弦鼓指，右关更数，舌苔黄腻。酒湿久困于中，如盦曲然，是为阳黄。拟仲景茵陈蒿汤主治。

上川朴八分　炒茅术一钱五分　西茵陈五钱　姜半夏一钱五分　陈皮一钱　川黄柏二钱　云苓三钱　泽泻三钱　黑山栀二钱　炒苡仁五钱　青宁丸包，五钱

另：二妙丸二两、二陈丸二两，和匀，每服三钱，开水下。

二诊：从仲景茵陈蒿汤立法，大腑已通，小水亦渐多，黏痰渐少，而脘次仍痞闷，呕恶气逆，间或作呃，切脉弦数已止，右手仍滑大，舌苔黄腻初宣，面目黄色渐透，阳明酒湿积热甫有化机。守原意更增姜连之苦辛，宣畅中宫陈腐。

上川朴一钱　炒茅术二钱　西茵陈五钱　泽泻二钱　姜川连八分　淡干姜六分　姜半夏一钱五分　新会皮一钱　正滑石五钱　石苓三钱　白蔻八分　佛手八分　生姜两片

张男　漫热多汗，又增脘闷痰多，渴不喜饮，舌苔黄腻，脉沉细

而滑。湿浊久困于中，脾阳不运，延有黄疸之虑。

上川朴一钱　炒茅术一钱五分　姜川连五分　西茵陈五钱　泽泻二钱
正滑石五钱　生苡仁五钱　藿香一钱五分　姜半夏一钱五分　新会皮一钱
生姜两片

二诊：从未来之黄疸立法，表分漫热已退，脘闷未舒，痰多口腻，渴不喜饮，舌苔仍黄腻满布无隙，脉沉细不起，积湿未化可知。守原意接进。

炒茅术二钱　上川朴一钱　西茵陈五钱　泽泻二钱　姜半夏一钱五分
新会皮一钱　生大黄酒炒，三钱　云苓三钱　炒枳实一钱五分　生苡仁六钱
生姜两片　佛手八分

三诊：日来漫热已退，脘痞亦舒，腑通黄沫不多，口腻如故，痰多，渐作渴饮，脉沉细无力，舌苔黄腻垢布。本元日伤，防再生枝节。

上川朴一钱　炒茅术一钱五分　西茵陈五钱　泽泻二钱　新会皮一钱
生大黄三钱　炒枳壳二钱　姜半夏一钱五分　云苓三钱　炒苡仁五钱

四诊：进大黄茵陈汤，从未来之黄疸立法，大腑通行之黄沫甚多，热退脘舒，渐作渴饮，舌苔前已化，边绛尖红，脉沉细。积湿日化，胃阴亦日伤，防虚波迭出。

上川朴八分　新会皮一钱　炒茅术一钱五分　泽泻二钱　正滑石五钱
炒枳壳一钱五分　姜半夏一钱五分　西茵陈五钱　云苓三钱　焦谷芽四钱
炒苡仁五钱

五诊：迭进茵陈大黄汤加味，热退腑通，脘闷亦畅，渐作渴饮，舌苔前半已化，后半尚垢。余湿未清，不宜再生枝节。

姜川连六分　炒茅术一钱五分　姜半夏一钱五分　泽泻二钱　炒枳
壳二钱　黑山栀二钱　炒苡仁五钱　炒谷芽四钱　云苓三钱　正滑石五钱
陈皮一钱　炒竹茹一钱五分

六诊：迭进茵陈大黄汤加味，热退腑通，脘闷亦畅，胃纳渐复，惟遍体痛，右畔头痛，脉细数，舌根尚腻。余湿未清，肝阳又适上扰也。尚宜慎重。

生石决先煎，五钱　陈皮一钱　杭菊炭二钱　怀牛膝一钱五分　云苓三钱　白蒺藜四钱　左秦艽一钱五分　炒竹茹一钱五分　炒谷芽四钱　炒苡仁五钱　丝瓜络一钱五分　荷叶一角

按：患者久经漫热多汗，渐增脘闷痰多，渴不喜饮，舌苔黄腻。此皆积湿久瘀，酝酿熏蒸，将成黄疸之势，故诊断为"未来黄疸"。初诊立法，即从茵陈平胃，以化湿、利湿。二、三诊仍宗原法，复用大黄一味，以泻代清，故由"腑通黄沫不多"而至"甚多"，可见积湿瘀热渐有泄化之机，于是热退、脘舒，苔亦渐化。四、五诊宗原法去大黄，坚持化湿清热，以清余邪。六诊是在余湿尚未尽除，肝阳适又上扰之际，故转从平肝潜阳、祛风清络为法，治新病兼顾旧疾，用为善后之方。

本例诊为"未来黄疸"。前人徐忠可在《金匮要略》"属黄家"的注解中说："此发黄之渐也，故曰属黄家。当图治于将成，不得俟既成而后药之也。"本例治疗，亦本此意，前后共历六诊，而在前五诊中，均以化湿、利湿、清热立法，使积湿瘀热从前后分消，则黄疸可以化解于未然。其治愈的关键，在于辨证中有预见性，又坚持效不更方，这些都是可效法之处。

赵男　黄疸甫经一旬，湿热尚在酝酿之候，如盫曲然。脘闷胃呆，夜分小有寒热，脉沉数右滑，舌心红剥，阴本不足。拟茵陈蒿汤加味。

绵茵陈五钱　黑山栀二钱　黄柏皮二钱　炒苡仁五钱　正滑石五钱　云苓三钱　泽泻二钱　炒枳壳一钱五分　炒茅术一钱五分　陈橘皮一钱五分　干荷叶一角

另：二妙丸，吞服。

二诊：用茵陈蒿汤加味，黄疸面部之黧黑较退，夜分之寒热亦止，胃纳未复，脘次未畅，脉沉数，舌红无苔。阴土本亏，余湿尚重也。守原意出入接进。

炒茅术一钱五分　新会皮一钱　泽泻二钱　黄柏皮二钱　云苓三钱　炒枳壳二钱　西茵陈五钱　炒苡仁五钱　炒建曲四钱　焦谷芽四钱　生栀子十四枚

三诊：迭进茵陈蒿汤加味，黄疸面部之黧黑既退，晦暗亦较有光，寒热亦止，惟脘次尚不畅，渴喜热饮，舌未起苔，脉沉数。积湿初化，中阳未运也。

炒茅术一钱五分　炒白术二钱　西茵陈五钱　陈橘皮一钱　泽泻二钱　赤苓四钱　川黄柏一钱五分　炒苡仁五钱　大砂仁八分　生栀子二钱　焦谷芽四钱　姜皮四分　赤小豆四钱

四诊：黄疸头额黄色渐退，而两颧仍黧黑，脘次已畅，胃纳渐复，左脉沉数，舌红边黄。阴土已亏，余湿未尽之候。当再化湿调中。

炒茅术一钱五分　炒白术二钱　西茵陈五钱　泽泻二钱　陈橘皮一钱　黄柏皮酒炒，二钱　料豆衣四钱　黑山栀二钱　赤苓四钱　当归酒炒，一钱五分　炒苡仁五钱　赤小豆四钱

五诊：经治后，黄疸之黧黑转黄，且有光，两目尚黄，便溏，或腹痛，胃呆善噫，脉细数，舌红。积湿亦日化，脾阳日复之候。守原意略增培调。

潞党参二钱　焦白术二钱　黄柏皮二钱　陈橘皮一钱　炒苡仁五钱　赤苓四钱　茵陈五钱　当归二钱　怀牛膝一钱五分　煨姜两片　红枣三个

六诊：黄疸面部黧黑转黄，腹痛便溏亦退，独胃纳未复，食不甘味，脉小数，舌红边白。积湿初化，脾气未运也。当再化湿调中。

潞党参三钱　炒茅术一钱五分　炒白术二钱　炒苡仁五钱　茵陈五钱

焦谷芽四钱　怀牛膝一钱五分　大砂仁八分　扁豆皮三钱　陈橘皮一钱　赤苓四钱　泽泻二钱　干荷叶一角　煨姜两片

按：黄疸甫经一旬，虽有脘闷胃呆、面色黧黑等象，但见舌红无苔，故既未作《金匮要略》的"黑疸"论证，也未作阴黄施治，而是用茵陈蒿汤加减，以化湿清热，调中渗下为主。如是者共历四诊，乃见黧黑转黄有光，其非寒湿可知。五、六诊转用调中运脾，兼配化湿以善其后。

本例病证特点，主要是湿热酝酿与阴土中伤并存，因此在用药方面，着眼于茵陈与苍术的配伍，即苍术得茵陈则有化湿之功，而无伤阴之弊。

以上四例，均为湿热酝酿而成黄疸，属阳黄范围，因此清热化湿与淡渗利湿两法，都为其所共用。不同点在于：赵男，是疸胀并见，湿从火化，故更步增苦寒通利之品，以使湿热从二便分消。何男，是湿蕴痰结，腑踞陈腐，故又加入化痰与通腑泄浊之品，更且由于湿重于热，而在初诊加入通腑泄浊之后，二诊便减去通利之品，加用姜、连之苦辛通降，以宣化中焦湿浊。张男，肤黄虽未透露，但湿浊久困之象已显然可见，故从"未来黄疸"处理，先后均以化湿清热为主，惟在治程中两加通利之品，使黄疸随湿热从前后分消。赵男，是黄疸而见面色黧黑，但舌红无苔，故未作阴黄或"黑疸"论治，仍以清热化湿、调中渗下为主，终以运脾调中善其后。

吴男　黄疸延久，色暗无光，小水颇通调，惟浑浊不清，切脉沉细而滑，舌苔白腻。脾阳已衰，余湿未尽，通化失常，一派阴黄之象。温里为先。

炒茅术二钱　炒白术二钱　熟附片二钱　淡干姜一钱　西茵陈五钱黄柏皮二钱　泽泻二钱　陈皮一钱　赤苓四钱　赤小豆四钱　生姜两片红枣三个

二诊：从阴黄立法，颇能安受，而舌苔仍腐腻，腠理渐开，津津自汗，而黄疸之灰黄如故，脘腹或攻痛，或及溺管，间或吞酸，脉细滑少力。中阳为湿所困，仍以温化为事。

熟附片二钱　炒茅术一钱五分　炒白术二钱　淡干姜一钱　泽泻二钱　西茵陈五分　姜半夏一钱五分　新会皮一钱　炒苡仁五钱　怀牛膝一钱五分　赤小豆四钱

另：理中丸二两、三妙丸一两，和匀，每服三钱，开水下。

贺男　湿热久结于胃，蒸变发黄，面目尤甚，溲浑不爽，胃呆厌食，舌苔白腻满布，脉小滑。势属未化，黄疸可虑。

炒茅术二钱　上川朴一钱　炒苡仁五钱　新会皮一钱　炒建曲四钱　大砂仁八分　焦谷芽四钱　黑山栀二钱　西茵陈五钱　云苓三钱　赤小豆四钱　生姜两片

二诊：黄疸势虽渐退，而胃纳未增，舌苔白腻满布，脉细滑。脾阳为湿浊所困，当从阴黄立法。

熟附片一钱五分　西茵陈五钱　川朴一钱　炒苡仁五钱　大砂仁八分　焦谷芽四钱　云苓三钱　陈皮一钱　炒茅术二钱　淡干姜一钱　姜半夏一钱五分　生姜两片

另：附子理中丸一两、二妙丸五钱，和匀，每服三钱，开水下。

三诊：从阴黄例立法，进以姜附，颇能安受。舌苔腐白转黄，脉亦起，沉分渐数；惟又忽腹痛，头昏，自汗如洗，势将脱状，幸未几即退，亦黄疸中之仅见，但又不宜便补，仍守运中化浊。

熟附片二钱　炒茅术二钱　炒白术二钱　上川朴一钱　西茵陈五钱　陈皮一钱　大砂仁八分　泽泻二钱　云苓三钱　炒建曲四钱　姜半夏一钱五分　大白芍吴茱萸三分拌炒，二钱　炒谷芽四钱　生姜两片

四诊：迭从阴黄立法，黄疸黄色虽减，而胸仄如故，不能进谷，动则头眩自汗，且呃逆时来，腹痛气陷，脉沉滑无力，舌苔滑白而

腻。脾胃真阳为湿所困，肝郁不透，故有此虚实夹杂之症。

潞党参二钱　炒茅术一钱五分　炒白术二钱　姜半夏一钱五分　淡干姜一钱　云苓三钱　益智仁一钱五分　新会皮一钱　旋覆花包，一钱五分　大砂仁八分　上川朴一钱　公丁香杵，七粒

五诊：昨从化湿运中，略参扶土健脾之品，尚能安受，头眩自汗亦减，胃纳较复，左脉较起，舌苔尚腐白。可见脾阳固为湿困，肝胃又不和，症情夹杂，仍守昨意接进，以祈湿化胃复。

潞党参二钱　姜半夏一钱五分　茅白术各一钱五分　陈皮一钱　淡干姜一钱　云苓三钱　旋覆花包，一钱五分　泽泻二钱　黄郁金二钱　大砂仁八分　上川朴一钱　佛手八分　生姜两片

按：面目俱黄，胃呆溲浑，舌苔白腻，是为寒湿困脾可知，故初诊即侧重于苦温燥湿（苍、朴、姜）。二诊乃宗原法更进一筹，用茵陈术附汤加味，以温化寒湿，健脾和胃。三诊时，虽突见"腹痛，头昏，自汗如洗"，但因进温化法颇能安受，加之突现所谓"脱状"，未几即退，其非正虚将脱可知，故仍守"运中化浊"为法，消息病机。四诊时，黄疸色虽减，惟原有寒湿困中之象不仅未退，且更增"呃逆时来，腹痛气陷"，良由湿困脾胃真阳，肝郁难以透达，故从原方去附加参以扶正，并配旋覆、丁香降气以止呃；加益智仁助姜、术以扶脾阳。五诊立法是"仍守昨意接进"，乃因部分症状有所改善之故。

综观本例病情演变过程，确是虚实夹杂之证。若纯用温中化浊，其脾胃之虚难复；只投补气健脾，则将阻滞踞中之寒湿。故后阶段立法，必须从温化寒湿与扶脾理气并进。本例五诊后未见续案，仅据现存病案分析，尚难断为治愈，但其辨证加减措施，可为后人效法。

以上两例，均为寒湿困中而致阴黄，俱用温中化湿为主。

但贺男由于久经湿困，脾阳日伤，肝郁不伸，故在治疗后期，又从温化法中去附，加益气（党参）、行气降气（旋覆、丁香）之品，意

在调中有化，行气而不伤正。

李男 忍饥不食，以酒代谷，胃气既伤，肺部亦受疸熏灼，干呛无痰，自觉咳逆发于右部，爪甲白，目眦黄，胃呆，脉弦滑，沉分数，舌根燥黄。肠胃酒湿渐从热化，肺失清肃，胃失降和之候，延有酒疸之虑。

南沙参三钱　西茵陈五钱　炒苡仁五钱　云苓三钱　大杏仁三钱　冬桑叶一钱五分　淡天冬三钱　川石斛四钱　陈橘白一钱　焦谷芽四钱　瓜蒌皮四钱　枇杷叶三钱　青荷叶一角

服二三剂后，如胃纳未见舒，原方去天冬，加大砂壳八分。

二诊：从酒湿化热，熏灼肺胃立法，干呛、目眦黄、口涩者俱减，惟胃纳未复，舌根仍糙黄，脉沉弦，两关滑。湿火初化，肺胃未和。守原意更进一步。

南沙参三钱　金石斛四钱　西茵陈五钱　炒苡仁五钱　云苓三钱　焦谷芽四钱　冬瓜子四钱　橘白一钱　瓜蒌皮四钱　大砂壳八分　淡天冬三钱枇杷叶三钱　枳椇子二钱

冯男 脾虚其阳，肾虚其阴，阳气郁遏，不能化湿，湿蕴于中，蒸变为黄，如盦曲然。肢面㿠黄，不时寒热，入夜热甚，不汗而解，脘次仄闷，胃呆厌食，渴不多饮，舌苔滑白，腐腻满布。切脉弦滑而数，左手且疾，为阴黄得阳脉之候；日来痰腥，或见血迹，已将化热之机。管见先用苦温宣中，淡渗利下，化其久积之湿，透其初化之热，则寒热不治而治矣。是否？候樾漪二公酌夺。

上川朴一钱　茅术一钱五分　白术二钱　茵陈二钱　泽泻二钱　猪茯苓各四钱　黑山栀一钱五分　川黄柏一钱五分　炒苡仁五钱　正滑石五钱橘皮一钱　生姜一片

顷啜糖汤，懊恼顿减，可见中虚湿困，气运不和。姑择调中化湿、和畅气枢之品，消息病机。

炒白术二钱　　炙甘草六钱　　旋覆花包,一钱五分　　制半夏一钱五分
云神四钱　　炒苡仁五钱　　橘白一钱　　炒谷芽四钱　　冬瓜仁四钱　　佛手八分

附记：推测病情，夜不成寐，爰下榻书此，以供明日之研究。黄疸有五种：黄汗、黄疸、女劳疸、酒疸、谷疸。黄疸并有阴阳之分。此症属阴黄见症，而脉大无伦，阴黄得阳脉，殊不多见，脉症不符，虚实同巢。

更有一疑点者，其心中筑筑跳跃无已时，又似虚黄及破胆黄见象。

此症之寒热，既不类疟，又非虚寒虚热可比，似由胆虚、表里不和而来，故不汗即解，来去不时，俱属疑点，必得询问，是否受过大惊，方能疑决。

舌苔滑白满布无隙，舌边及唇毫无血色，又不渴饮，与此脉之弦疾者，判若两症，单以脉论，当失血，因弦疾中似有芤意也。

二诊：昨今胸闷懊侬已解，夜寐亦尚安适，脉之弦大亦就平，惟初按尚鼓指，大腑七日不通，神迷喜睡，间忽似有恍惚意，舌苔腐腻较厚。精气日虚，肠胃之湿浊逗留不化。拟守原意，加入培中化浊。是否有当？仍候樾漪二公酌定。

潞党参姜汁炒松,三钱　　真於术米泔水炒,二钱　　炒谷芽四钱　　姜半夏一钱　　远志肉一钱五分　　炒茅术一钱五分　　朱茯神四钱　　橘皮一钱
郁李仁四钱　　炒苡仁五钱　　上血珀五分　　生姜两片　　红枣三个

三诊：昨进培中运脾，佐以安神化浊，颇能安受，脉之鼓指大平，浮取渐和，沉取尚数，舌苔腐腻转黄，舌边透出，似有荣意。可见中阳略得一助，便有运动之机，所谓久困之脾黄阳，非补不振，久困之湿，非温不化。仍守原意，以谋进步。敬候樾漪二先生裁夺。

潞党参姜汁炒松,三钱　　真於术陈壁土炒,二钱　　焦谷芽四钱　　新会皮一钱　　云苓三钱　　炒茅术米泔水炒,一钱五分　　广木香五分　　大砂仁七分

姜半夏二钱　郁李仁四钱　煨姜两片　红枣三个

　　按：本病初诊时最大疑点是"阴黄得阳脉"，故在立法选方中，首用苦温宣中，淡渗利下；继因"啜糖汤，懊憹顿减"，故又改用"调中化湿，和畅气枢"为法，作"消息病机"。可见对本病观察是细致入微，故治法也较机动灵活。二、三诊，从原法中步增"培中化浊"之品，如姜汁炒党参、米泔水炒於术等。其参、术用不同制法者，是既用其"培中"，又防其碍湿，是为两全之法，故在治疗过程中，对症状改善具有一定作用。惜乎脉症不符，且时有神志恍惚，证属虚实同巢，败象已露，故于三诊后乃如实向病家转告，遂辞别返里。后悉患者经旬日后，终致不救而逝。

　　以上两例俱属黄疸范围，但前者为酒疸，因酒湿渐从热化，胃气既伤，肺气亦受熏灼，故以清化润肃为法，俾使酒湿之热能清，肺之熏灼无由；后者为脾虚其阳，肾虚其阴，而且阴黄得阳脉，是为虚实同巢，故立法以培中、化湿两顾。两例皆属黄疸的夹杂之证，其中由于累及的内脏不同，因此立法亦有区别。

（《贺季衡医案》）

周小农

祛瘀祛湿，补脾补气愈黑疸

周小农（1876~1942），晚清民国医家

殷瑞祥　年三十五岁。甲戌夏，在沪患黄疸，医经数旬不愈。恣食酒面，不禁房室，变成黑疸。来诊。脉软，苔白，面臂黑，目黄，溲黄。询知性急嗜饮，便或兼溏，间或沃酸，手掌风湿。拟于茵陈四苓中加归、芍、茜草、远志、鸡血藤胶、白鲜皮、花粉、秦艽、芪、术、血余出入，并以生姜、茵陈打融，以擦肌肤。嘱以金钱草洗净，猪肚同煮，加盐日食。惟面黧黑，用生半夏末醋调，涂额面，晨起皂角汤洗去。半月，黑疸大退。并与红血退黄丸：皂矾、针沙、百草霜、飞罗面、红花、乌枣肉为丸，每服钱许。既流动其瘀湿，复滋生其血液，以其劳于经营，气血不足也。拟丸以善后：红石柱参、黄芪、于术、二苓、远志、甘杞、桑枝、鸡内金、归、芍、黑豆、川芎、天冬、丹参、菟丝、小麦、鸡血藤膏、针沙、夜明砂、川断、狗脊、蛇床子、荄麻、天仙藤、络石藤、虎骨、茜草、血余、白鲜皮、秦艽、楂肉、麦芽、石韦、薏仁、百草霜、泽泻、蔻仁、僵蚕、葛花、枳椇子、瓜仁，研末，桑椹膏加开水泛丸如桐子，晒。早晚各服四钱。竟愈。

（《周小农医案》）

关幼波

活血祛痰清湿热，假邪出路审三焦

关幼波（1913~2005），北京中医医院教授，著名中医学家

治黄必治血，血行黄易却

关氏认为黄疸主要是湿热蕴于血分，病在百脉。所谓百脉是指周身血脉，肝又为血脏，与胆互为表里。所谓"瘀热发黄""瘀血发黄"都说明黄疸是血分受病。黄疸既然是血脉受病，治黄必然要从治血入手，亦即在清热祛湿，或温化寒湿的基础上，加用活血的药物，所谓血就是根据病邪对血分的影响，使用入血分的药物，并根据"热者寒之""客者除之""虚者补之""逸者行之"等原则进行治疗。并常用以下几法。

一、凉血活血

凉血活血旨在血中瘀热，凉血而不滞邪，使之血脉畅利通达，客邪（湿热）得除，热邪得清，瘀结得散，则黄疸易于消退。常用的药物有：生地、丹皮、赤芍、白茅根、小蓟、藕节等。生地的功能，主要是凉血、养阴血。大生地凉血养血，细生地凉血活血，生地炒炭可以凉血止血。白茅根凉血活血，又能利湿退黄，清热退烧。小蓟能凉血活血而又止血，且有解毒之功。藕节凉血活血化瘀，能止上焦血，

且能开胃行气，是血中之气药，其他丹皮、赤芍均为凉血活血之品。

二、养血活血

黄疸既是血分受病，若湿热瘀滞百脉，发为阳黄，则热邪必然灼耗阴血。故血热血虚兼见者居多，使用养血活血的药物，养血而不助热，活血而祛瘀滞。

常用的药物有：丹参、白芍、当归、益母草、泽兰、红花、郁金、香附等。其中丹参、白芍养血活血偏于养血；益母草、红花活血化瘀，偏于调理气血；活血又须疏气，香附、郁金疏气而活血。此外还常用泽兰，因为泽兰有"通肝脾之血"之特点，横行肝脾之间，活血而不伤血，补血而不滞血，同时又能利水，因此可用于各个阶段、各种类型的黄疸。

三、温通血脉

血得寒则凝，若寒湿凝滞血脉，或湿从寒化瘀阻血脉，发为阴黄，则需要使用温阳通脉的药物，化散凝滞，疏通百脉，寒湿始得化散。常用附子、桂枝。

治疗黄疸使用活血药物可以加速黄疸的消退；有利于肝脾肿大的回缩；活血即可祛瘀，祛瘀即可生新。故治黄必治血，血行黄易却。

治黄需解毒，毒解黄易除

关氏认为：当湿热久羁蕴毒或兼夹恶气疫毒外感时，均需加用解毒的药物，因为湿热毒邪瘀结，则湿热益盛。湿热益盛，则毒邪益炽，热助毒邪，毒助热威，若不加用解毒的药物，则湿热难以化散，黄疸不易消退，所以应当根据病情的需要，在清热祛湿的基础上加用解毒的药物，常用的解毒方法和药物有以下几类。

一、化湿解毒

黄疸初期邪居中、上二焦之际，可以使用辛凉或芳香化湿的药物配合苦寒燥湿清热解毒的药物，以清化或清解中、上二焦之蕴毒。常用的药物有：薄荷、野菊花、藿香、佩兰、黄芩、黄连等。

二、凉血解毒

湿热瘀阻血脉热盛于湿者，即血热炽盛，湿毒瘀结，弥漫三焦时，应当加用凉血解毒的药物，以清解血中之毒热。常用的药物有：银花、蒲公英、草河车、板蓝根、土茯苓、白茅根、青黛、紫参（石见穿）等。

三、通下解毒

湿热毒邪蕴结，偏于中、下二焦，通利的原则，可以通利二便，以导邪外出。若热盛于湿，热郁阳明，大便燥结，口舌生疮，或湿盛于热，大便黏滞而稀，排便不畅，应通利肠腑，使湿热毒邪从大便排出。常用的药物有：大黄、黄柏、败酱草、白头翁、秦皮等。

四、利湿解毒

湿热毒邪偏于中、下二焦，应通利小便以解毒，即所谓"治黄不利水非其治也"，使之从小便渗利，则黄疸利于消退。常用的药物有：金钱草、车前子（草）、木通、萹蓄、瞿麦、六一散。同时常配合芳香化湿的药物有：藿香、杏仁、橘红以开其上、中二焦之源，使下焦易于通利。

五、酸敛解毒

在黄疸的后期，正气耗伤，病邪易于漫散不羁，在清热祛湿或温化湿滞的基础上，佐用一些酸敛解毒的药物，有时黄疸反而易于消退。又因肝欲散，以辛补之，以酸泻之，酸味的药物，可泻肝以解毒邪。常用的药物有：五倍子、乌梅、五味子等。

临证体会：在黄疸病湿热蕴毒时，如果加用解毒的药物，湿热易解，黄疸消退较快，对于各型肝炎有降低转氨酶的作用。

治黄要治痰，痰化黄易散

痰阻血络，湿热瘀阻，则黄疸较固难化，不易消退。所谓治痰，也就是化痰散结，祛除胶结凝滞的湿热。痰滞得通则瘀热易清，黄疸必然易于退散。化痰法多与行气、活血、化瘀诸法配合使用。常用的药物有：杏仁、橘红、莱菔子、瓜蒌等。杏仁更能利肺气以通调水道，配合橘红，行气化痰，除痰湿，合脾胃。另外，山楂消食化痰，草决明清肝热化痰，半夏燥湿化痰，焦白术健脾化痰，麦冬、川贝母清热养阴化痰，海浮石清热化痰，郁金活血化痰，旋覆花清上中焦之顽痰，白矾入血分，清血中之顽痰，均为临证常用药物。

治痰之法用于治疗黄疸，是临证多年的体会。通过实践充分证明，重视化痰可以加速利湿退黄。特别是对于长期黄疸不退的患者。脾为生痰之源，治痰实为治脾，脾主运化，又易被湿所困，故治痰之法实为治本之策。根据临床体验，西医所谓血中胆固醇增高，中医则多从化痰论治。

阳黄辨湿热轻重，定三焦病位，寻退黄途径

一、首辨湿热孰轻重，施治重点先确定

基于前述对于黄疸病理的看法，当遇到阳黄患者时，首先要辨识

119

湿热孰轻孰重，以确定施治的重点。根据临床病象可以概括为湿重于热，热重于湿和湿热并重等三种情况。湿重于热者，多为黄疸较轻，伴有恶心，呕吐，腹胀满，倦怠少食，大便稀，舌苔白腻，脉滑缓。热盛于湿者，多为黄疸较重，发热，口干口渴，心烦，小便短赤，大便干燥，皮肤瘙痒，舌苔黄厚乏津或燥，脉弦滑稍数。湿热并重者，多为黄疸较重，心胸烦闷，纳少，倦怠乏力，舌苔黄腻，脉弦滑，或滑数。辨别湿热的轻重，目的在于掌握治疗的重点。湿热之邪是相互影响的两种致病因素。湿为阴邪，其性黏腻重浊，日久可以耗伤脏腑的阳气。热为阳邪，后者耗其实质。而湿与热又互相影响，湿郁则生热，热郁则生湿，湿热相助，热炽湿深，日益胶固。由于湿热的轻重程度不同，以及机体反应的差异，故临床上见有湿盛于热，热盛于湿，湿热并重之分。由于湿盛者并非无热，热盛者并非无湿，仅仅是程度上的差异。所以在治疗上应当辨识湿热的轻重，掌握重点，才能取得良好的效果。

二、继而定三焦病位，分清退黄途径

根据病因分析，明确施治的重点之后，又要根据湿热侵犯的部位以确定祛湿清解退黄的主要途径。湿热交结首先困阻脾胃，中焦枢机不利，上下不得通，故阳黄中州受病是其基本证型。根据临床病象和邪之轻重以及机体抗病能力的差异；偏于中、下二焦；弥漫三焦等。因脾湿胃热，肝胆失于疏泄是发黄之本。故中焦首当其冲，必然受累。黄疸、纳差、恶心、厌油、乏力困倦、苔腻是其基本证候。若偏于中、上焦者，兼见头晕，头痛，心烦懊侬，呕吐频作，胃脘胀闷；热重者可有发热，头痛较重，口渴思冷饮；湿重者，头目晕眩，身重嗜卧，口渴不欲饮水。若偏于中、下焦者，则上、中焦湿热症状不明显，多兼见小便赤热，尿混尿频，尿道灼痛，小腹胀。热盛者大便干结；湿盛者大便溏薄；湿热并重者，大便黏滞不爽。若湿热弥漫三焦，则上述症状交错并见，而且病情较重，严重时湿热蒙闭心包，可见高热、神昏、谵语、抽搐等危候。辨识三焦病位的目的在于明确祛湿清热退黄的主要途径。古代虽有"治黄不利小便非其治也"之说，但这仅仅是退黄的途径之一，除此之外还应分辨湿热的主要病位。若偏于中、上二焦者，除利湿外，尚应注意宣化畅中通利，使其从小便或大便泄利；若弥漫三焦，则宣上畅中，通利三焦，使弥漫的湿热迅速退却。

在阳黄的具体辨证施治过程中，首先从病因上分辨湿热的轻重，进一步分清上、中、下三焦之病位，最后把病因分析与病位分析综合起来，才能制定出治黄的总则和治疗的重点以及祛湿退黄的主要途径。根据临床病例的分析，阳黄为病，主要是弥漫三焦或偏于中、上二焦，少数病例或在发展的过程中有些表现为湿热偏于中、下二焦者。

临诊时，综合病因、病位的分析，基本上概括为：热盛于湿偏于中、上二焦，湿盛于热偏于中、上二焦，湿热偏于中、下二焦，湿热并重弥漫三焦等4种证型。这样既掌握了黄疸普遍性，又能抓住其特殊性。若为热盛于湿偏于中、上二焦，则清热利湿之中重点清热，而且宣化畅中使之从中、上二焦化散；若湿盛于热又当偏重利湿；若湿热偏于中、下二焦，则畅中通利使湿热宣化于中焦，且从下焦泄利；若湿热并重弥漫三焦，则开发三焦清热祛湿并重，这样湿热毒邪才能迅速祛除，邪去则正复，以免迁延复发，留有后患。

李培生

湿热壅遏，三焦分治

李培生（1914~2009），湖北中医药大学教授

宣上透表，开泄湿热

甲肝始恶寒发热者，实属中医湿热兼表发黄，参合叶、薛湿热温病之论，其发病机理乃湿热遏阻中焦，上焦肺卫失宣，致少阳三焦与胆疏泄失职，故见发热恶寒之表症，胆汁外溢则身目小便俱黄，胸痞苔腻，渴不欲饮，为临床辨证要点。李老取寒温众家之长，立宣上透表，开泄湿热退黄之法，制麻黄杏仁茵陈连翘剂（炙麻绒、杏仁、赤茯苓、苡仁、白茅根、车前草、虎杖）。方中麻黄、杏仁、连翘、藿香宣上，透达表邪，开泄湿热从汗而解，此为透风于外；苍术、厚朴、蔻衣苦温芳香，燥湿醒脾，使湿从中化，以除生湿之源，此为渗湿于热下；茯苓、苡仁、芦根、车前甘淡渗湿使湿从小便而去，此则符合"治湿不利小便非其治也"之理；茵陈、虎杖除少阳三焦之湿热，解毒退黄，推陈而出新。全方旨在行表里之湿，通达三焦，湿去热必孤，黄从小便去，本方是属解表退黄之良剂，对治疗湿热兼表发黄的甲肝病人，或其他湿热症证，均获桴鼓之效。

桂某 青年男性。1991年9月28日患甲肝，始恶寒发热、咳嗽，

自服强效银翘片、感冒通，继而身目小便俱黄。查尿三胆为阳性，肝功能检查提示：GPT59.38U（赖氏法），胆红素 1.5mg/dl，HBsAg（－）。刻诊，仍恶寒发热体温 38.5℃，身目黄染，小便短赤，大便溏泻，时恶心欲吐，脘痞纳呆，口渴欲饮，舌苔黄白相兼且厚腻，脉浮滑而带数象，此证与麻杏茵翘剂合拍。

炙麻绒 6g　白蔻衣 6g　炒苍术 10g　藿香叶 10g　橘皮 10g　竹茹 10g　厚朴 10g　茵陈 15g　虎杖 15g　连翘 15g　赤茯苓 15g　车前草 15g　白茅根 15g　干芦根 15g　六一散 15g

上方出入加减，连服 10 余剂，药后全身微汗出，小便通利，大便成形，诸证顿失，食纳渐增，复查尿三胆阴性，肝功能检查正常。追访 3 月余，未见复发而病瘥。

宽中渗湿，疏肝利胆

本法适用于湿热并重发黄的甲肝病人。因湿热蕴结脾胃，郁蒸肝胆，影响肝胆疏泄功能，胆汁外溢肌肤。症见身目小便黄染，右上腹胀痛，脘痞纳呆，口苦干涩，恶心欲吐，肢倦乏力，大便或干或溏而不爽；若黄厚腻质欠润，脉弦滑数或濡数。李老认为本证重在湿热阻滞于中，胆汁瘀滞，疏泄不及；上下不通，法当宽中渗湿，疏肝利胆，分利三焦。遣方用宜寒温参合，诸如苦降辛升、芳香化浊、淡渗利湿、解毒退黄之品均可入选，于临证实践中拟制藿朴夏苓柴陈丹草大黄剂（藿香、厚朴、姜夏、茯苓、柴胡、茵陈、丹参、白花蛇舌草、车前草、大黄）。方中藿香开上泄湿化浊，厚朴与姜夏辛开理气宽中，除湿化痰而降逆，大黄苦降泻热通腑而解毒，柴胡配丹参疏肝而利胆，茵陈、茯苓、车前、蛇舌草相合，利小便渗湿热，排毒邪而退黄。本剂治疗湿热并重蕴结中焦而发黄的甲肝病人，疗效甚捷。

刘某 男性中年。西医诊断为急性黄疸型肝炎，GPT108U（赖氏法），总胆红素 51.3μmol/L。刻诊时，病人面目身黄如橘色，右上腹刺痛，脘腹膨胀，恶油晕食物，时恶心欲吐，肢倦纳差乏力，大便溏而不爽，小便色如金汁，苔黄厚腻，脉弦滑带数。

藿香 10g　厚朴 10g　姜半夏 10g　橘皮 10g　竹茹 10g　山栀 10g　柴胡 10g　茵陈 15g　丹参 15g　白花蛇舌草 15g　车前草 15g　白茅根 15g　干芦根 15g　生谷麦芽各 15g　大黄 6g

上方随证加减化裁，连服 15 剂，诸证消失。追访半年，复查肝功能 3 次正常而康复。

导下解毒，分消走泄

导下解毒，分消走泄，本法适宜于热重于湿而发黄的甲肝病人。李老认为从临证观察该病特点，身目黄染，色泽鲜明，口干而苦，小便橙黄如橘汁，大便胶结，实属胃燥脾湿，肝郁胆火炽盛，三焦壅滞，胆汁排泄不畅所致。临证多采用伤寒温病之法参合使用，特自制清热利湿解毒退黄剂（茵陈、山栀、黄柏、大黄、藿香、厚朴、茯苓、车前草、杏仁、蔻仁、苡仁）。本方具有开上、宽中、导下，清热利湿解毒退黄之功，其加减运用法：邪热毒盛重者加连翘、败酱草、白花蛇舌草；湿重小便不利者加芦根、滑石、通草；脘腹胀满甚者加大腹皮、莱菔子、枳实；呕恶纳差者加陈皮、竹茹、半夏、焦三仙；两胁肋胀痛者加柴胡、丹参、金铃子散等。随证加减，灵活应变，多起沉疴之疾。

李某 20 世纪 80 年代初，李老应邀诊治一重症肝炎患者李某，住院 20 余天，黄疸进行性加深，各项检测指标提示肝癌难以排除，认为是热重于湿的发黄证，且与清热利湿解毒退黄剂合拍。

茵陈 15g　舌草 15g　败酱草 15g　车前草 15g　白茅根 15g　干芦根 15g

薏米 15g　生麦芽 15g　山楂炭 15g　藿香叶 10g　杏仁泥 10g　白蔻仁 10g

炒枳实 10g　川厚朴 10g　大黄炭 10g　茯神 10g　炒山栀 10g　黄柏 10g

上方出入加减，连服 40 余剂，康复如常人。随访 10 年，未见复发。

总之，李培生教授认为甲肝（或乙肝）病，实属湿热疫毒之邪，盘踞中焦者居多，中焦壅滞，肝胆失疏，胆汁排泄不畅，则上焦郁闭，下焦不通，湿遏热伏，胶结难解，故见身目小便俱黄诸证。治疗上应参合伤寒温病之理论，结合临床实践，创三焦分治退黄之法，以清热利湿解毒退黄剂为其代表方，灵活变通，均能获得良好疗效。

（王俊槐　整理）

杨志一

病毒肝炎六经治，黄疸寒湿每偏多

杨志一（1905~1966），江西中医研究所名中医，著名中医学家

病毒性肝炎急性期发病规律，多因内伤饮食，外感湿邪而起，从临床所见，往往是由脾胃涉及于肝胆，我们认为本病的发病因素主要是湿热，而湿热发病机制在于脾胃，因脾为湿土而主升，胃为燥土而主降。脾胃受病，湿邪内蕴，升降失常，以致木郁土中，土不荣木，肝胆气郁不畅，升降亦随之失常，因而湿蕴化热，湿热相蒸而发黄。即以慢性无黄疸型肝炎而论，一般认为相当于中医的肝郁，尽管其病因与内伤七情、气血郁滞有关，外邪湿热转居于次要地位，并出现两胁下痛及肝肿大等形症。然临床所见，究以食后腹胀、体倦乏力、大便不调等症较为突出，仍不能脱离脾胃二经。清代黄坤载说："肝气宜升，胆火宜降，然非脾气之上行，则肝气不升；非胃气之下行，则胆火不降。"指出了肝胆升降的主导作用在于脾胃，有力地说明了本病的发病机制多由脾胃影响于肝胆。

从六经辨证来看，清代尤在泾说："三阳必分经府，三阴必分经脏寒热。"根据这一论点，结合临床观察，认为在急性期着重分虚实，即实则阳明、虚则太阴的传变规律；在慢性期着重分寒热，即寒即太阴，热即厥阴的从化作用。由于阳明属腑，腑病多实，太阴属脏，脏病多虚，在急性期既有在脏在腑之分，因而有虚化、实化之证出现。

又太阴脾经为阴中之至阴，易从寒化；厥阴肝经，为阴中之阳，易从热化。在慢性期，病为在脏，《素问·五脏别论》有五脏者"藏精而不泻也"之明训，故只有从阳虚阴虚两纲来辨寒热，有虚而无实。同时，本病是以肝、胆、脾、胃四经为主，但在经腑经脏阴阳表里之间，初可涉及太阳，终可损及少阴。在急性黄疸型肝炎，不离六经六气；而慢性虚弱型又必须结合五脏五行，因为病在经则以经气相传，如"实则阳明，虚则太阴"的传变规律，此为常例。病人脏则以生克相传，如太阴寒化由于火不生土，厥阴热化由于水不涵木，此为变例。因此我们认为在临床上以六经定型，既要知其常，又要通其变，常变结合才能恰到好处。

根据前人治疗经验，如《内经》之"厥阴不治，求于阳明"，《难经》之"损其肝者，缓其中"，《金匮要略》之"见肝之病，当先实脾"，叶天士之"阳主明，治在胃""阴主晦，治在脾"等，都强调了调理脾胃的法则对本病所起的作用，故我们选用了茵陈蒿汤以清胃热，茵陈四逆汤以补火生土，茵陈胃苓汤以降胃浊，归芪建中汤以温建中气，逍遥散以调理肝脾等，虽有温、清、补下泻之殊（其中包括了胆病治胃），但总应顾护脾肾。

辨证原则：虚实寒热。

急性期（黄疸型）分虚实：实则阳明，虚则太阴。

慢性期（无黄疸型）分寒热：寒属太阴，热属厥阴。

辨证着重在鉴别虚实寒热，如阳明实证以面目鲜黄、舌黄口渴、大便结、溺赤、脉弦滑为特征；太阴虚证以面色晦黄、舌白不渴、大便溏、溺黄、脉缓软为特征。太阴寒化表现为阳虚血弱，如面色萎黄、唇舌俱淡、体倦肢冷、食后腹胀、肠鸣便溏、小便自利、脉弱缓等症；厥阴热化表现为阴虚血燥，如颜面潮红、唇燥舌红、胁痛内热、溺黄便结、脉弦细而数等症。

治疗原则：调理脾胃和滋养肝肾。

急性期：阳主明，治在胃；阴主晦，治在脾。

慢性期：阳虚血弱，治在太阴；阴虚血燥，治在厥阴。

治疗着重在运用温、清、补、泻四法，如阳明实证，法取茵陈蒿汤清涤肠胃以利湿热；太阴虚证，法取茵陈四逆汤温建中阳以化寒湿。又如太阴虚寒，法取归芪建中汤温补血阳，助通营卫；厥阴虚热，法取滋补血阴，柔肝软坚。

运用上述四法，须分别缓急轻重，但总以护理脾胃为主。

主要方剂：

急性期：阳明发黄，茵陈蒿汤；太阴寒湿发黄，茵陈四逆汤；阳明兼太阴发黄，茵陈胃苓汤。

慢性期：太阴阳虚血弱，归芪建中汤；厥阴阴虚血燥，滋肾养肝软坚用三甲复脉汤，调理肝脾用加味逍遥散。

在急性黄疸型病例观察中，以太阴寒湿发黄，适用茵陈四逆汤温化剂者较多，其中有湿邪在表，热注膀胱之太阳证，适用麻黄连翘赤小豆汤宣表利湿。亦有太阴兼少阳之证，则先宜小柴胡汤和解枢机，再从太阴温化。在三阴中又间有湿浊结于下焦之少阴黑疸出现，则宜硝石矾石散，以燥湿开结。在慢性无黄疸型病例观察中，以太阴脾虚偏寒型较多，运用归芪建中汤亦相应有效。在厥阴型中亦间有口苦咽干胸胁苦满的少阳证出现，宜小柴胡先行和解，待枢机和再调治厥阴本脏。此外，如心肾不交的少阴型，则以头晕心悸、少寐多梦、神志不宁为特征，宜天王补心丹滋养心神，或用枕中丹交通心肾等。总之，我们提出以六经为纲，分型论治，旨在为本病提供一些研究线索，首先在急性肝炎病例中，往往多有阴证寒证出现，江西省中医药研究所肝炎研究组 1963 年系统观察急性传染性肝炎 45 例，阳黄，其中病属阳明，热结在里，治以茵陈蒿汤仅 10 例。阴黄例，病属太阴，脾阳不运，寒湿困脾，治以茵陈四逆汤或加郁金、茯苓，或重用姜附）者 22 例；脾阳偏虚，气血虚弱，治以归芪建中汤者 2 例；属太阴兼少阳，湿困脾阳，枢机不利，治用小柴胡汤、茵陈四逆汤者 1 例；属太阴兼阳明，谷气不清，胃中苦浊，治以茵陈胃苓汤者 9 例；太阴兼少阴，脾阳不运，寒湿郁下者 1 例。慢性肝炎病例中，又间有阳证湿证存在，过去所谓急性属阳，慢性属阴的看法，不尽符合临床实际，余听鸿《诊余集》也指出"余治黄疸数百人，用大黄、栀子者，百中仅有一二，用苦温淡渗芳香之品，虽误无妨。余每见误服栀黄，即恶心泄泻而胃惫，若误汗，即见气促汗多，因而偾事者多矣！"

《医门法律》也着重指出："阴疸病误从阳治，袭用苦寒，倒行逆施，以致积重不返者，医杀之也。"故临床上不可一见急性肝炎，便投以苦寒，以免加重病情。其次，由于脾不转运，肝失条达，经络营卫失于流通，以致形成肝肿大，本着分经论治的原则，在太阴则温中以通营卫，厥阴则柔润养肝以软坚，法较妥善而合理，倘若着眼于局部，倒果为因，专事逐瘀攻积，则非治病求本之道，值得慎重考虑，再从辨证关系来看，急性期虚则太阴，着重温化以扶正；实则阳明，着重清利以扶脾；厥阴虚热，着重清补以养肝，二者是治疗上的肝脾关系。前者病的主要矛盾在于邪正相争，后者病的主要矛盾在于肝脾失调，病情矛盾随先后阶段而转移，治法亦因之而异。

（《杨志一论医集》）

吴佩衡

大剂附子治阴癉

吴佩衡（1888~1971），云南中医学院首任院长，著名临床家

方某　男，28岁，未婚，河南省人，昆明军区某部战士。

患者因肝脾肿大，全身发黄已8年。曾先后住昆明军区某医院及省市级医院治疗，效果不显著，继而出现腹水肿胀，腹围达98cm，黄疸指数高达100U，经军区医院行剖腹探查，取肝脏活体组织做病理检验，证实为"胆汁性肝硬化"。遂于1959年7月由市级某医院转来中医学院门诊部就诊。余见患者病体羸瘦，面色黄黯晦滞无光，巩膜深度黄染，周身皮肤亦呈深黯黄色，干枯瘙痒而留见抓痕。精神倦怠，声低息短，少气懒言，不思食，不渴饮，小便短少，色深黄如浓茶水，腹水臌胀，四肢瘦削，颜面及足跗以下浮肿，两胁疼痛，尤以肝区为甚。扪之，肝肿大于右肋沿下约二横指，脾肿大于左肋沿下约三横指。脉沉取弦劲而紧，舌苔白滑厚腻而带黄色，少津。因阳虚水寒，肝气郁结不得温升，脾虚失其运化，湿浊阻遏中焦，胆液失其顺降，溢于肌肤，故全身发黄。阳虚则湿从寒化，水湿之邪泛滥于内，脾阳失其运化，日久则成为腹水肿胀之证。肤色黄黯不鲜，似阴黄之象。此病即所谓"阴癉证"。法当扶阳抑阴，舒肝利胆，健脾除湿为治则。以四逆茵陈五苓散加减治之。

附片100g　干姜50g　肉桂研末，泡水兑入，15g　吴萸炒，15g　败

130

酱 15g　茵陈 30g　猪苓 15g　茯苓 50g　北细辛 8g　苍术 20g　甘草 8g

二诊：服上方十余剂后，黄疸已退去十之八九，肝脾肿大已减少，小便色转清长，外肿内胀渐消，黄疸指数降至 20U，面部黄色减退，已渐现润红色，食欲增加，大便正常，精神转佳。然患病已久，肝肾极为虚寒，脾气尚弱，寒湿邪阴尚未肃清，宜再以扶阳温化主之。

附片 150g　干姜 80g　茵陈 80g　茯苓 30g　苡仁 20g　肉桂研末，泡水兑入，15g　吴萸 10g　白术 20g　桂尖 30g　甘草 10g

三诊：服上方六剂后，肝脾已不肿大，胁痛若失，小便清利如常，面脚浮肿及腹水膨胀已全消退，饮食、精神倍增，皮肤及巩膜已不见发黄色。到市级某医院复查，黄疸指数已降至 3U。脉象和缓，舌苔白润，厚腻苔已全退。此水湿之邪已除，元阳尚虚，再拟扶阳温化之剂调理之，促其正气早复，以图巩固效果。

附片 150g　干姜 90g　砂仁 15g　郁金 10g　肉桂研末，泡水兑入，15g　苡仁 30g　佛手 20g　甘草 10g

服上方七八剂后，患者已基本恢复健康。一年后询访。肝脾肿痛及黄疸诸证均未再发作。

附子有毒，而且吴氏的用量极大，数倍于常量，本案用量达 100g 是常量的 10 倍。但不仅没有毒副反应，而且将此重症阴黄转危为安。据说，吴氏煮附子，一是用开水，用大锅，水量要大；二是时间长，煮沸后要数小时，用量 15~60g 者，需 2~3 小时，用量增加，还须相应延长煎煮时间，以保证用药安全。另外，附子的配伍也很重视。附子、干姜、甘草（四逆汤），麻黄、附子、细辛（麻黄附子细辛汤）等，是其常用的配伍。本案即以四逆汤加味，温阳退黄，仅 20 余剂，黄疸即退，其效果让人折服。

（《吴佩衡医案》）

俞长荣

灿灿橘子色，并非尽阳黄

俞长荣（1919~2003），福建中医药大学教授，著名中医学家

　　黄疸型肝炎多因湿热内蕴所致，治疗以清热利湿为常法。但疾病的发生发展常因人因时而变化，若固执于清热利湿一端，亦往往偾事。不少中医学了一些西医学知识，喜欢根据西医理论使用中药；而有些西医学习中医，没有摆脱西医观点，分型简单化。于是乎，病因湿热内蕴，病位在肝胆，病性属热属实，定型阳黄，治则清热利湿，视为常规，按章办事；于是乎，银花、连翘、板蓝根能清热，抑制病毒；茵陈、白毛藤、栀子能利胆退黄；大黄能抑菌，排毒外出。众说纷纭，寒凉苦泄诸药成堆。这些观点原也无可厚非，更不宜指责。因黄疸型肝炎湿热居多，初起亦多属实证，故以上治法亦多能取效。问题在于，这些只掌握了辨证治疗的一般性，忽略了疾病实质的特异性。误事往往出在似是而非的情况下，而救误则要求能在一般的规律中找到特殊实质的所在。

　　阳黄用清热利湿法，这是常法，何以失误？首先是判断上的问题。如所共知，阳黄其色鲜明如橘子，阴黄其色黯晦。若仅据此一点即判断为阳黄阴黄，就有很大的片面性。阳黄阴黄的辨证，应以是否出现阳明证或太阴证来判定；换句话说，辨证要点是证候的出现，而不是黄色如何。

若黄色鲜明如橘子，症见发热口渴，大便秘结，尿黄如茶，舌苔黄腻，脉弦滑（不必悉具），其为阳黄无疑；若虽色黄鲜明如橘子，而症见脘腹胀，食欲不振，大便稀溏，舌淡苔白腻，脉沉细迟等，则是阴黄而不是阳黄。考《伤寒论》有"太阴当发身黄"的记载，《诸病源候论》阴黄条有"身面色黄"之说。两书都没有指出阴黄色黯晦。临证实践体会，黄疸型肝炎面及身黄大都鲜明如橘子，很少出现晦黯的；若见到晦黯，多已是发展到肝硬化或肝癌以及胆道慢性实质性病变等。可见黄疸型肝炎阳黄、阴黄之分，主要在证候，而不是依据黄色的鲜与晦。

某患 1972 年 5 月，一黄疸型肝炎患者，发病仅 5 天，面目及身黄，黄疸指数达 100U 以上，谷丙转氨酶达 200U 以上，在某医院门诊随访治疗。医与清热利湿中药，兼用西药保肝，一星期后黄疸指数升到 2000U 多，症状加重。患者面目发黄鲜明，自诉脘腹作胀，十分难受。口淡，清涎自涌，饮食不思，大便溏，面部微浮，舌质淡，苔虽薄黄但甚润滑，脉细缓。据此证象，乃是太阴发黄。患者脾胃已虚，若继进苦寒清利药，必大伤中气，停用医院中药，改予理中汤加茵陈、砂仁，嘱试服 3 剂。服药后患者自觉舒适，腹胀减轻，大便渐趋成形。如是守方续服 7 剂，症状继续好转，最可喜的是已知饥能食。此时中焦阳气已复，可于健脾之中佐以疏肝利湿，遂以香砂六君配合茵陈、郁金、赤芍、柴胡等化裁。1 个月后肝功复检，转氨酶有所降低，黄疸指数复查均在正常值范围。患者现年近七旬，仍健康如恒。

本例经矫正诊断，改用温化寒湿，继用健脾利湿疏肝治法后，临床症状好转，肝功恢复都比较快。也有一些病例，服中药后自觉症状虽有改善，但肝功和黄疸指数恢复较慢。在这种情况下，医者必须审度全局，不可急于求成。故判断用药是否对证，首先是以病人自觉是否良好作为检验，如果病人服药后感到舒适，症状并随之逐渐改善，就应视为有效，即使肝功、黄疸指数恢复不够满意，也不要轻信某药能降酶，某药能利胆等简单说法，而改弦易辙。

蒋某 男，48岁。

1986年4月患黄疸型肝炎住某医院治疗。入院时黄疸指数和谷丙转氨酶均超过正常值，医以阳黄论治，予清热利湿药。治疗半个月，但化验指标不降，且增脘腹胀闷、大便溏泄、尿少、胃呆厌食等症，服药亦觉恶心欲呕，遂邀会诊。患者面目、四肢发黄其色鲜明，舌苔微黄厚腻，脉细弦。主治医生询问是否可诊为阳黄问题。但单凭黄色鲜明一项，诊断阳黄证据不足，从症状表现看，乃是太阴发黄，虽苔、脉象不典型，但首先应考虑病者若是阳黄，服清热利湿药自觉症状理应减轻，而患者服药即感恶心欲呕、脘胀，说明苦寒碍胃已属不宜。今胃失摄纳之能，脾失运化之职，中焦斡旋无权，湿浊留阻难去。苦寒固不宜再用，辛热又恐矫枉过正，只宜芳香化浊略佐淡渗为治，方用雷少逸芳香化浊法加砂仁、茵陈、薏米。服此方后，病人自觉舒适，二三剂后腹胀见减，胃口渐开能食。过7、8日，病人自觉症状虽见好转。但肝功未见改善，黄疸指数未降。主治医生认为脾胃功能已恢复，可以使用疏肝利胆药物（仍是苦寒清泄），冀能迅速降酶退黄。可是病人服药后又感胃口不适，并出现腹胀泄泻，连续多天愈感不适。经再次会诊，嘱苦寒碍胃药不要再用，仍以健脾为主（主方六君子汤），可酌加疏肝理气活血药柴胡、郁金、赤芍、砂仁、茵陈、丹参）化裁。如此治疗一个月，自觉症状逐渐好转，转氨酶、黄疸指数亦相继降低，但分别稽留在80~90U之间。病者本人系医生，经几次反复，深有体会中医辨证施治确有其特点，深信治愈有望，遂自动要求出院。继予柴芍六君加赤芍、郁金、茵陈、砂仁等一方，在家休养治疗。至同年11月基本恢复正常。

"急则治标，缓则治本"是中医治疗法则之一。黄疸型肝炎当病情复杂病势垂危时，何者为标、何者为本固宜详审，而治标、治本何者为先，并非绝对。因标本可以相移，正气必须顾扶。若病人正气大虚，此时见症虽多，务以扶正为急。中医习惯有"留人治病"说法，乃前人经验之谈，足资借鉴。

赵姓女孩 10 岁。

因黄疸型肝炎于 1986 年 5 月住入某医院。治疗 2 个月，低热稽留，黄疸指数、谷丙转氨酶均停留在 100U 以上。因服清热利湿药过多，而至腹胀难受，食欲锐减，食入即感心下支满。每日腹泻 7、8 次，便稀溏，量不多。伴轻度腹水，腹围 60cm。面目黄色鲜明，面部微浮，极度虚羸而又时见烦躁不安。近半个月来竟至厌食，见食物而感恶心，靠输液维持，每周必须输血浆 200ml，每两周注入体白蛋白一次，医院两度发出病危通知。经邀会诊，认为病已 2 个月，现胃气大败，上不能纳，下不能固，已成坏证，恐无良策。奈家长求医之情恳切难却，揣思 10 龄儿童正处发育生长时期，若能挽回胃气，扶持生机，或许有望。乃疏参苓白术散去苡仁、桔梗（莲子改荷叶，人参用明党参），嘱药浓煎后分 3~4 次温服；服后若吐出，待 2~3 分钟再服，务求药能入胃则吉。并对家长言明：第一步，希望能挽回胃气，这是患儿能否转机的关键一步；第二步，若能逐渐纳食，而至食欲改善，能进营养，可撤减输液并停用血浆、人体白蛋白，让病体"自力更生"；第三步，以上能如愿以偿，就达到了"留人治病"目的，然后进而治其热、胀、泄、黄；设若胃气能复，这些症状也可能随之好转。

患儿如嘱服药未吐，服 3 剂后能进米汤，腹泻减为日次。半个月后（9 月 5 日）食欲改善，能进普通饮食并要补充牛奶，大便减至日 2~3 次，质软。但黄疸加深，尿黄，低热、轻度腹水仍存在。肝功检查：谷丙转氨酶 50U，麝絮（+++），麝浊 13，锌浊 15，黄疸指数 136U。此为胃气已复，脾运未健，湿浊留滞，拟芳香化浊健脾利湿为治。方：用芳香化浊法（雷少逸方）与三仁汤交替。建议撤去输液。1个月后（10月8日）面目黄染显退，腹胀解除，腹水消失（腹围50cm），食欲良好，低热偶见，大便较软，日2~3次。肝功复查：谷丙转氨酶32，麝絮（+++），麝浊16，锌浊18，黄疸指数92U。此时中焦气化渐复，湿浊开始宣化。善后之计，仍宜健脾养胃佐以疏肝之品，再予参苓白术散（如前法）加柴胡、赤芍。经西医主治医生同意停用血浆、白蛋白。1周后低热尽除，大便成形，但仍日2~3次，此外无其他症状。观察1个月，食睡如恒，面色好转，精神振作，活动嬉戏如常孩子。出院时肝功复查：谷丙转氨酶，麝絮（+++），麝浊17U，锌浊16U，黄疸指数50U。出院后，因临床症状基本解除，故着重从改善其"肝功"方面考虑，以逍遥散为主方，以明党参、茵陈、田基黄、郁金、滇三七、枳壳等出入化裁。

至1987年1月15日肝功复查：谷丙转氨酶42U，麝絮（++），麝浊12U，锌浊16U，黄疸指数仍以出院后的基本方，嘱每两天服1剂。

至4月8日肝功复查：谷丙转氨酶42U，麝絮（+），麝浊8U，锌浊12U，无黄疸，无明显症状、体征。嘱按原方每3天服1剂，以巩固疗效。

临证治疗黄疸型肝炎常用汤方不多，且均是古方，常用药只30多种。据实践体会，黄疸型肝炎属阳黄固多，阴黄亦属不少。治阳黄较易，治阴黄则须多加思考。阳黄阴黄的判断，宜从整体证候综合考虑，不可只据黄色鲜明一端，临床误治多是因把阴作阳治，此其一；实验室生化检验有重要参考价值，但病人的症状体征更具有辨证意义，此其二；"见肝之病，知肝传脾，当先实脾"乃千古箴言，对肝炎的治疗有实际指导意义，治疗危重病者更须恪守，此其三。

徐仲才

黄疸非尽属湿热，温燥祛湿每多求

徐仲才（1911~1991），上海中医药大学附属龙华医院内科教授

中医传统认为，"黄"色多与"热"相关，如《灵枢五色》篇云："黄赤为热。"《素问·痿论》云："脾热者色黄。"《金匮·黄疸病》篇云："脾色必黄，瘀热以行。"我们在临床望诊中见到"黄"色，亦往往归属于"阳证""热证"。我认为，"黄"与"热"有一定联系，其临床指导意义无可非议，但是在某些病症中见到"黄"色，必须结合具体情况加以辨别，不能贸然地单凭"黄"就视为"热证。

黄疸病由于胆汁不循常道而侵入血分，外溢体表，患者大便反呈灰白，目、皮肤、舌苔、小便均为黄色。一般临床多从"湿热"论治。本人体会，黄疸病患者虽目、身皆黄，其发黄属于寒湿者临床并不少见。对此等病症，强调用温燥祛湿之剂治疗，收效较快。抓住神倦、体软、口不渴、脉濡或沉细等寒湿之症即可应用温燥祛湿法。若拘泥于一般辨证时认为"黄为热象""黄疸属湿热"之说，专事清热，忌用温燥之品，则往往贻误病机，每致迁延不愈。

应用方药以费氏《医醇賸义》和中茵陈汤（茵陈、茅术、白术、厚朴、砂仁、陈皮、木香、山栀、赤苓、车前子、草薢、当归、生熟谷芽、生熟苡仁）为主。常选用茅白术、厚朴燥湿健脾，砂仁、陈皮、木香、谷芽理气和中，茵陈、赤苓、车前子、草薢、苡仁利水渗

湿，山栀清热解毒，当归入肝和血。寒湿征象明显者，及时加用附子温散寒湿，效更显著；大便秘结者，可加大黄通便。该方功能燥湿利湿，调畅气机，一般服用 10 剂左右黄疸即可消退。必须指出，应用该方后，患者往往由不喜欢饮食转为多进饮食，这并非坏事，亦不必虑其伤阴，因此患者饮水量增多，尿量亦可随之增加，则有利于黄疸的消退。

戎某 男，5 岁。

1961 年 1 月 8 日诊。面目遍体尽黄，纳呆，倦怠，小溲深黄，舌苔黄腻，口不渴，脉濡缓。肝脏肿大 2cm。肝功能：谷丙转氨酶 300U，黄疸指数 24U。证属脾虚湿浊中阻，治以和中祛湿。

茵陈 15g　苍白术各 9g　厚朴 15g　砂仁后下，1.5g　陈皮 4.5g　炒山栀 9g　赤苓 9g　萆薢 12g　车前子包，9g　生熟苡仁各 15g　生熟谷芽各 15g

3 剂。药后面目发黄渐退，胃纳稍佳，小便较淡，腻苔较化。

再服 7 剂后，黄疸退尽。乃续予和中茵陈汤（去茵陈、山栀、车前子）调治善后。

2 周后复查肝功能：谷丙转氨酶 69U，黄疸指数 6U。至 3 月底肝功能已连续 3 次正常。

顾某 男，24 岁。

1962 年 4 月 30 日诊：目黄肤黄，肝区疼痛，纳呆泛恶，神疲体软，畏寒乏力，舌苔黄腻，口不渴，脉沉细。肝功能：谷丙转氨酶 210U，黄疸指数 20U。证属寒湿中阻，气阳不足，治以温中祛湿。

茵陈 9g　苍白术各 12g　厚朴 12g　砂仁 6g　广木香 9g　茯苓 12g　车前子包，12g　生熟苡仁各 15g　生熟谷芽各 15g

上方服 5 剂后，黄疸逐渐减退，精神较振，胃纳较佳，腻苔化，时欲饮水。再服 7 剂，黄疸退尽，肝区疼痛已消。乃予上方去茵陈、木香、车前子调治善后。每隔半月复查肝功能，至 6 月中旬已连续三次正常。

黄疸病初起发病急重，邪实湿热者为主，于苦寒清解，开始收效较快，但阳伤寒生之状隐而待发，即所谓伤及一分真阳，使生一分真寒是也。

本病寒热变症多寡及病情轻重缓急之不同，宜适当投以小剂量温化之品，开启气机脉络，温化脾土寒湿，同时又不忘苦寒清解，渐奏邪去正安之功。

在病程中若出现脘腹痞胀，经久不消，或大便溏薄，舌苔腻者，无论其他热象如何，均系中阳不足，寒湿内生，当察其寒热多寡以温清并用之法。

症属阴津亏损，舌质光红或血热妄行吐血、衄血者，当禁用和慎用温热之品。

温调脾肾，疏泄肝胆

张耀卿（1907~1973），沪上名医

上海名老中医张耀卿在 40 余年临床中，对肝病治疗尤为擅长，积累了用温补脾肾而治肝病的丰硕经验。张老认为肾主藏精，为先天之根，乃人体真阴真阳之所在，脾为后天之本，水谷之精微赖脾气以化生，以滋养肾中精气，在治疗中抓住脾肾两者同调，是其在肝病治疗中的特点。

黄疸一证以湿热为主要因素，古今治黄疸常用茵陈为主药。张老认为黄疸乃湿邪为患，或湿热或寒湿，使胆汁蕴滞而不循常道，治湿邪要化湿、利湿、燥湿，并有湿邪非温不化之论，故在治疗中紧紧抓住温能通阳，能使滞者畅、蕴者通，虽不能直接退黄，却能明显加强其他利湿退黄药之功能。它不但能用于寒湿之阴黄，也能用于湿热之阳黄。对西医学之急性黄疸型肝炎、胆汁瘀滞型肝炎，以及其他原因引起的黄疸顽固证，每能获得满意效果。一能起反佐作用，热证用温药，二能起宣通气机而达到退黄的作用。

俞某 女，65 岁。

主诉：右上腹疼痛伴眼白发黄 4 天。

症状：右上腹持续性疼痛，阵发性加剧，兼有眼白发黄，食欲减退、恶心、腹胀、便秘等。经西医对症治疗及中药清利湿热，均未获效。以往有多次类似发作史。

体检：巩膜及皮肤明显发黄，面部及下肢凹陷性水肿，肝肋下触及，有叩击痛，血压 170/105mmHg。血常规：白细胞 11×10^9/L；中性 0.94，锌浊度 16U，谷丙转氨酶 364U。

西医诊断：慢性胆囊炎急性发作，胆石症，阻塞性黄疸，慢性肾炎，高血压。

中医诊断：黄疸，胁痛，浮肿。肝胆之气郁结不畅，脾肾之阳不振，水湿凝结中焦，遂使胸脘痞闷，不思纳谷，腹中时有胀痛，上至中脘，旁及右胁，忽来忽去，时轻时剧，面目肌肤色黄，肢体浮肿，苔薄白，根厚腻，脉沉细。拟温调脾肾，疏泄肝胆，畅通气机。

肉桂心 2g　鹿角霜片各 9g　紫苏梗 9g　姜半夏 4.5g　陈广皮 4.5g 云茯苓神各 12g　炒六曲 12g　金钱草 12g　炒川连 1g

服药 7 帖，果获效果。继之随症加减，连续 12 诊，诸恙如失，肝功能恢复正常，尿蛋白消失，血压降至 140/80mmHg。随访 1 年，无反复发作。

本例是属阳黄水湿内盛之证，临床不用茵陈、山栀等苦寒之剂，而用肉桂、鹿角等温热之品以调养脾肾，使脾肾之阳得复，则水湿自退。此案处方立意，乃仿《金匮》"男子黄，小便自利，当与虚劳小建中汤"，即仲景用甘温之品治虚劳之法，再用二陈、苏梗、云苓、六曲调气化湿，宽中和胃，使胃气调和，则肝胆之气可得平息，佐以川连、金钱草等寒凉之品以疏泄肝胆。本方温寒合用，使疏泄肝胆之热不伤脾肾之阳。冀肝胆湿热清解，胆汁畅行无阻，则黄疸可除。俾脾肾之阳来复，则肝木亦获滋养，肝气调畅，胁痛必解。又肾为胃之关，肾气调和，则关门通利，加之脾运复健，则浮肿亦自可清退。方中川连 1g，并非用其苦寒清热，而是取其微苦能健胃之意，因川连小量能平肝健胃，大量则泻火伤胃，且川连与肉桂同用，可奏交通心肾之功。本案不用茵陈、山栀而黄疸自退，不用车前、泽泻而肿胀亦消，不用大剂腻补而肾气也复。可见从温调脾肾施治，乃是抓住了病机之根本关键，正合乎《内经》"必伏其所主，而先其所因"之旨。

潘澄濂

清解湿毒，疏肝运脾

潘澄濂（1910~1993），浙江名医

对黄疸型传染性肝炎的临床辨证，大致可分为以阳明为主的热重于湿证与以太阴为主的湿重于热证。若患者抵抗力低下，热毒鸱张，则可致邪入厥阴，而呈狂乱昏迷的湿热炽盛证，文献所称的"急黄"即属之。《诸病源候论》说："脾胃有热，热气流于膀胱，使小便涩，而身面尽黄，腹满如水状，因名疸水也。"这些证候，颇似重症传染性肝炎，发展成为亚急性重型肝炎病变的表现。此时，可有呈少阴阴虚为主的热毒伤阴证，也有呈现以太阴阳虚为主的脾困湿壅证。

黄疸在三阳，虽以阳明经证为主，但尚有如麻黄醇酒汤、麻黄连翘赤小豆汤所主治的太阳经证的黄疸，也有如《外台秘要》栀子汤（柴胡、黄芩、升麻、龙胆草、大黄、瓜蒌、芒硝）所主治的少阳阳明合病的黄疸；黄疸在三阴，虽以太阴经证为主，但尚有如《东医宝鉴》以茵陈附子干姜汤所主治的太阴少阴合病的阴证黄疸；也有如《外台秘要》瓜蒂散（赤小豆、丁香、黍米、瓜蒂、麝香、熏陆香、青皮）所主治的邪入厥阴心包的急黄证。李东垣说："假令治病，不问伤寒、蓄血结胸、黄疸等证，并一切杂证，各与于六经求责之。"故辨别黄疸，也与其他杂病一样，不管有九疸三十六黄之分，要以六经辨证为基础，才能做出较全面较灵活的辨证，以免顾此失彼。特别是各证在病程中不是固定不变的，而是时刻在互相转化着的。明此，则能既知其常，又可知其变。

传染性肝炎

对传染性黄疸型肝炎的治疗，常选用山栀、郁金、茵陈为基本方。见热重于湿证，以基本方加黄柏、半枝莲或大黄清热以利胆；见湿重于热证，以基本合胃苓汤燥湿以健胃作为常规。故黄疸型传染性肝炎的发病初期，应迅速改善消化道症状，特别是恶心、呕吐。这是控制病情进展的重要一环。如见舌苔黄腻或黄浊，脉象弦滑，每于基本方中配合小陷胸汤治疗，或加鸡内金、麦芽以醒胃，每每获较好的疗效。

暴发型肝炎

特别值得注意的是，凡消化道症状严重，黄疸迅速加深，精神疲乏，烦躁不宁，舌苔黄燥，脉象滑数或细数，虽起病仅三五日，就要虑其可能为暴发型肝炎，也就是接近上面所说的湿热炽盛证，乘其未陷昏迷，急以基本方加黄连、黄柏、大黄，以通涤胃肠热毒，实为要务，不可犹豫。如已现狂躁，或伴有出血倾向，舌苔黄燥，质红，需于上方加用神犀丹以解毒凉血，或可遏止病情的恶化。以此法治疗暴发型肝炎、肝昏迷前期患者均能取得一定疗效。此虽不是背水一战之计，而亦为图之干预的方法。

胡某 男性，31 岁。因面目遍身黄染，神志狂乱，于 1962 年 6 月 10 日入院。

体检：营养中等，呈急性病容，狂躁不安，齿衄，肝肋下 2cm，剑突下 1cm，脾触及。

肝功能：总胆红素 119.7μmol/L（7.0mg/dl），黄疸指数 785U，凡登白试验间接强阳性，直接弱阳性，谷丙转氨酶 400U，硫酸锌浊度 13U，蛋白总量 61g/L，白蛋白球蛋白 25g/L。血常规：血红蛋白 115g/L，白细胞 8×10⁹/L。尿检：三胆阳性，蛋白微量。诊断为急性黄疸型传染性肝炎（暴发型）。除以西药葡萄糖、一氨酪酸、维生素 K、抗生素等治疗外，并邀中医诊。

初诊（6 月 12 日）：面目遍身发黄，如橘子色，狂躁不宁，怒骂无常，齿衄，口渴引饮且欲呕恶，纳呆，大便已日未解，小溲黄赤，舌苔黄燥，质红绛，脉弦滑而数。湿热炽盛，肝胆郁结，腑气不通，营液耗灼，心神被扰，病起 1 周。证属急黄，治宜清热通腑，凉血解毒。

生大黄 12g　黑山栀 12g　黄柏 9g　枳壳 9g　郁金 9g　菖蒲 6g　鲜生地 24g　茵陈 30g　鲜白茅根 30g

先煎汤，去滓取汁代水，放入上述各药再煎熬。服 2 剂。

二诊（6 月 14 日）：服前方后，大便 3 次，色焦黄，隐血试验(＋)，神志略定，黄疸未见加深，呕恶已止，腹部尚平软，小便黄赤，舌苔略润，质仍红绛，脉象弦滑，再守原法加减，于前方减去菖蒲，加血余炭、地榆炭。服 2 剂。

三诊（6 月 16 日）：神志转清，黄疸亦见减轻，但仍懊憹，苔转黄腻，质尚红，脉象弦滑，病情虽越险境，未登坦途，再以清热养阴，疏肝利胆。

生大黄 6g　黑山栀 12g　郁金 9g　黄柏 9g　麦冬 9g　鸡内金 9g　枳壳 6g　川石斛 12g　茵陈 30g　半枝莲 30g

先煎沸，去滓取汁代水，放入其他药再熬。服 4 剂。

四诊（6 月 20 日）：黄疸减轻，寐仍未安，肝区隐痛，大便正常，小溲仍黄，舌苔薄白而腻，质红，脉象弦滑，再于原方减去大黄，加酸枣仁 9g，茯苓 9g。再服 4 剂。

五诊（6 月 25 日）：两目发黄明显减轻，寐亦转安，知饥欲食，但仍乏力，苔转薄腻、质红，脉象弦缓，湿热虽轻，气营未复，肝郁未舒，再以疏肝利胆，清化湿热。

黄柏 9g　黑山栀 12g　郁金 6g　茜草 15g　茯苓 9g　生地 12g
糯稻根 30g　茵陈 18g　夜交藤 12g　制香附 9g

再服 5 剂。

六诊 6 月 30 日：黄疸减轻，寐亦转安但仍多梦，头眩乏力，胁下隐痛，舌苔薄腻，脉象弦缓，再守原意出入。用前方去夜交藤，加太子参。续服 7 剂。

患者于同年 7 月 10 日复查肝功，黄疸指数 14U，谷丙转氨酶 80U，自觉症状消失，继以疏肝利胆，益气生津之剂。

当归 9g　生白芍 12g　黑山栀 12g　茜草 15g　郁金 9g　太子参 18g
茵陈 15g　生地 12g　麦冬 9g　杞子 12g　鸡内金 9g

续服 20 余剂，肝功能恢复正常而出院。

亚急性重型肝炎

再有急性黄疸型肝炎，虽经治疗，已达 20 余日以上黄疸未见减退，反逐渐加深，消化道症状如恶心、呕吐、纳呆，特别是腹胀加重，大便溏泻，小便量多，是发展成为亚急性重型肝炎所常见的先兆，预后亦颇恶劣。正如《金匮要略》说"黄疸之病，当以十八日为期，治之十日以上，反剧为难治"。可能就是指这一类证候而言。对这一类型肝炎的治疗，其属热毒伤阴证，治以泄热养阴，调气分消，药用基本方加黄柏、黄连、大黄、厚朴、枳壳、麦冬、丹参、白茅根、腹皮等随症加减。兼有呕血或便血者，加三七、血余炭或地榆炭；神志昏乱者，加牛黄清心丸或安宫牛黄丸；精神疲乏者，加太子参。这一证型，由于热毒鸱张，肝阴耗伤，瘀凝气滞，标实本虚，在治疗上专恃寒凉泻热，而胀满亦增，仅用渗利，而肝阴益竭，最感棘手，疗效不很满意。至其属于脾困湿壅证，治以运脾疏肝，调气渗湿，药用基本方加秦艽汤，或导水茯苓饮加减，其疗效较之热毒伤阴证略胜一筹。

亚急性重型肝炎不论为热毒伤阴证，或为脾困湿壅证，清热养阴，固为重要，而调气健脾，亦不可忽视。

丁某 男性，33岁。

患者于1962年10月间患急性黄疸型传染性肝炎，经治好转。于1964年4月初，又觉乏力，纳差，出现黄疸而入院。虽经治疗，10余日来，黄疸加深，伴现腹水，肝功：黄疸指数85U，总胆红素171μmol/L，谷丙转氨酶640U，碱性磷酸酶12U，总蛋白64g/L，白蛋白34g/L，球蛋白30g/L，硫酸锌浊度16U。

西医诊断为慢性肝炎，亚急性重型肝炎。于5月2日邀中医会诊。

初诊（5月2日）：面目遍身发黄，色暗不鲜，脘腹胀满，动摇有水声，纳减，口干不欲饮，小溲短赤，大便干、日一行，神疲懒言，舌苔白腻，边尖质微红，脉象滑数。湿热壅滞，肝气郁结，脾失健运，酿成疸胀。治宜疏肝理脾，清化湿热，拟秦艽汤合茵陈蒿汤加减。

茵陈30g　黑山栀12g　黄柏9g　制厚朴4.5g　制大黄6g　秦艽9g　茯苓9g　旋覆花9g　郁金6g　枳壳6g　泽泻12g　金钱草30g　牛乳60g　入煎。服2剂。

二诊（5月4日）：面目及身仍黄，腹胀如鼓，上气微咳，小便短赤，大便略软、日仍一次，足跗微肿，舌苔薄黄而腻，脉象弦细带数。湿滞气阻，脾运困顿，病势尚在进展，再守原方增减。

苏叶 9g　茯苓 9g　制厚朴 4.5g　枳壳 9g　制大黄 6g　腹皮 12g　广木香 7.5g　黄柏 15g　黑山栀 20g　秦艽 9g　旋覆花 9g　泽泻 12g　茵陈 30g　牛乳 60g

入煎。服 3 剂。

三诊（5 月 7 日）：面目黄染稍淡，腹胀未减，小便黄赤，已稍增多，大便日 2 次，微溏，微咳，足跗浮肿，神疲乏力，舌苔薄腻，脉转濡缓，昨日检验黄疸指数为 35U，谷丙转氨酶 160U。再以理脾疏肝，调气分消。

苏叶 9g　焦白术 9g　茯苓 9g　秦艽 9g　旋覆花 9g　黑山栀 12g　砂仁 4.5g　广木香 4.5g　郁金 9g　黄柏 9g　茵陈 18g　泽泻 12g　腹皮 12g　牛乳 60g

入煎。服 2 剂。

四诊（5 月 10 日）：黄疸已轻，腹胀亦减，尿量增多（日 1400~1700ml），精神好转，胃纳略香，惟足跗尚有轻度浮肿，舌苔薄腻，质微红，脉象濡缓，证势已见转机，再以原方加减，用前方减去腹皮，加冬瓜皮 60g　煎汤代水，3 剂。

五诊、六诊：基本守前方加减。

七诊（5 月 20 日）：黄疸虽轻未净（黄疸指数 25U），腹水已消（腹围 62cm，比最大腹围缩小 16cm），精神好转，胃纳亦增，舌苔薄白，脉象濡缓，再以原方减去苏叶、腹皮，加当归、丹参等活血之品，续服 7 剂。

本例自八诊后，转入调理阶段，改投秦艽汤合逍遥散加减，以巩固疗效。至 7 月 1 日肝功能化验：总蛋白 67g/L，白蛋白 42g/L，球蛋白 25g/L，黄疸指数 6U，麝浊 14U，谷丙转氨酶 20U。症状消失，腹平软，无移动性浊音，肝肋下 1cm，质软。明显进步而转院疗养，观察至今未复发。

黄疸指数如超过 100U，脉象细数，每分钟脉搏数超过 100 次以上者，预后多数不良，必须提高警惕，积极治疗，若至陷入昏迷，或大量出血，便有鞭长莫及之慨矣。

无黄疸型肝炎当以肝郁脾困为纲

对无黄疸型传染性肝炎的中医辨证，过去曾分为湿热外感证、肝胆火旺证、脾胃不调证及血瘀气滞证。也有文献报道，主张分为五证或六证，颇不一致。通过临床实践，认为不论分为若干证，如能抓住肝郁与脾困症之主次而辨证，就能举一而反三。所谓肝郁，主要表现为少阳证；所谓脾困，主要表现为太阴证。

由于肝郁，则易导致瘀凝热化而伤阴；脾困，则易促使气阻湿滞而气虚，这是无黄疸型传染性肝炎病变发生和发展的一般规律。但是肝郁和脾困，是相互联系互为影响的，由于个人体质、神经类型与机体反应性等的差异，因而，肝郁与脾困的程度，亦各有其不同。故辨别肝郁与脾困的主次，是施治之关键。

基于上述辨证，对其治疗，常选用山栀、郁金、丹参或茜草，取其清热泻火、疏肝利胆、活血通络，组成基本方。配合柴胡疏肝散（柴胡、枳壳、白芍、甘草、川芎、香附）以治肝郁为主证者；配合平胃散（苍术、厚朴、陈皮、甘草、生姜、大枣）以治脾困为主证者。这是一般的治疗常规。如食欲不振加鸡内金、六曲或炒麦芽，长期大便不成形，加白术、炮姜或黄连；肝肿痛，质较硬，加鳖甲、当归、生白芍，或郁金易莪术，加三棱；气虚者，加党参、白术、茯苓或黄芪；阴虚者，加生地、麦冬、杞子或石斛。

无黄疸型传染性肝炎患者肝功能的长期异常，是临床上所常见而需亟待解决的问题。改善肝功能，亦离不开辨证论治的法则。专凭化验报告的数据，是无从着手的，必须从整体出发，与证同参，或许得其端倪。例如对谷丙转氨酶升高，根据病情，辨别虚实和寒热的属性，甚为重要。一般来说，急性肝炎以属实属热者居多，则于常规治疗中，加用半枝莲、垂盆草、大青叶或板蓝根之类的清热解毒药以降酶；至于迁延性或慢性肝炎谷丙转氨酶的增高水平，虽较急性期为低，但反复的长期波动，亦不应忽视。对此，如见以脾困为主的肝脾失调证，方中加苍术、山药、萸肉以调整肝脾功能，则可逐渐降低；如见以肝郁瘀凝为主的阴虚证，方中加麦冬、杞子、丹参以养阴活血而降酶。

陈某　女性，34 岁，干部。

患者于 1960 年 8 月发现胃纳减少，肝区痛，肝肋下 1.5cm，脾肋下 2.0cm。肝功能化验：谷丙转氨酶长期波动在 175~270U，锌浊 10~14U，总蛋白 61g/L，白蛋白 36g/L，球蛋白 25g/L。有支气管扩张症史。

西医诊断为慢性肝炎，经西药治疗无好转，于 1963 年 1 月开始加用中药治疗。

症见：头晕目眩，神疲乏力，两胁下常觉胀痛，午后常有低热，口燥咽干，舌苔根黄腻，前半薄，质红带紫，脉象细数。肝邪久羁，瘀凝气滞，营阴耗伤。治宜养阴柔肝，调气活血。拟一贯煎加减。

太子参 18g　麦冬 9g　生鳖甲 18g　生地黄 12g　柴胡 6g　丹参 12g　生地黄 12g　当归 9g　枸杞子 12g　萸肉 6g　郁金 9g　黑山栀 12g　制香附 9g　炙甘草 4.5g

以上方加减，持续服用 80 余剂，每日 1 剂。至 3 月底复查肝功，谷丙转氨酶 24U，锌浊 7U，症状消失，观察 2 年，肝功能均在正常范围。

降酶，不能执一方一药而不变，不同质的矛盾，只有用不同质的方法才能解决。特别是在肝炎病程中，通过治疗虽见谷丙转氨酶降低，而浊度相反提高，为病变趋向慢性或肝硬化的征兆，更需要辨证施治，决不能以单项转氨酶的动态作为疗效的标准。

血清白蛋白和球蛋白的比例不正常，亦为传染性肝炎病程中所常见，而且是形成肝硬化腹水的前兆。过去多采用培补法，疗效不显。传染性肝炎由于肝实质性病变时白蛋白量的产生减少，肝窦内皮细胞增生，使球蛋白增多，因而引起比例不正常，或蛋白电泳试验，γ球蛋白百分比增高，有白蛋白和球蛋白比例不正常者，临床表现一般可见有面色晦暗，皮下毛细胞血管充血，肝脾肿硬，常有衄血，大便不成形，舌质带紫。在中医辨证属肝血瘀凝证，近年来仿《金匮要略》鳖甲煎丸意，改用鳖甲、牡蛎、当归、白芍、川芎、丹参、莪术、水蛭、虻虫或桃仁、红花、失笑散等以攻为主的攻补兼施之剂，疗效有所提高。但对食欲不振、大便经常溏泻的脾胃运化不良者，先予调整脾胃功能，亦属必要。

疏肝和胃去瘀血，著效每仗伤寒方

胡希恕（1899~1984），著名经方临床大师

《伤寒论》谓发黄为瘀热在里，即湿热相郁于里，不得越之意。若热胜于湿，则为大便难的阳明证，古人谓为阳黄；若湿胜于热，则为大便溏的太阴证，古人谓为阴黄。阳黄宜下，茵陈蒿汤、栀子大黄汤、大黄硝石汤等为治阳黄常用之良方。阴黄但利其小便，宜茵陈五苓散。不过以上诸方适证应用，虽能祛黄，但有的黄去肝炎常迁延不愈。因肝喜疏泄而恶郁滞，肝病则气郁不疏，肝气久郁，则血脉凝滞而致血瘀，故令不愈，法宜祛黄中兼以疏肝，则黄去而肝炎亦治。

大柴胡茵陈蒿汤方证　发黄、胸胁苦满，呕逆微烦不欲食，大便干燥，小便黄赤，腹微胀满，苔腻或黄，脉弦滑数。

柴胡 24g　半夏 12g　黄芩 10g　白芍 10g　枳实 10g　大黄 6g　栀子 10g　茵陈 18g　生姜 10g　大枣 4 枚

加减法：若上证又见心中懊憹、发热者，上方再加豆豉 20g；若大实满、小便不通者，加黄柏 10g、硝石 12g。

柴胡茵陈五苓散方证　心烦欲呕，不欲饮食，小便不利，大便溏薄，苔白，脉弦细。

柴胡 20g　党参 10g　半夏 12g　黄芩 10g　生姜 10g　茵陈 20g　猪

苓 10g　茯苓 10g　苍术 10g　泽泻 10g　桂枝 6g　大枣 4枚　炙甘草 6g

　　急性黄疸型肝炎多属阳黄，尤以前一方证最为常见。虽多阳黄但以胃虚小便不利、大便溏薄为主的柴胡茵陈五苓散方证常见。而真正太阴虚寒下利者，则很少见。黄疸型肝炎，并发腹水者难治。

时振声

辨证准确需入细，胶执一法难应机

时振声（1930~1997），中国中医科学院主任医师

本人在 302 医院协作期间，对病毒性肝炎各种类型作了系统观察；今就治疗体会，略述如下，以供参考。

湿热熏蒸发黄，治在芳化利湿

急性黄疸型肝炎的湿热黄疸，起病一开始发热者大约占 1/3 左右，均伴有消化道症状，个别开始有上呼吸道症状及表证者，即使热退，黄疸并不能立即消失，故认为其发热是湿热熏蒸的结果。单纯解表并不能退黄，而需芳香化湿与淡渗利湿合用，如果热重者宜甘露消毒丹去射干、川贝、连翘、薄荷，加茯苓、生栀治之；如果湿重宜藿朴夏苓汤加茵陈治之。

张某 女，20 岁。

身热、尿黄 2 天住院。发病开始即觉低热，体温 38℃，无畏寒，全身疲乏无力，恶心厌油，不思饮食，小便黄赤。

查体：巩膜微有黄染，肝在右肋下 1.5cm，剑突下约 3cm，中等硬等，有叩触痛，脾不大，化验检查：总胆红素 76.95mol/L，麝浊 6U，麝絮（＋），谷丙转氨酶 1250U。

诊为病毒性肝炎，急性黄疸型。

现症：身热目黄，有汗不解，口苦口黏，恶心纳呆，渴喜饮水，脉象弦滑，舌苔黄腻。

证属阳黄，湿热熏蒸。拟芳化清利之法，用甘露消毒丹加减。

2天后体温正常。唯目黄不退，尿色黄赤。此湿热仍重，继服甘露消毒丹加减共剂，眼目黄染已退，尿色变清，复查总胆红素仍有24.2μmol/L 谷丙转氨酶320U，纳食增加，肝区不痛，脉仍弦滑，继服甘露消毒丹加减以祛余邪，两周后，总胆红素及谷丙转氨酶均正常而出院。

黄疸心下痞满，治宜小陷胸汤

有的急性肝炎有心下痞满的症状，但是按之又有疼痛，此属《伤寒论》的小结胸病，如138条有："小结胸病，正在心下，按之则痛，脉浮滑者，小陷胸汤主之。"这是因为急性肝炎，无论是黄疸型或是无黄疸型，由于肝大，很多病人剑突下都有压痛，符合小结胸病的特点，所以用小陷胸汤治疗有效。曾以小陷胸汤加枳实治疗湿热阳黄，用后发现黄疸下降迅速，以后便广泛用于湿热阳黄，在实践中证实：凡有小结胸证候者，用之退黄较快，平均退黄天数26.4天，无小结胸证候者退黄天数较慢，平均退黄天数32.5天，可见一定要准确辨证，恰合病情，方有助于缩短疗程。

李某 男，28岁。

因全身及巩膜黄染5天住院。症见全身乏力，心下痞满，不思饮食，恶心厌油，口苦口黏，渴不思饮，大便秘结，小便赤涩，舌苔黄腻，脉象弦滑。

查体：巩膜黄染略带绿色，皮肤黄染，肝浊音界起自右侧第六肋间，肝大右肋下约2cm，剑突下约4cm，中等硬度，有压痛，肝区叩击明显，脾不大，无腹水。

化验检查：总胆红素218mol/L，麝浊7U，麝絮（＋），谷丙转氨酶在5000U以上。

诊断为病毒性肝炎，急性黄疸型。证属结胸发黄，予小陷胸加枳实汤，以辛开苦降。

2天后恶心消失，痞满大减，能进饮食，大便通畅，精神转佳。1周后身目发黄亦大减。复查肝功：总胆红素降至30.78μmol/L，谷丙酶减至1500U。自觉无明显不适，上方继服1周，身目黄染全消。再查总胆红素18.81mol/L，谷丙转氨酶减至200U。仍按原方再服1周，总胆红素降至正常，谷丙转氨酶亦恢复正常而出院。

阳黄昏迷狂乱，急宜清营解毒

重症肝炎类似中医的"急黄"，一般是阳黄湿热炽盛化火引起，出现昏迷的病机是：在气分则为阳明腑热结；入血分则是扰营败血，上扰心包。初则神志不清，狂乱号叫，打骂啮人，或有喜忘幻觉，渐则由狂躁转入平静，意识模糊，乃至昏睡不醒。热毒扰及肝木，或同时耗伤津液，以致肝风内动，风火相煽，可见抽搐摇头，震颤身动。热毒内蕴，三焦气化失常，可有少尿或无尿。热毒迫血妄行，则吐衄便血或现紫斑，终因气随血脱而亡。曾观察6例昏迷患者死亡前的脉舌改变，舌质红绛者6例，舌苔黄燥1例，焦黑2例，舌卷3例，脉数者5例，脉舌改变，符合热毒气营（血）两燔的表现。

如出现腹水者，可有两种情况，一为热甚者，系湿热互结脾胃，阻塞气机，津液不能运化而停聚成水，发为胀满。临床表现腹胀以气为主，口黏口苦，口气秽臭，喜进凉物，或有恶心呕吐，小便短赤而少，大便次数增多，但黏滞不爽，其气秽臭，全身黄疸日益加深，舌苔黄腻，舌质红绛，脉象弦大或数，逐渐发展亦可出现昏迷。一为湿甚者，为湿困脾土，以致水湿积聚发为肿满，临床上腹胀以水为主，小便黄少，大便软薄或稀，次数增多，口黏不渴，或喜热饮，全身黄疸亦逐渐加深，舌苔白腻，质淡津润，脉象弦细或沉细，重症肝炎亦有属于阴黄者，但因黄疸加深后，单从黄色是鲜明还是晦暗上并不容易区分。阴黄的临床特点主要是畏寒喜热，头痛呕逆，大便溏泻，脉弱无力。

在治疗上，一般热毒化火，阳明腑结，黄疸迅速加深，为阻止黄疸加深，可用茵陈栀子金花汤合五味消毒饮加茵陈，重用大黄以通腑泻火；黄疸不再加深，则病情可以化险为夷。热毒入血，则宜清营解毒，用清营汤；热陷心包而昏迷，则宜清心开窍，用安宫牛黄丸。气营两燔神昏者，可用牛黄承气汤重用大黄。有3例昏迷前兆和3例昏迷的病人，均在用大黄后食醋灌肠，并服安宫牛黄丸，使肠内酸碱度降低，减少氨的吸收，促使有毒物质的排出，使病人获得苏醒。如热毒扰营败血，血结瘀阻，宜活血化瘀，用血府逐瘀汤、桃仁承气汤、抵当汤加减。肝风内动，则宜清热熄风，用犀羚镇痉汤。热毒内壅，气化失常而少尿无尿者，宜佐滋肾通关丸清利通关。血热妄行而吐衄便血者，宜直泻心火，用大黄黄连泻心汤；或清热凉血，用犀角地黄汤。出血过多，阳气失附，宜在清热解毒之中加入参附，或先用参附汤，独参以固脱。出现腹水者，热重可清热渗利，用二金汤；湿重则湿化渗利，用胃苓汤。重症肝炎当黄疸继续加深，患者出现精神萎靡，极度无力，倦卧不语，但脉象弦大有力，舌苔黄腻，舌质红绛，为阳极似阴之证，而非阴黄，宜大剂清营解毒之剂加入附子，对扭转病情有益。重症肝炎属阴黄者，宜温化寒湿，用茵陈附子理中汤、茵陈四逆汤等。

在实践中观察了重症肝炎的临床经过，并分析了25例的治疗情况，按上述方法治疗临床治愈13例，显著好转3例，无变化1例，死亡8例；其中昏迷者13例，存活5例，死亡8例；有腹水17例，死亡7例，存活10例。

张某 男，31岁。

起病9天，病初有发热纳差，恶心呕吐，继则身目发黄，逐渐加深，今日上午突然神志不清，烦躁不安而住院。

查体：神志恍惚，答非所问，拒绝检查，皮肤黄染，右背皮肤有密集出血点，巩膜黄染明显，肝浊音界缩小，右胁下肝不能触及，脾未触及，腹部无移动性浊音，膝腱反射亢进。舌质绛，脉弦数。

化验检查：总胆红素218.8μmol/L，凝血酶原时间44.5s，活动度15%，血氨110μg/dl，麝浊7U，麝絮（+++），谷丙转氨酶2500U。

诊断为重症肝炎，急性重型肝炎。

辨为急黄，因湿热内蕴，湿从火化，热毒攻心。

拟清营解毒，初用清营汤合安宫牛黄丸1剂，仍烦躁不安，吵闹打人，改用犀羚镇痉汤［犀角（水牛角代）、羚羊角、生地、玄参、银花、连翘、菊花、莲子心、甘草］加全蝎、地龙、僵蚕、大黄，另服安宫牛黄丸。药后神识稍清，较为安静，但反应迟钝，继服原方3剂，病人完全清醒，身目仍黄，脉弦不数，舌苔黄微腻，改用茵陈、栀子、银花、连翘、黄芩、黄柏、茯苓、薏米、泽泻、滑石等加减。2周后病势已衰，黄疸减轻、苔白，改用扶脾化湿之剂，最后黄疸完全消失，肝功能正常而出院。

瘀热内阻停水，治当活血化瘀

瘀血发黄，病人可见如狂喜忘，或有出血，或有经闭，或见瘀血乘心而昏迷，大便下瘀血后神志转清，均宜活血化瘀为治，可用血府逐瘀汤、桃仁承气汤、抵当汤等加减，重症肝炎过程中可以见到，慢性肝炎或肝硬化过程中，由于瘀血积聚日久化热亦可见到。

蔡某 女，48岁。

发病1个月，纳差呕恶，最近2天开始嗜睡，黄疸逐渐上升。

查体：肝浊音未见缩小，肝在右肋下可触及，脾未触及，腹水征阳性。

化验检查：总胆红素299μmol/L，血氨130μg/dl，谷丙转氨酶720U，麝浊21U，麝絮（+++）。

诊断为重症肝炎，亚急性重型肝炎，肝昏迷前期。

诊其脉弦滑，舌苔黄质红，并伴口苦口干，大便秘结，尿少黄赤，证属湿热内蕴，湿从火化，热毒较甚。

用茵陈栀子金花汤合五味消毒饮加减煎服，并用大黄灌肠，经治疗后神志转清，不再嗜睡，黄疸未继续上升，总胆红素停留在273.6~290.7μmol/L左右，腹水未减，仍觉腹胀，如此约1个月，证无进退。

后得知病人此发病前已停经4个月，《金匮要略》曰："经水不通，经为血，血不利则为水，名曰血分。"故此次发病应当与瘀血有关，瘀血内阻影响肝胆疏泄及肾的腹水。《金匮要略》指出血分是少阳脉卑，少阴脉细，说明了肝胆及肾在发病上的重要作用。遂改用血府逐瘀汤加大腹皮、茵陈、车前草、茯苓等，疏利肝胆，活血化瘀，行气利水，药后黄疸逐渐下降，腹水逐渐消退，共治疗3个多月，肝功能正常而出院。

阴黄寒湿内阻，理当温化寒湿

黄疸型肝炎中属阴黄者较少。临床观察病毒性肝炎黄疸型128例，其中仅 1 例阴黄，余均为阳黄。古人将湿热阳黄中湿偏重者亦列入阴黄范畴，实际上湿偏重者是介于阳黄与阴黄之间的一个过渡证型，湿偏重者本身可以逐渐发展为阴黄，若治失当（如湿偏重者过用苦寒），则可加快向阴黄转化，阴黄病位在脾肾，病机是脾肾阳虚，故吴坤安说："发黄，汗出，身冷，脉沉迟，小便不利，口不渴者，阴黄也。"宜用茵陈四逆汤、茵陈术附汤、茵陈附子理中汤治疗。如果病仅在太阴，则手足自温，吴坤安说："太阴病，小便不利，湿土为热所蒸而发黄者，茵陈五苓散主之。"阴黄湿偏重之治，太阴发黄可用茵陈理中汤。曾治 1 例黄疸型阳黄湿偏重转化为阴黄的病例。

宋某 男，42 岁。

因食欲不振、恶心呕吐、目黄身黄 7 天住院。

查体：巩膜黄染，肝在右肋下 1cm，无压痛及叩痛，脾未触及，

化验检查：总胆红素 98.3μmol/L，麝浊 6U，麝絮（++），谷丙转氨酶 1475U。

初诊时因舌淡苔白腻，脉缓，诊断为阳黄湿偏重，予茵陈胃苓汤加减，服 10 剂后症状不见缓解，除仍恶心呕吐外，黄疸急剧加深，总胆红素增至 406μmol/L，谷丙转氨酶反下降到 310U，血清胆红素与谷丙转氨酶的反相变化，提示病情有急剧恶化之可能，病人出现畏寒肢冷，虽时值炎夏，不仅以被覆身，而且要门窗紧闭，饮水服药虽滚烫而不觉热，精神萎靡，不愿说话，并有头痛头昏，尿色如浓茶状，舌淡白润，舌苔白腻，脉象沉弱。予茵陈四逆汤加人参，3 剂后症状明显好转，头昏头痛消失，不觉畏寒，说话增多，饮食增加，精神转佳。

继续服茵陈四逆汤加减共治疗 2 个月，黄疸全消，肝功能正常而出院。

少阳失于疏泄，治应和解疏泄

阳明湿热内蕴，少阳肝胆失于疏泄，以致往来寒热，眼目发黄，右胁及心下疼痛，恶心呕吐，口苦口干，口黏不欲饮水，大便干结，舌苔黄腻，脉象弦数。可用四逆散合小陷胸汤治之，甚则可用大柴胡汤，以和解少阳，疏肝理气，清热利湿。本类病人每因饮食不慎，进食油腻及饮酒而诱发,《金匮要略》中的谷疸、酒疸可能与之相关，虽亦属湿热阳黄，但因少阳肝胆失于疏泄，故发作时有往来寒热及黄疸，服药后往来寒热消失，黄疸亦退。

李 可

灸黄法与三畏汤治疗产后阴黄重症

李可（1930~2013），山西灵石人，临床医家

王某某 女，23 岁，灵石火车站家属，1964 年 9 月 17 日初诊。

病人处于半昏睡状态，其夫代诉病史：产后未满 3 个月，患急性黄疸型肝炎 61 天。初病时发冷发热，因产后体虚服补中益气汤 2 剂，7 天后发现眼睛发黄，腹胀呕吐，渐渐全身发黄，到 32 天，全身落黄末，衣被尽染。每日黎明必泻，泻后出汗、心悸，腿软不能走路。畏寒，脐周冷痛，腰脊困痛难忍，整日弯腰如虾。近 1 周来，过午即神糊思睡，小便浓绿色，大便灰白不臭。请医院内科诊查，认为已进入肝昏迷状态，建议去省抢救。因家贫，邀余诊治。

见患者神糊耳聋，头面四肢胸背皆黄，黄色灰暗如烟熏。四肢枯细，眼眶深陷，神色憔悴，脐中筑筑跃动。脉微细急，132 次 / 分，舌胖淡润，微喘。语声低微，神识似清似蒙。脉证合参，由产后将养失宜，始病风寒外束，失于疏解，误服补剂，致寒湿内郁发黄，迁延失治，致正气日衰，寒湿秽浊之邪，充斥三焦，蒙蔽神明，昏睡蜷卧，自利喘汗，脾肾将败，肢厥脉微，脉至七急八败，已是少阴亡阳内闭外脱危候，唯下三部之趺阳脉尚清晰可辨，胃气尚存，正值青年，虽见肝昏迷之前兆，一线生机未绝。拟回阳救脱，破浊醒神，以茵陈人参白通四逆汤、吴茱萸汤、三畏汤合方，加菖蒲、麝香之辟秽开闭

为治。

（1）处方：茵陈 附子各30g 干姜 吴茱萸 红参另炖 灵脂 油桂 赤石脂 公丁香 郁金 菖蒲 炙草各10g 麝香分冲, 0.3g 鲜生姜5片 枣10枚 葱白3寸

煎浓汁，小量多次分服，先单服麝香0.3g。

（2）外用蜡纸筒灸黄法，以加强温肾回阳泄浊之力：以6寸见方麻纸数张，蜂蜡1块，制钱1枚，湿面团1块。将蜂蜡置铁鏊上加热溶化，将麻纸浸润均匀，卷成直径与制钱相等之蜡纸筒，接头处用蜡汁封固。灸时，令病人仰卧，拭净肚脐，将制钱置于脐上，钱孔对准脐心。再将蜡纸筒扣于制钱上，蜡纸筒下端与脐相接处，用湿面围一圈，固定密封，勿令泄气，脐周用毛巾围好，保护皮肤。然后将上端点燃，待燃至离脐半寸，迅速将火吹灭，以免灼伤皮肤。取下蜡纸残端，另换1支，如法再灸。每灸毕1次，将脐中、制钱上、蜡纸残端内之黄色粉末（黄疸毒素）投入灶内烧化，以免传染。

于当日午时施灸6次，共拔出黄色粉末3小酒盅。施灸过程，患者觉脐中有热流滚动，向四周放散。灸至第6支时，患者全身微微见汗，松快异常。约1小时许，施灸完毕，神识稍清。其缠绵数十日之绕脐绞痛，灸毕即愈。且腹中鸣响不停，矢气频转，呕逆大减，自患病以来第1次感到饥饿。全家欢喜雀跃，其母做细面条1小碗（约一两半）顺利吃完。

9月18日二诊：服药1剂，今日呕逆未作，四肢厥冷退至手足踝关节处，腹中时时鸣响，矢气不断。黎明泻延至8时后，泻后稍有气喘心悸。脉仍微细而急，较昨有力，120次／分。小便如前，不热不渴。午前又施灸12支，拔出黄疸毒素4小酒盅。神识清朗，耳已不聋，可以准确回答询问。每日过午即神迷昏睡之象未见，嘱原方再服1剂。

9月19日三诊：昨夜子时服完第2剂药，尿量约1500ml，便不成形，为白色团状。小便较前清，深黄色。四肢厥冷退至指趾根部，怯寒之状大减。腰仍困，已能起坐，时时觉饿，喘悸减而未已，脉细有力，120次/分。药进2剂，施灸3日，基本脱险。营卫渐通，三焦气化渐复，体内瘀积之黄疸毒素得以外泄，已无内闭外脱之虞。羸弱如许，少有差忒便恐变生不测，仍需步步为营，处处小心。原方去三畏、麝香，加白术、云苓各10g，施灸如昨。

9月20日四诊：药进3剂，附子已用90g，肢厥仍未全退，可见阴寒之重。近2日尿量增多，色淡黄。喘止，心悸偶见。阴黄蓄毒继续外透下泄，食纳增至每日半斤多。面部之灰暗渐退，已能和家人谈笑。晨泻愈，便不成形，黄白色。今日脉象中取有力，有神，90次/分，大是佳兆。唯尺部反见浮象，乃下焦元气不固，五脏之伤，穷必及肾，万病不治，求之于肾。改投茵陈、五苓、人参四逆、肾四味、青蛾丸、山萸肉，继续回阳破阴，温肾固下，泄浊退黄。

茵陈　附子　山萸肉各30g　炮姜　红参另炖　灵脂　炙草　肾四味（枸杞、菟丝子、补骨脂和淫羊藿）　白术　茯苓　泽泻　猪苓各10g　油桂3g　鲜生姜5片　枣6枚　核桃4枚

煎取浓汁300ml，日分3次服，3剂。

9月24日五诊：经治以来，施灸7日，药进7剂。白睛及舌下全身之黄退净。全身瘙痒，层层脱屑，小便清长，大便黄软，开始有臭味。正气渐复，釜底火旺，脾胃自能熟腐水谷，佳兆。日可进食斤许，面部灰暗退净。六脉和缓从容，80次/分。自服肾四味、山萸肉、青蛾丸，头已不晕，腰困大减，可在室内散步，唯指尖仍有凉意。命火渐旺，中运有权，胆汁已循常道，三焦气化复常。如此棘手重证，短期得以解危，得力于灸黄法非浅。嘱再灸3日，肝脾仍大如昔。原方加炮甲珠6g与红参、灵脂共研末，冲服。三者对虚中夹瘀症有不可

思议之奇效。嘱服 3 剂,以观机变。

10 月 7 日六诊:此期间余上山巡诊未能返回。患者原方守服 13 剂,昨日午时突然口舌生疮,灼痛非常,发热微渴。阴寒重症,非正复阳回,难能见到上热征象,求之不得。不可见热投凉,以免前功尽弃。停药一二日,浮火自退。虽有口舌生疮之苦,但精神大振,步履有力,身形渐见丰腴,体重增加 5kg。自加红参、灵脂、炮甲珠散剂冲服 13 天,每服必有肋下走窜如虫行,或咕咕作响,肝已回缩肋沿稍能触及,脾大已消,面色红润。计 20 余日已用附子 1000 多克,大毒治病,中病则止。拟六君加炮姜,运中宫,溉四旁,合肾四味温养肾命,冲服河车粉 3g。每旬服药 3 剂,一月 9 剂,调理 2 月康复,次年生一女。

有几点经验教训值得记取:

凡病,但有表证便当解表为先。外邪侵人,先从皮毛肌表而入。此时,邪在轻浅表层,妥施汗法,开门逐盗,一服可解。果有正虚的据,则佐以益气、养血、滋阴、助阳等法。本例患者,产后寒热如疟,以人参败毒散扶正托邪可愈。前医拘于"产后百脉空虚,虽有他证,以末置之"的戒律,误投补剂,闭门留寇,几乎酿成大祸。古人有"正旺邪自退""满座皆君子,小人自无容身之地"等说,对正与邪、攻与补的关系,做了富有哲理的论述。比如对待一个气息奄奄的痢疾病人,黄连、大黄,沾唇必死,是谓之"十分虚邪,无实可攻"。于是"但扶其正,听邪自去"保住了病人的生命,调动人体的正气(自然疗能)去战胜疾病,这就是中医的整体论、人本论,是中医学高层次辨证论治的经验总结,"不治之治"是治法中的最高境界。补法奥妙,无过于此。但补法又不可滥用,若一味蛮补,动辄参、芪、胶、术,必然滞塞气机,闭门留寇,后患无穷。

余之二弟,少时体弱,患外感身痛,医者但见面黄肌瘦,予补脾之剂三服，缠绵 2 个月不愈，致寒湿外邪深入五脏，演变为风心病。余母产后脾湿生痰，泛呕厌食神倦，某医从"产后百脉空虚"论治，令服参茸粉，未及 1 个月，痰血鼻衄，后变消渴，津损液枯，60 岁变生噎膈。古代学派，各有所长，其所长，即其所偏，学习古人，当扬长避短，不可形成门户偏见。任何正确的东西若强调过头，势必走向谬误，当引为鉴戒。

麝香为急救神识昏迷要药。其性辛温入心脾经，其味芳香浓烈，有辟秽化浊、开窍启闭之功。配清热解毒方药，则善凉开宣窍，其作用较牛黄、至宝为优；配回阳破阴方药，则善温开宣窍，其作用较苏合丸为速。单味麝香 0.15g，铜勺内微炒，一次灌服，可治小儿高热抽搐不止；麝香 0.3g 配姜汁竹沥灌下，可治中风痰厥昏迷，失语，冠心病心绞痛发作；救治肝昏迷，属阴寒秽浊内闭外脱者，即用本例方药；若湿热化毒，腑实内闭之急黄症，热深厥深者，以犀角地黄汤合大承气加菖蒲、郁金、麝香 0.5g，4 小时可醒。其辛香走窜之力，又善开经络壅闭，具有解毒、活血、通经、消肿止痛作用。故又可用于痈疽肿毒及跌扑瘀痛等症，效难尽述。现代药理研究，更证实本品有扶正补虚之功，有兴奋中枢神经系统、增强大脑功能、增强呼吸中枢功能及强心救脱功效；又能促进各腺体的分泌，有发汗及利尿作用，故可用于血毒症的抢救。因其辛香走窜之力极强，故只可暂用，不可久服，中病即止，过则泄人元气。上海中医学院认为，日用量以不超过 0.3g 为宜，多则反有麻痹呼吸中枢之险。笔者经验，一日极量 1g，分 3 次服，经用千人以上，未见不良反应。

本例治疗过程，曾用笔者自创之"三畏汤"——红参、灵脂、公丁香、郁金、肉桂、赤石脂，三对畏药，属十九畏药范围。历史上相畏药不入煎剂。至于丸散剂，远在唐千金方即已突破，山西名药定坤丹、龟龄集内亦已应用千年，未见不良反应。三畏相合，功能益气活血，启脾进食，温肾止久泻、久带，消寒胀，宽胸利气，定痛散结消癥。红参、灵脂相配，一补一通，用于虚中夹瘀之症，益气活血，启脾进食，化积消癥，化瘀定痛，化腐生肌。本例之肝脾肿大，服药13剂即消。曾治数百例胃肠溃疡，二药等份，为散吞服，当日止痛，半月痊愈。气虚血瘀型冠心病心绞痛发作，加麝香0.3g，覆杯而愈。结核性腹膜炎、肠结核，15~20天痊愈。人参、五灵脂（灵脂有抑制结核杆菌生长，缓解平滑肌痉挛作用）同用之史料，古代《东医宝鉴》人参芎归汤，《校注妇人良方》之定坤丹，《温病条辨》之化癥回生丹。《张氏医通》曰："古方疗月闭，四物汤加人参五灵脂，畏而不畏也。人参与五灵脂同用，最能浚（疏通之义）血，为血蛊之的方也。"李中梓《医宗必读》治一噎症，食下辄噎，胸中隐痛。先与二陈加归尾、桃仁、郁金、灵脂，症不衰。因思人参五灵脂同剂善于浚血，即于前剂加人参二钱，倍用灵脂，2剂而血从大便中出，10剂而噎止。李氏叹曰："两者同用，功乃益显！"

现代上海姜春华教授用二药相伍治肝脾肿大可见凡瘀血日久、正气已虚者，两者合用，收效甚捷。

公丁香郁金相配，丁香辛温芳香，入肺胃脾肾四经，温肾助阳，消胀下气；郁金辛凉芳香，清心开窍，行气解郁，祛瘀止痛，利胆退黄，二药等份相合，有温通理气、开郁止痛、宽胸利膈、消胀除满、启脾醒胃之功。对脘腹、少腹冷痛胀满，或寒热错杂之当脘胀痛，煎剂入胃不及一刻，即可气行、胀消、痛止（无胀感者无效）！对脾肾阳虚、五更作泻（包括部分肠结核）兼见上症者，效果最好。肉桂（油桂为佳10g）、赤石脂（30g）相配，肉桂补命火，益阳消阴，开冰解冻，宣导百药，温中定痛，引火归原；赤石脂甘温酸涩收敛，为固下止泻要药，据现代药理研究，内服本品能吸附消化道内之有毒物质及食物异常发酵的产物等，可保护胃肠黏膜，消除瘀血水肿，止血、生肌、敛疮。二药相合，对脾肾虚寒导致之久痢、久带、慢性溃疡出血、五更泻、久泻滑脱不禁、脱肛、各型溃疡性结肠炎，一服立效，一月痊愈。三对畏药，见一症用一对，三症悉俱则全用。余使用本方42年，以平均日用3次以上，则已达4万次以上，未见相畏相害，且有相得益彰之效。对难症、痼疾，一经投用，便入佳境。

关于"肾四味"，即余常用之枸杞子，酒泡菟丝子，盐水补骨脂，淫羊藿。四药入肝肾，药性和平，温而不燥，润而不腻。益肾精，鼓肾气，温阳无桂、附之弊，滋阴无熟地之弊。阴中有阳，阳中有阴，合乎景岳公"善补阳者，须从阴中求阳，则阳得阴助而源泉不竭；善补阴者，须从阳中求阴，则阴得阳升，而生化无穷"之妙。笔者凡遇下元亏损，肾阳虚未至手足厥逆，肾阴亏未至舌光无苔，而属肾气、肾精不足之症，凡有腰困如折，不能挺直，甚则腰弯如虾状，头目昏眩，记忆衰退，体虚感冒，阳痿遗精，小儿遗尿，老人小便余沥，夜尿频多，足膝酸软，肾不纳气（加胡桃肉与补骨脂为青蛾丸）久病及肾等症，万病不治，求之于肾，用之效若桴鼓。贫穷病人可代价昂之鹿茸。上四味合盐巴戟肉、盐杜仲、骨碎补、川断、仙茅、沙苑子为"肾十味"，对男女不育、骨质增生、老年前列腺退化性病变、更年期综合征等，随症选用，疗效满意。

"蜡纸筒灸黄法"为20世纪50年代末中医采风运动中，河北卫生厅搜集之民间秘方，《串雅外编》《验方新编》均有类似记载。用于各种黄疸皆有奇效，不妨一试。体质壮健病人，苦丁香搐鼻退黄法（苦丁香研粉，少许吸入鼻孔，流出黄水，此法对鼻炎、额窦炎、鼻息肉均有效），收效更速（苦丁香即甜瓜蒂）。

（《李可老中医急危重症疑难病经验专辑》）

张 琪

芳香宣化，解毒化瘀

张琪（1922~　），黑龙江省中医研究院
主任医师、教授，国医大师

急性黄疸型病毒性肝炎

本病因于湿热郁结，邪无出路，瘀而发黄。治疗原则以清热、利湿为两大法则。如湿重于热者，应以利湿为主，清热为辅，如茵陈五苓散等。若热重于湿者（无表里症）可用栀子柏皮汤。里实不大便有腹满症状者可用茵陈蒿汤、大黄硝石汤等，多在1~2周内，黄疸消退，体征改善，肝功能恢复。如湿热加减甘露丹之类。有表证亦法汗解，可用麻黄连翘赤小豆汤。治疗本病大法有三。

一、芳香宣化法

如甘露消毒丹，用于阳黄初起，临床表现为发热，疲劳，食纳不佳，厌油腻，恶心呕吐，大便溏，胃脘胀满不适，或头痛，全身肢节酸痛，尿色黄，脉缓，舌苔白腻，巩膜稍黄，肝脏肿大。少数病人见脾肿大，血中胆红素阳性，谷丙转氨酶活性增高。可用甘露消毒丹。

滑石 20g　茵陈 15g　黄芩 15g　石菖蒲 15g　川贝母 15g　木通 15g

藿香 15g　射干 15g　连翘 15g　薄荷 10g　蔻仁 10g

本方具有化浊利湿、清热解毒之功。凡湿温、时疫初起，邪在气分，湿热俱盛时，均可使用。

二、苦温化湿法

适用于湿偏重，热较轻者。如黄疸型肝炎，黄色不鲜明，尿少，色黄，大便溏，腹满，头昏，恶心。脉沉缓，舌白苔厚腻。肝功能有明显改变，肝肿大等。茵陈五苓汤为本法代表方剂。

茵陈 30g　白术 15g　泽泻 15g　猪苓 15g　茯苓 20g　桂枝 15g

三、清化湿热法

用于热偏重者。临床表现为黄色鲜明润泽、如橘子色，发热，口渴，小便黄少，烦躁，腹满，右季肋痛，大便秘结，结数有力，舌苔厚黄且干。肝功能有改变，谷丙转氨酶活性增高，黄疸指数升高，麝浊、脑絮皆增高。其代表方剂为茵陈蒿汤。

茵陈 100g　栀子 15g　大黄 10g

大黄硝石汤、栀子大黄汤皆可变通应用。

对急性黄疸型肝炎，常以茵陈蒿汤加银花、板蓝根治之。

茵陈 50g　栀子 20g　大黄 50g　金银花 50g　板蓝根 30g

适应证：急性黄疸型肝炎具有下列证候者。

（1）黄染明显，色泽鲜明如橘子有光泽，身热口苦，呕吐恶心，不欲食，腹满大便秘，小便色深黄，舌苔干或黄，脉缓大有力或沉滑。

（2）肝区痛、肝大有触痛、肝功能有明显异常（酶、絮及黄疸指数增高，血中胆红素阳性）。

本方辨证重点在于腹满便秘，如无腹满便秘则大黄可不用。阳黄与阴黄在于黄染色泽明亮与晦暗，前人以寒与热区分，据临床观察属湿发黄的，除肝炎外有属肝病末期者，如肝硬化、肝癌等。但是属于湿热黄疸型病毒性肝炎其黄疸也有鲜明与晦暗之别，其病机为湿热之比重，如湿重于热，即出现黄色不明亮，宜茵陈五苓散之类。如热重于湿，即黄色有光泽者，宜本方或栀子柏皮汤之类。

茵陈味苦微寒，有除湿清热退黄作用。凡湿热熏蒸而发黄者，多以此药为主。能促进胆汁分泌，故能退黄疸，同时有解热降压作用。本品绝大部分为挥发油，如高温煮沸时间过久，即降低或失去药效。故宜轻煎不宜久煎，一般后下，用于解热，用浸剂疗效较好。

暴发型肝炎

暴发型肝炎也称重症肝炎，病情凶险，死亡率高，与中医之急黄、瘟黄相似，常以下方治之。

茵陈 50~100g　川连 15g　金银花 50g　龙胆草 15g　当归 25g　败酱草 50g　大黄 15g　茯苓 20g　白术 20g　郁金 15g　甘草 15g　丹参 25g

适应证：暴发型肝炎，急性、亚急性黄色肝萎缩。

（1）黄疸进行性加深，身热，意识障碍，在昏睡前期或已入昏睡期，先昏睡继而烦躁不宁，谵妄和狂躁，最后转入昏迷或半昏迷，舌质红绛，苔黄燥，腹胀满，或有腹水，小便少色黄赤，脉滑数或弦数。

（2）肝功能明显减退，黄疸指数随黄疸加重而增高，血氨有时升高，肝缩小伴明显肝臭。

本方以清热解毒为主，健脾利湿为辅，活血化瘀次之。方内银花、败酱草、川连、黄柏、茵陈、栀子、大黄皆为清热解毒、利胆退黄之药；白术、茯苓健脾利湿；当归、丹参、郁金活血祛瘀。

急性黄色肝萎缩黄疸进行性加深，呈现昏迷、半昏迷状态，为邪热内陷心包之证，故以大黄等清热解毒之药为主，此时可与安宫牛黄丸合用。本方多伴腹胀、腹水，故辅以白术、茯苓以健脾利湿，如腹胀甚者可加二丑、海藻等，以攻逐水气，佐以活血化瘀之药，如丹参、郁金、当归等以增强疏肝利胆之功能。

败酱草辛苦微寒，清热解毒，消痈排脓，同时又有活血行瘀之效。因此，对血滞所致之胸腹疼痛有效。如《卫生易简方》治产后腹痛如锥刺者，独用败酱一味水煎服。近代药理实验证实本品有扶肝降酶、降絮、促进肝细胞再生、防止肝细胞变坏死作用。故本品与茵陈、银花一起用，且用量较大。

姜春华

大黄草药主清利，醒脾健胃兼顾之

姜春华（1908~1992），上海医科大学教授，著名中医学家

急性黄疸型肝炎，辨证大致分为湿重、热重、湿热并重型。治疗多以清利湿热为主。姜氏治疗本病则以清热解毒为主：较少用利湿药。同时宗吴又可之说，认为发黄乃由小便不利而致，小便不利因于小肠之火，小肠之火缘于胃家移热，故以胃热为本，余均为标。方选茵陈蒿汤，其中尤以大黄为重。姜氏体会一般祛湿药对黄疸并不能起到消退作用利小便虽能使湿热从小便排出，并不能清除黄疸产生的根源。故治疗肝炎，当以病毒为本，肝炎为标；肝炎为本，黄疸为标；黄疸为本，小便赤少为标。中药治疗，应以清热为主，利湿次之。因清热消炎解毒之药，能针对病毒起治本作用。利湿则协助清热药，通过增加小便以排黄疸等代谢毒物，但不起治本作用。吴又可重用大黄以治胃热是可取的，但是，按照今天的认识是不够的，应该加上清利肝胆和清热解毒的药物。姜氏常用生大黄、黄柏、川连、龙胆草、山栀、丹皮、连翘、大青叶、田基黄、对坐叶等。方意是取茵陈蒿汤、栀子柏皮汤、龙胆泻肝汤三方增减相合而成。唯方中多不用茵陈。姜氏体会茵陈力薄效微，徒有虚名，退黄作用不强。

姜氏治肝炎喜用大黄，一般用量为9g以上。主张生用，勿久煎。除胃有宿疾服后不舒，需佐以温胃健胃之品外，其余径用之。大黄少

些可健胃。服后若有腹泻，请患者勿讶，此乃热毒得泄，三五天后毒去则泻止。

治疗急性肝炎，姜氏擅用草药，如田基黄、荷包草、垂盆草、岗稔根、平地木之类，对于降低转氨酶与黄疸有较好的作用。据临床经验，这些草药的作用确较茵陈五苓等药为好。配入方剂中使用，效果确比单用"官药"为高。且草药不仅"草泽医"用，正规方书亦有记载。如田基黄、荷包草、平地木等,《医林绳墨》中则有记载。

姜氏主张治疗肝炎应考虑体质因素，这样才取得较为满意的效果。如体弱者，上方可以减量或加参、芪之品以扶助人体正气（提高机体功能免疫力）来抗衡病毒；纳差者，可加豆蔻、砂仁、藿苏梗、生谷麦芽之类以醒脾健胃，扶助后天；对于宿有胃寒之人或胃有不适者，略加温养胃气之药即可；腹胀者，加川朴、大腹子（皮）以疏畅气机，使其升降有度，开阖有常；呕恶者，加半夏、竹茹和胃降逆，恢复胃气之正常枢纽；口渴者，加天花粉、石斛以生津养阴止渴，促进体液新生。

沈炎南

着眼湿热疫毒，祛邪宜早宜彻

沈炎南（1920~1990），广州中医药大学教授

沈氏认为，急性肝炎无论是黄疸型还是无黄疸型，其病机重心都在肝、胆、脾、胃，皆因湿热疫毒壅盛于内，弥漫三焦所致。因此，对急性肝炎之治疗，应着眼于祛除湿热疫毒。黄疸型与无黄疸型两者之间既有以上共同点，但又各有区别。急性黄疸型肝炎病邪以湿热为重，因此在治疗上以清利湿热为主，解毒为辅。临床常用自拟的茵田白背汤。

茵陈 30g　田基黄 30g　白背叶根 30g　茅根 30g　车前子 15g　虎杖 15g

若证属热重于湿，热毒炽盛者，则当以清热解毒为主，利湿为辅，上方加十大功劳、板蓝根各 15g，大黄 9g，黄芩 9g；若湿重于热者，则应加强利湿之药，上方加半边莲、薏苡仁各 30g，茯苓 20g；若胁痛明显者加川楝子 9g，郁金 15g，白芍 12g，甘草 6g。

急性无黄疸型肝炎的病邪以疫毒为重，然多挟湿邪为患。临床上除皮肤与眼巩膜不黄外，其余症状基本上与急性黄疸型肝炎相同。治疗均以清热解毒为主，利湿为辅。常用自拟田基黄汤。

田基黄 30g　鸡骨草 15g　土茵陈 15g　人字草 15g　板蓝根 15g　蒲公英 15g　枯草 9g　甘草 6g

若疫毒炽盛，患者心烦懊憹，口渴，口苦，夜寐不宁，小便黄赤

短少，上方加白花蛇舌草、虎杖、半枝莲各 15g；若兼肝气郁结，瘀热内阻，胁痛、肝肿大明显者，上方加白背叶根 30g，郁金、丹参各 15g，佛手 12g；大便干结不畅加虎杖 20g、枳壳 12g；若湿邪偏盛，身重困倦，纳呆脘痞，舌苔黄白滑腻，可加茯苓 30g、薏苡仁 30g、白蔻仁（后下）6g。

要而言之，急性肝炎无论有无黄疸，都应以为急务。治疗急性肝炎要注意三个问题：

一是祛邪勿迟疑，肝炎病要及早诊治，应抓紧时机，趁正气未虚，尚任攻逐之时，及早祛邪外出，如此则病易愈。急性肝炎开始时，总以祛邪外出为要，而且越早越好，开始兼有表证，可参以解表，选用仲景麻黄连翘赤小豆汤加减，使湿热之邪以汗解；湿热疫毒胶结于气分之时，应促使邪毒从二便而解，故应保持大、小便通畅，通利二便为治疗急性肝炎最为常用的方法，其总的精神不外是使邪有出路。

二是用补勿过早，湿热之邪为患，易见身体困倦乏力等"假虚"之象，此时切勿过早使用补剂，过早用补，往往会使毒邪复炽，湿热之邪更加胶结难解。

三是治疗要彻底。急性肝炎在临床症状消失，甚至在肝功能检查恢复正常之后，仍要坚持治疗一段时间，以彻底清除"余毒"，拔去病根，防止演变成慢性肝炎。当然，在此时期的治疗，就不能再急务祛邪，而应扶正祛邪两相兼顾，可在茵田白背汤或田基黄汤基础上，适当减少药味、药量，脾气虚者，可合五味异功散（党参、白术、茯苓、甘陈皮）再加白芍；肝阴虚者加白芍、桑椹子、乌豆衣、岗稔根之类。使邪去正复，根除隐患。

熊某 男，44 岁。1976 年 9 月 11 日初诊。

患者 7 天来身目发黄而色鲜明，头晕身倦，胁痛，口干口苦，大便秘结。舌边红、苔黄腻，脉滑数。

实验室检查：黄疸指数 120U，凡登白直接反应（+++），间接反应（++），硫酸锌浊度试验 20U，胆红素 171μmol/L，脑磷脂胆固醇絮状试验（+++），麝香草酚浊度试验 20U，谷丙转氨酶 370U。

证属阳黄热重于湿，治以清热解毒利湿，茵田白背汤加减。

茵陈 30g　田基黄 30g　白背叶根 30g　十大功劳 30g　虎杖 15g　车前子 15g　茯苓 15g　白芍 12g　黄芩 9g　甘草 6g

水煎服，日 1 剂。共服 15 剂，诸症悉减，仍头晕身倦，热势减而湿未去，转以利湿清热为主。

处方：茵陈 30g　白背叶根 30g　薏苡仁 30g　茅根 30g　半边莲 30g　茯苓 18g　山栀子 9g　川楝子 9g

先服 6 剂，黄疸基本消退，小便变清，自觉疲乏，脾虚之象已显。

田基黄 15g　茵陈 15g　党参 15g　茯苓 24g　白芍 12g　甘草 6g

共服 6 剂。黄疸完全消退，胁痛止，小便清，大便畅，身倦减，实验室检查上述各项指标均已正常，拟健脾滋肝以善后。

田基黄 15g　党参 15g　茯苓 15g　乌豆衣 15g　桑椹子 9g　钩藤 9g　岗稔根 30g　熟地 18g

李某　男，2 岁余。1981 年 10 月 28 日初诊。

患孩于该年 8 月 28 日体查发现谷丙转氨酶 164U，麝浊 2U，麝絮正常，乙型肝炎表面抗原阳性，近半月来尿黄，疲倦。

诊见皮肤、巩膜无黄染，肝稍增大，舌苔黄腻，脉弦数。

为湿热疫毒壅滞于肝，拟清热解毒利湿，田基黄汤加减。

田基黄 6g　人字草 6g　鸡骨草 3g　蒲公英 3g　板蓝根 3g　夏枯草 3g　土茵陈 3g　甘草 3g

日 1 剂。共服 8 剂，胃纳转佳，原方加党参 6g，日 1 剂。服药月余，检查肝功能正常，乙型肝炎表面抗原转阴性，黄腻苔退，脉不弦数，再予调理巩固。

板蓝根 3g　　土茵陈 3g　　蒲公英 3g　　淡竹叶 6g　　人字草 6g　　茯苓 6g

隔日 1 剂。调理月余，复查肝功正常，乙型肝炎表面抗原阴性。

汪承柏

慢性肝炎高黄疸，审识标本重热瘀

汪承柏（1926~　　），解放军第302医院主任医师，肝病大家

慢性活动型肝炎高胆红素血症，系或病理检查，诊断为慢性活动型肝炎，病程中出现高黄疸，血清总胆红素超过1710μmol/L（100mg/dl）以上者而言。这是慢性活动型肝炎病情严重的标志之一。虽然表现为单纯高黄疸，而全身状况良好，但大部分病例可以合并有腹水、凝血机制严重损害（例如凝血酶原活动度明显低于正常）、出血、肝昏迷、肝肾综合征、感染等一种或多种并发症。本院资料表明，单纯高黄疸或高黄疸合并腹水者，近期预后较好；但有其他合并征者死亡率一般较高。本病虽属中医黄疸范畴，但因久病、有多脏腑功能失调、反复出现黄疸等特征，故不同于"急黄"或通常所见的肝炎黄疸。

一、要弄清标本关系

古人云："知标本者，万举万当，不知标本者，是谓妄行。"慢性活动型肝炎，什么是标，什么是本，有时不易辨认。因为这类病人虚实夹杂，容易混淆。例如病人有口渴、便干、舌苔黄腻，但按湿热论治却不奏效；有时舌红绛，脉细数，形似热入血分，用凉血清营之剂，也难以阻断病情发展。虽然目前尚难归纳出中医治疗本病的规律，但有两点可供临床参考。

其一，慢性活动型肝炎高胆红素血症患者，临诊时绝非为单一症候，常见多种症候并存。但由于病机复杂，临床表现不典型，一时难以从复杂的症状中找出其起主导作用的，或者反映病人真实情况的症状，从而一时难以做出准确的辨证。治疗中必须分清主次，抓住主证，兼顾他证。方可取得较好疗效。

其二，从整体状况分析病情。须知黄疸有湿热、寒湿、火盛、瘀热等成因，不能一见黄疸，即认为是湿热，而投以大剂苦寒清利之品。何况慢性活动型肝炎患者，因久病每有正虚，尤其是脾肾亏损相当常见。对于具体病人，是正虚邪实，抑或是正邪俱实，其治则是不同的。对有黄腻苔病人，是湿热为主，还是脾虚生湿、湿久化热，均当慎重辨别。但也应看到，虽然本病表现以湿热内蕴为主证者并不多见，但在少数病例中确可见有"湿热余邪滞留未尽"的特征。湿与热结，可以表现为肝胆湿热，而用龙胆泻肝汤主治；也可表现为痰热互结，治以小陷胸汤合活血之品，也有湿热弥散三焦，而用三仁汤合甘露消毒饮加减治疗；有的甚至如同急黄，表现为阳明腑实证，用大承气汤或在辨证论治基础上加硝黄通下，取效甚速。

二、要重视血热血瘀之病机

由于本病是慢性疾患，久病入络，因此常可导致血瘀。正如《张氏医通》所说："诸黄虽多湿热，然经脉久病，不无瘀血阻滞也。"慢性活动型肝炎高胆红素血症患者几乎都有不同程度的血瘀见症，血瘀又可加重病情，甚至是黄疸加深的主要病机。血瘀发黄的主要特点是小便自利。《普济方》中载："血瘀之黄，小便自利耳。"沈金鳌也说："诸黄皆小便不利，唯瘀血发黄，小便自利。"见确是如此。

这些病例虽然有重度黄疸，却小便自利。此外，在血瘀较重的高黄疸病例中，常瘀热互结，邪毒深伏，有明显的里热征，此即所谓

"瘀热在里，身必黄"，病例有严重的出血倾向，如鼻衄、齿衄、皮肤紫斑，黄疸合并出血系由"脾胃火热，热伤于心，心主血，故发黄而动血"。历代医家对瘀热交结发黄主张用犀角散等凉血活血之剂治疗者，但近世报道医家不多。近几年来用凉血活血重用赤芍治疗，收效较好。

三、用药不宜偏颇

前已述及慢性活动型肝炎存在多脏腑功能失调，故用药时切忌偏颇，以免导致新的失调。例如对阴虚湿困或血热湿困者，祛湿宜防辛燥伤阴，滋阴宜防滋腻滞邪，凉血宜防苦寒伤正，活血宜防攻伐而与动血耗血。所以在对慢性活动型肝炎高黄疸病人进行辨证施治时，选方用药要慎之又慎，力求稳妥。

诊治慢性活动型肝炎高胆红素血症，不必拘泥于分型，重在认真辨证，因为这类病人个体差异很大，变化快，病情重，很难用一个或几个证型确定，也很难用几个固定方剂解决病人的各种矛盾。

任继学

疏利肝胆虽为主，补中升阳亦求之

任继学（1926~2010），长春中医药大学教授，国医大师

黄疸病是临床常见疾病之一，然此病之源有发于肝者，则名为肝瘟；发于胆者多为胆胀；更有发于脾者，则为脾黄也。就其病因而言，一为湿热病毒，二为疫疠之邪，三为饮食所伤，造成机体内脏肝失疏泄之能，胆失通降之力，脾失上升之性，运化无权，邪气内潜，破坏气化之枢，胆汁内瘀，渗入营血，致营血内含胆汁运行于全身，故症见身黄、颜面目黄、尿赤或茶褐色。舌红，苔黄白相兼而腻，脉沉弦而数或滑数。

治宜疏肝利胆为主，药用：白鲜皮、秦艽、姜黄、茵陈为君；臣以柴胡、白术（湿盛用苍术）；佐以酒洗生地、生茅根；使以白蔻皮。症见高热，神昏谵语，妄动不安，肝臭或身有斑疹，颜面红赤，口唇红绛前板齿燥，舌绛，苔黄厚有裂，或生芒刺，脉多洪数或上而鼓指，为肝体受邪深重，迫使营气陷于肝之腠理，而生坏死之危疾，法宜清热解毒为主。前方君药加羚羊、犀角，臣药去白术加大青叶、黄连，使药加栀子仁，便秘加川大黄，配合玳瑁水煎、送服安宫牛黄丸，亦可送服犀珀至宝丹（方见《重订广温热论》）。病情危重必须2小时1次。

症见发热口渴，纳呆腹胀，便秘溺赤，舌红苔黄厚而干，脉数

者，前方加栀子皮、黄芩、黄连、厚朴、川大黄之属，治之可愈。

若因医生误治，久服苦寒之品，伤及肝胆之阳，损及脾胃之气，经致中焦升降功能减退，土气痞塞，引起肝之阳气内旋，疏泄无能。在病机上，肝胆不济，胆之少阳升发之气减弱，胆汁内瘀，渗入营血，黄疸久而不退。症见全身乏力，纳呆恶心，腹胀身黄色，言语无力，气短畏寒，精神不振，颜面青白淡黄而萎，懒言，舌淡红，苔薄白，脉沉虚而弱。法宜补中益气，升阳利胆为主。药用人参、炙黄芪、升麻、柴胡、荷叶、当归、片姜黄、茵陈、肉桂。水煎，服之可愈。

吕承全

阴阳虚实须明辨，急黄危症赖斡旋

吕承全（1917~1997），河南中医药大学教授

亚急性重型肝炎是以较大面积肝细胞坏死为病理特征的重症肝炎，病情危重，进展较速，死亡率高。亚急性重型肝炎属于中医学黄疸范畴，类似于"急黄""瘟黄"。治疗亚急性重型肝炎，应立足于辨别阴阳虚实，尤贵于顾护脾肾。

瘟毒湿热郁结脾胃，当从阳黄论治

亚急性重型肝炎以感受瘟毒湿热之邪过盛，脾胃郁热为主要病机。湿热毒邪过盛，必伤脾胃，症见黄疸色泽鲜明，发热不渴，小便黄如柏汁，吐血衄血，大便干燥。当清热解毒，化湿利胆。此证虽系瘟毒邪盛，但脾胃之气尚存，从整体调治，须祛邪安正，调整脾胃之升降及肝之疏泄功能。用自拟"解毒救肝汤"为主方治之，方用茵陈化湿利胆，栀子、黄连、大黄清热泻火，金银花、蒲公英、板蓝根清热解毒，生白芍柔肝止痛以护肝，甘草调和诸药。然急黄又当分清热重于湿和湿重于热辨证治之。若热重于湿，症见舌苔黄燥，脉弦数，吐血衄血者，则治应着于泻火解毒，以遂郁邪，主方重用芩、连、栀子、大黄，加生地、大小蓟、犀角（水牛角代）、羚羊角等品。若湿重

于热，症见舌苔垢腻，脉滑数，大便臭秽不爽，身体困重，则治应着眼于芳香化湿之品，升动脾阳，主方重用茵陈，加藿香、佩兰，佐以茯苓、泽泻、车前子等渗利之品；若呃逆呕吐者，加半夏、竹茹、代赭石之类和胃降逆；腹胀有水者，加厚朴、陈皮、茯苓皮、车前子等行气消胀，淡渗利水之品，以助脾运，多获良效。

脾肾阳微，气血衰败，须从阴黄论治

黄疸一证，古人多言湿热。文献报道亦多认为亚急性重型肝炎是湿热毒邪化火所致，治疗多从温病卫气营血辨证，所选方药也多系苦寒清热、化湿利胆之品。然伤冷中寒，脾胃虚弱，七情内伤，血气衰败而致一身皮肤面目俱黄者，世人不察脉症，但见黄疸，遂云同是湿热，而治宜茵陈、栀子、黄连等泻火利胆之剂，不鲜随药而日见病情转危者。临床会诊中遇此证最多。此色泽晦暗，低热不退，神思昏倦，言语轻微，口干不欲饮，大便溏软，腹胀纳差，脉沉数无力，舌质淡，舌体胖大，苔白或灰腻少津，甚或有腹水，小便短少。此证系中气大伤，脾不化血，使脾土之色目见于外。此证与湿热发黄者反若冰炭。《景岳全书》曾云："凡病黄疸而绝无阳证阳脉者，便是阴黄。""阴黄证，则全非湿热，而总由血气之败。"此证若不大补脾胃，调整脾胃升降之功能，速救其元气，则终无复元之理。此类亚急性重型肝炎均属阴黄证，不可不辨！每遇此证，常用自拟"温阳保肝汤"调治，获效甚多。方中附子片、肉桂、干姜温补脾肾，以复元气，伍以茵陈温化寒湿浊邪，党参、白术、茯苓、大枣以增健脾之力，升运脾阳，甘草调和诸药。若胃满腹胀者，加砂仁、厚朴之类行气除胀；气逆呕吐者加陈皮、半夏和胃降逆；呃逆连绵不止者，伍丁香、柿蒂、代赭石、旋覆花之类降逆止呃；腹大水肿、小便短少者，加猪苓、茯苓皮、泽泻、车前子、大腹皮淡渗利水；有瘀血者，加桃仁、红花、赤芍、丹参、当归之类化瘀通络。用此法从整体调节心、脾、肾之虚以培血气，血气复，则黄疸必尽退之。

邪盛正衰，虚实错杂，应温阳扶正为要

亚急性重型肝炎患者若脾胃素弱，虽瘟毒湿邪过盛，若攻伐太过而伤脾肾，形成虚实错杂之证，此证系由阳黄转为阴黄。根据实践认为，不必诸阴证悉备，只要有脾肾阳虚之象，必先扶阳，选用附子、肉桂、干姜、党参之类以温补脾肾，正气复，则阴邪自退。因阳气衰微，阴霾四布，急用温补回阳之品以固其元气，则可防微杜渐，以控制病情继续恶化。临证如不能辨其阴阳虚实，阴黄误以阳黄论治，袭用苦寒攻伐，倒行逆施，则正气衰败，终致阴阳离决。

总之，亚急性重型肝炎之阳黄症是湿热毒邪过盛，如不及时采用苦寒攻泻，清热利胆，则易伤其正气，故宜祛邪安正为主，以免贻误病机。阴黄症是脾肾虚寒，血气衰败所致，宜用温补脾肾，化湿利胆法治之。在实践中应注意到阳黄与阴黄是正邪交争，是可以互相转化的，往往是正不胜邪，气血亏损而转化为阴黄证。所以，辨治时必须注意顾复脾肾以固本，达到正气复、邪气退，方可化险为夷。

高某 男，36岁，工人。1967年12月18日初诊。

患者右胁痛已3月余，因饥寒冻馁，引起高烧。近十日内巩膜及全身皮肤出现黄染，并迅速加重，头晕恶心，呃逆呕吐，肝区痛，腹胀有水气，鼻衄咯血，尿深黄短少，大便干，精神萎靡，体温39℃。黄疸指数84U，谷丙转氨酶660U，脉弦数，舌质红，苔黄腻，诊断为亚急性重型肝炎，黄色肝萎缩。

证属疫毒炽盛，阻滞中焦，气机逆乱，治则：清热利胆，解毒救肝，自拟解毒救肝汤加减。

茵陈 60g　炒山栀 9g　大黄 9g　黄柏 9g　金银花 30g　生白芍 30g　黄芩 9g　佛手皮 9g　白茅根 30g　竹茹 6g　柿蒂 9g

上方服 6 剂后，呃逆呕吐未止，大便泻后转黄，小便利，腹胀水肿减轻。午后仍低烧，出汗，面部浮肿，身倦无力，脉沉细弦，舌质红，苔薄腻，病有转机，毒邪退去过半，肝脾运化疏泄之力未复，再拟健脾和胃、疏肝利胆之法。

茵陈 30g　茯苓 30g　白术 10g　泽泻 10g　山药 30g　薏米 30g　白芍 15g　党参 15g　黄芪 15g　陈皮 10g　车前子 20g　白茅根 30g　焦三仙各 10g

上方加减服 12 剂，黄疸全消，低热已退，衄血咯血均止，胃纳好转，仍感肝区隐痛，脾之运化力尚弱，大小便均利，体质仍虚，脉沉弦，舌质红。根据病情，属肝阴不足，拟滋补肝肾之剂，一贯煎加减，以善其后，巩固疗效。

白芍 20g　杞果 10g　北沙参 15g　玉竹 12g　麦冬 9g　生地 20g　山药 30g　鳖甲 30g　知母 9g　炒山栀 9g　茯苓 15g　甘草 6g　大枣 5 枚

上方加减调理月余，肝功能全部恢复正常，痊愈出院，年后随访，正常工作。

郭某　男，58 岁，干部，1970 年 5 月 26 日住院。

患者于 1 年前因冠心病心衰引起肝大，治疗后已恢复健康。2 月前因食卤肉而致中毒，胃痛呕吐，发烧腹泻。当地医院按胃肠炎治疗，症状缓解后，仍低热不退，体温 37.4℃，继发黄疸，日渐加重，皮肤色黄晦暗，胃满厌油腻，呃逆，腹胀大，腹围 96cm，水气并发，小便黄如柏汁，大便稀溏，色淡黄。体倦无力，精神不振，病势沉重。

肝功能检查：黄疸指数 70U，谷丙转氨酶 450U，麝香草酚浊度 7U，总蛋白 65g/L，白蛋白 28g/L，球蛋白 37g/L，脉沉细无力，舌体淡胖，边有齿痕，苔白腻。入院前，在北京某医院诊断为"亚急性重型肝炎""黄色肝萎缩"。

根据以上脉症，属脾肾阳虚，湿从寒化，寒湿内聚，阻滞中焦，气机运化失职，肝之疏泄无能，胆外溢，为阴黄之候。拟用温脾阳，和中焦，化湿利胆。自拟温阳保肝汤加味。

茵陈 60g 附子片 10g 干姜 9g 白术 10g 茯苓 20g 白芍 30g 半夏 10g 枳实 10g 厚朴 10g 党参 9g 代赭石 20g 旋覆花 20g 肉桂 3g 甘草 9g 焦三仙各 10g

上方服月余后，病情好转，呃逆呕吐均止，低热减退，黄疸腹水均减轻，食欲增强，大便成形，小便增多，腹胀减轻，能转矢气，精神亦较好，脉沉细弱，舌质淡，苔白薄。根据以上脉症，已有转机，仍脾胃运化力弱。拟用健脾和胃，温阳化湿，养肝利胆，以复正气。

茵陈 30g 党参 15g 白术 9g 山药 30g 薏米 30g 茯苓 30g 泽泻 15g 陈皮 10g 枳壳 10g 大云 10g 杞果 15g 鸡内金 10g

根据病情变化，略有加减，服 56 剂，黄疸全消。胃纳消化均好，腹已不胀，二便畅利，体质日见恢复。肝功能检查：黄疸指数 4U，胆红素 3.4μmmol/L，总蛋白 54g/L，白蛋白 34g/L，球蛋白 20g/L，谷丙转氨酶 120U。仍按上方加减，力以调补脾胃为主，巩固疗效。

党参 15g 白术 15g 陈皮 9g 大云 15g 茯苓 30g 山药 30g 泽泻 15g 薏米 30g 甘草 9g 茵陈 30g 干姜 6g 大枣 6 枚

按上方加减服 2 月余，症状消失，肝功能化验：黄疸指数 3U，谷丙转氨酶 40U，脑磷脂（－），总蛋白 74g/L，白蛋白 45g/L，球蛋白 29g/L，痊愈出院，恢复工作。

周仲瑛

热毒瘀结，重肝病机

周仲瑛（1928~　），南京中医药大学教授，国医大师

主要病因为感受湿热疫毒

一、湿热毒邪，内蕴肝脾，疏泄失常

重型肝炎是由肝炎病毒引起的急性传染病，感受湿热是导致发病的一个重要原因。

外感湿热，郁而不解，内蕴中焦，影响脾胃运化；或湿热熏蒸肝胆，疏泄失常，胆汁外溢，形成黄疸。夏秋之交，暑热湿邪偏盛，更易患病。《素问·六元正纪大论》云："暑湿热相搏，民病黄瘅而为胕肿。"若感受湿热之邪深重，尤其是与"毒"相合，侵犯人体，即可导致"急黄"重症的发生。若饮食不节，嗜食甘肥油腻或辛辣炙煿之品，郁遏脾胃，积湿生热；耽饮醇酒，酒热伤肝伐胃，以致脏腑火热偏盛，中焦湿热蕴结，肝脾疏运失司。复加外感湿热之邪，内外相引，常使病情加重。如孙思邈云："夫发黄多是酒客劳热，食少胃中热，或湿毒内热者，故其如金色。"饮食不节中，特别是摄入被肝炎病毒污染的不洁之物，湿热与毒邪互结，更易化火入血，酿成急黄。临床调查73例重

型肝炎病人，其中 18 例发病前有饮食不洁史，占 24.66%，说明饮食因素是致病的一个重要原因。

湿热毒邪入侵，蕴结中焦，脾胃功能受遏，出现严重的食欲不振，尤其厌进肉食，这也往往是肝炎重症化的一个征兆。湿热阻滞，气机不利，胃热气逆，可见恶心、腹胀、呕吐；湿热壅盛，由脾胃而及肝胆，疏泄失常，胆汁不循常道，溢入血分，则见身目发黄，色深如金；热毒内陷心包，导致神昏痉厥之变。

二、疫毒入侵，内陷心肝，燔灼营血

中医学早就认识到，急黄重症的发生，感受湿热深重之外，更与疫毒之邪侵入人体密切相关、疫毒即"杂气""疫疠之气"。吴又可认为"杂气"具有强烈的致病性、传染性，致病有专一特异性，指出"一切杂证，无因而生者，并皆杂气所为""众人有触之者，各随其气而为诸病"。天行疫疠之气入侵，邪毒鸱张，往往迅速内陷心肝，燔灼营血。或时行疫毒与湿热夹杂而至，使病情更为急暴。毒入于肝，掀火动风而有高热抽搐；阻于胆则胆液外溢出现重度黄疸；侵于营血，迫血动血而见各种出血；扰于心包则见神志障碍，甚至昏迷；聚于中焦，水湿停滞可见腹大如鼓，尿少。《诸病源候论》认为"湿病变成黄候"，是因"发汗不解，湿热气瘀在胃，小便为之不利，故变为黄"。王纶云："若时气发热，变为黄病，所谓瘟黄也。"沈金鳌之论述亦很精炼："又有天行疫疠，以致发黄者，俗谓之瘟黄，杀人最急。"

血分瘀热，火毒炽盛，是其基本病机

一、邪毒由气入血，热燔阳明，瘀热郁结

（1）阳明热盛，熏蒸肝胆，胆汁外泄　重型肝炎初起可见邪在气

分。因湿热疫毒侵犯人体，郁阻中焦，阳明首当其冲。热毒内盛，正气奋起抗邪，邪正剧争，里热蒸腾，外而肌腠，内而脏腑，呈现一派热邪亢盛之症，如寒战高热、汗出烦渴、头痛呕吐、腹胀尿赤。重型肝炎之发热与一般肝炎不同，往往身发高热，下午至傍晚体温可上升至38.5℃~39.5℃，汗出不解，正是热盛阳明之象。热扰心神则烦躁不安；胃热气逆，和降失司，则恶心呕吐，阳明邪热壅滞可见腹满腹胀。

阳明胃土，邪易热化；太阴脾土，又可酿湿，故病在气分阶段，热多与湿合而致病。湿热相搏，蕴结中焦，困遏脾胃运化，可见不思饮食，口苦口黏，舌苔黄腻。湿得热而益深，热因湿则愈炽，湿热不解，必由脾胃而熏蒸肝胆，逼迫胆汁外泄，出现身目俱黄，小便黄赤。湿热两者，既可湿重于热，亦可热重于湿，湿郁热蒸，胆汁外溢，故黄疸骤然出现，迅速加深，持续不解，提示病邪渐由气分浸淫及血。此即张仲景所云："伤寒瘀热在里，身必发黄。"

重型肝炎邪在气分历时短暂，很快涉及营分，波及血分。但也有部分患者主要表现为阳明气热或兼腑实，若能争取时间采用清热解毒、化湿通下等法以清气，力争阻断热，免其侵入营血，可望提高存活率。

（2）热结肠腑，瘀热停蓄，气血壅滞　重型肝炎腑实的形成，除邪热入里，和肠中糟粕相搏外，尤与瘀热里结阳明密切有关。其特点，一是发病暴急，二是病期颇长，三是常伴出血，四是呈现腑实蓄血发黄，如症见身热，肤黄如金，腹满便秘，或大便反易，其色必黑。临床观察的例，有腑实便结者39例，占57.35%，其中大便色黑者32例，占82.65%。

腑实、热结、瘀滞可互为因果，因邪热蕴结阳明，形成燥屎，必致邪热更盛，热壅血瘀，愈致病深不解。吴又可指出："胃实失下，至夜发热者，热留血分，更加失下，必致瘀血。"

腑实瘀热，邪毒郁结而无出路，是使病势加重的原因之一。吴又可曰："发黄一证，胃实失闭，郁而为黄，热更不泄，搏血为瘀。"说明腑热血瘀可致发黄。在此基础上，若瘀阻伤络，络损血溢，可见消化道出血，大便色黑，此时由于结粪得瘀而润下，往往大便反易。若腑热瘀毒上冲，扰乱心神，可出现神昏谵语。何秀山论述其机制为"胃之支脉，上络心脑，一有邪火壅闭，即堵其神明出入之道"。

二、火、热、瘀、毒互结，营血热盛，络损血溢

（1）热入血分，毒瘀互结　重型肝炎因感受疫毒所致，"疫毒"多具火热之性。余师愚云："疫既曰毒，其为火也明矣，火之为病，其害甚大。"因此，本病每从气分迅速内传营血，血分瘀热火毒炽盛，症见高热、烦渴、躁扰、神志恍惚、吐血、衄血、便血，或见皮肤大块紫斑等。毒热熏蒸肝胆，则见高度黄疸持续不退。

火热瘀毒之间有十分密切的关系。热为火之渐，火为热之甚，亦有云热属气分，火属血分，何廉臣云："湿热郁于气分为伏热，郁于血分为伏火，……热属气分，火属血分。"毒的含义，一是指湿热病中一些传染性、致病力强的外邪；二是指火热之极，所谓"火盛者必有毒""温热成毒，毒即火邪也"；三是指疾病过程中产生的病理因素，如热毒、水毒、火毒、瘀毒等。病在营血，热毒炽盛而致血脉瘀滞，其形成机制，约而有三：其一，热毒壅滞，煎炼营血，血行瘀涩，如王清任云："受瘟疫至重，瘟毒在内，烧炼其血，血受烧炼，其血必凝。"何廉臣亦指出："伏火郁蒸血液，血被煎熬成瘀。"其二，热毒伤阴，阴津耗损，血液黏稠，脉道不利，"津液为火灼竭，则血愈滞"，不能顺畅流动。其三，热毒灼伤脉络，血不循经而溢于脉外，留滞于脏腑、经络之间，蓄积而为瘀。因此，在血分阶段，本病往往出现热

毒瘀结的病理状态。

病在血分，黄疸亦进入高峰或极期。一方面，由于火热壅盛，气血郁滞，瘀毒互结，使湿热无以外泄，更加熏蒸肝胆，阻碍胆汁从胆道排泄。另一方面，肝为藏血之脏，热毒瘀结于肝，必致疏泄失司，使胆汁不循常道，上下横溢，浮于肌肤，出现全身皮肤、目睛色黄如金，黄疸持续不解，甚至进行性加重也是病情恶化的标志。

（2）瘀热相搏，络伤血溢 热毒瘀结，病在血分，极易耗血动血。此种出血，不仅是由于热盛而迫血妄行，且与瘀热相搏或瘀毒搏结，络伤血溢有关，表现为瘀热型血证。火热由气及血，血热内壅，遂致热与血搏，瘀热互结，血络受伤，进而出血，故火热毒邪是引起血瘀继而导致出血的始动因素。火毒、血瘀、出血常互为因果，火毒戕伤血络，则逼血外溢；败血瘀滞脉道，则血不循经；热瘀互结，又往往使邪热稽留不退，瘀血久踞不散，所谓"热附血而愈觉缠绵，血得热而愈形胶固"。瘀热相互为患，阻滞搏结，脉络损伤，血溢于外，发生各个部位出血。

瘀热相搏导致的出血，有以下几个特点：一是热毒壅盛，充斥内外，即火毒攻窜散漫，入于血随血流行，侵袭力强，无处不到，除出血之外，还有全身明显的火毒炽盛症状，如身热发黄，烦渴，躁扰，甚则神昏谵语。二是瘀热结聚壅塞，盘踞不散，燔灼气血，表现"热毒蒸灼气血，经络凝塞不通"，极易致肝脾心肾功能障碍。三是腐败破坏，气血凝滞，血络受损，出现广泛性脏腑实质损害。四是瘀热伤正，毒甚致变，血去阴衰，正气耗竭，内闭外脱，在出血之时，病情急剧恶化，很快出现昏聩痉厥等险症。

（3）瘀阻气滞，湿浊潴留 热毒瘀结可以发生另一个病理变化，就是毒瘀阻滞气机，经隧不通，湿浊潴留，导致肿胀之变。臌胀之成，多与水湿停聚有关。而水湿之生，又当责之瘀毒阻滞，肝脾肾受损。肝失疏泄，脾失转输，气滞湿阻，脉络瘀涩，复加肾失开阖，水气难化，三焦壅塞，决渎无权，"血不利则为水"，以致水湿潴留，停而为臌，尿少，腹部膨满，按之胀急不舒。

重型肝炎出现腹水，往往来势较猛，除一般"气血水互结"外，临床还有以下特点：一是"瘀热"明显，因毒热瘀于肝脏，可见腹部青筋显现，舌红绛，有瘀斑瘀点等；二是湿热偏盛，多兼发热，黄疸加深，口苦尿少，舌苔黄腻；三是病情迅速恶化，瘀热水毒凌心蒙窍，很快陷入昏迷。

三、瘀热内陷，化火动风，闭阻神窍

热毒瘀结，深入营血，弥漫三焦，充斥上下，除动血、滞气、聚湿之外，甚则内陷心包，化火动风，上扰神窍，可见神昏、痉厥之变，相当于发生肝性脑病之见证。

肝者将军之官，风木之脏。肝风之动有热盛和阴虚两端，重型肝炎则多因血分瘀热深重，内陷厥阴，化火动风所致。进入肝昏迷之前，一般先有头目昏胀、烦躁不安等肝火上炎之象。"内风多从火出"，热甚化火动风，风火相煽，则出现躁扰妄动、抽搐、扑翼样震颤，所谓"肝经淫热……，木动风摇"。口中肝臭是一种带有刺激性的水果腐烂气味，为肝性脑病者所特有，古人称为"口秽喷人"，亦是火热毒邪内炽于肝经之象，如余师愚云："口中臭气，令人难近，非毒火侵炙于内，何以臭气喷人。"进一步发展，可见四肢抽搐，甚则僵硬、强直，则与瘀热火毒、耗伤阴血、筋脉失养有关。如热毒过盛而内陷，郁闭气机，瘀滞血脉，阴阳之气不相顺接，可以痉厥并见，四肢抽搐而厥冷，此时多有明显的神志障碍。

神昏为病，乃心脑受扰而发。心藏神，神志活动为心所司。脑为元神之府，清窍之所在，本病之神志障碍，虽与里热扰心或腑热上冲有关，但主要是瘀热夹毒，阻于心脑。因热毒内陷，里络壅闭，血为

邪滞，气为血阻，热扰神明，瘀塞心窍；或毒瘀攻脑，神机失灵，出现意识障碍。何廉臣描述温疫出现神昏，有"邪热结瘀，血毒攻心"和"邪热冲脑"之候，症见"神昏如狂，或如惊痫，舌紫而暗""或晕厥不语，两手发痉，头独摇、直视，循衣摸床，撮空"，与重型肝昏迷的表现极为相似。因瘀热闭窍之轻重，可见神志恍惚，昏而时醒，谵语发狂或昏迷不醒等不同表现。

四、邪毒伤正，阴衰气虚，肝肾耗竭

火热阳邪，最易损伤人体阴津，热毒蕴结，深入营血，"营分有热，则血液受劫"，"入血就恐耗血动血"。动血又可加重耗血程度，肝为藏血之脏，故肝脏阴血的损伤更为严重。乙癸同源，肾阴亦可随之而期，出现手指蠕动，或循衣摸床，或肢强木僵，主要当责之于肝肾阴血衰竭，不能主筋。

血为气之母，阴血亏虚，则气失所附而消损。如湿邪偏盛，亦易耗伤脾气；瘀毒攻心，可致心气亦衰；病重及肾，肾脏气阴亏虚，故急黄病程长时，心脾肝肾同病，阴衰血亏气竭，可以出现极度乏力、少气不食、呃逆、喘促、撮空、神志模糊、舌红无苔、脉微而细等症，甚则由阴竭而致阳亡，正气溃脱。再加昏迷一证，虽有瘀毒冲心攻脑之闭证，后期又表现为阴阳衰竭，气血亏耗，清窍失养，神无所倚之脱证，昏迷不醒，多致死亡。

病理特点是邪正剧争，多脏受累，变证叠起

一、邪正剧争，病热急骤

重型肝炎起病急、发展快、变化多端。黄疸短期内迅速加深，肝

脏缩小，可以很快出现神志症状、出血倾向及肝功能显著异常，且以中青年居多，中青年本是正气旺盛之时，表明与邪正剧烈相争有关。疫毒火热，其性暴戾，致病力强，正气奋起抗击，机体处于过度亢奋状态，势必影响脏腑功能严重失调，毒深入里，邪陷正虚，故病情急重凶险。

二、多脏受累，变证叠起

重型肝炎病变脏腑虽以肝为主，但往往涉及脾、肾、心脑、胃、肠、三焦，病变部位广泛。因湿热（火）瘀毒，既可停滞于某个局部，亦能上下攻冲，内外充斥。如胃热腑实壅结，热陷营血，乘心攻脑，闭阻神窍；或湿热瘀毒弥漫三焦，肾失蒸化，决渎无权；瘀热相搏，络损血溢等。表现诸多脏腑受累，病情危急多变，发生种种坏证，故本病与急黄、血证、昏迷、臌胀、癃闭等病证都有联系。后期邪盛正衰，毒攻内脏，且易复受外感。所谓"大热大毒，渗入百脉，不止发黄而已"，这也是本病死亡率居高难降的原因之一。

辨 识 要 点

一、关于重型肝炎的诊断问题

一般而言，急重肝和亚重肝发病初期常与普通型病毒性肝炎相类似，但病情发展迅速，很快出现肝功能衰竭。从病期分析，发病后10天到2周内是病情进退的关键。起病至肝性脑病发生，时间小于10天者为急重肝，10天以上或虽无肝性脑病，但有严重的全身和消化道症状，黄疸急剧加重，肝功能显著异常，伴腹水或出血倾向者为亚重肝。也就是说，2周左右病情不缓解或加重者应考虑本病。

1. 临床症状和体征

（1）黄疸　一般急性肝炎黄疸2周后渐退，黄疸深度与肝细胞损害严重程度成正比，若短期内迅速加深，持续不退者，要警惕重型肝炎的发生，如仲景云："黄疸之病，当以十八日为期，治之十日以上瘥，反剧者为难治。"

（2）严重的消化道症状　明显食欲减退或缺乏，恶心呕吐，腹胀，或伴高度乏力，是肝功能严重损伤不能将毒素灭活，肝经热毒上逆犯胃所致。

（3）出血或出血倾向　齿龈自发性出血或鼻衄、皮肤紫斑，提示病人已有凝血机制障碍，合并上消化道出血则为病情严重、预后不佳的标志。少数以吐血、黑便起病，更应警惕。

（4）神志障碍　尤其要重视昏迷的前驱症状。目前肝昏迷有4级和5级两种分类法。I级(前驱期)：轻度性格改变和行为异常；II级(昏迷前期)：以意识错乱、睡眠障碍、行为失常为主，有明显神经体征，脑电图异常；III级（昏睡期）：以昏睡和严重精神错乱为主，各种神经体征持续或加剧，脑电图明显异常；IV级（昏迷期）：完全丧失神志，不能唤醒。5级分类则再将其分为浅昏迷(IV级)和深昏迷(V级)。

（5）肝臭、扑翼样震颤，肝脏进行性缩小　均是严重肝病时的特征性改变，提示病情严重。

2. 实验室诊断

（1）凝血酶原时间（PT）明显延长——凝血机制障碍　正确反映肝损害程度最有价值的指标之一，且与预后呈显著正相关。

（2）血清胆红素（TBIL）和丙氨酸转氨酶（ALT）　TBIL反映黄疸深度，如数天内TBIL上升>170μmol/L，则有诊断意义。一般胆红素与转氨酶上升呈平行关系：病变严重时胆红素进行性增高，而转氨酶反见下降，甚则降到正常，称为胆酶分离，大多预后不佳。

（3）总胆固醇（TCH）和胆碱酯酶（CHE）反映肝功能和肝脏储备能力。两者在重肝早期即见减低，极期达最低值。

（4）白细胞数与中性粒细胞比例增高　此点与一般病毒性肝炎不同，反映严重肝损害时解毒功能衰退，体内存在菌血症或内毒素血症。

（5）其他如血糖降低、血氨升高、补体 C_3 降低及补体活化片段 C_3d 升高，导致 C_3d/C_3 显著增大、B 超发现肝脏缩小、脑电图异常等，均对本病的诊断和预后极有意义。肝活检对疾病的诊断、判别预后及评定疗效均有重要价值。

二、热毒瘀结证辨识要点

（1）辨发黄　黄疸是本证主症之一，临床先见尿色加深，似深茶样，继则出现巩膜皮肤黄染，色泽鲜明，迅速加深，与病变严重程度一致。热毒偏盛者，色深如金；湿邪偏重者，色黄而不光亮或见暗黄；瘀毒阻滞者，身目发黄而晦暗。黄疸常与发热并见，疸重热重。病在气分，高热壮热；邪留血分，昼夜发热。少数患者因发病过于急骤，黄疸不显，死后才发现，亦是急黄特征之一。如《圣济总录》云："有初得病便黄者，有初不知是黄，死后方变黄者，乃是急黄之候。"

（2）辨出血　瘀热所致出血，部位广泛，如鼻衄、齿衄、吐血、便血、腹腔内出血皮肤紫斑等，其中以便血、吐血即上消化道出血最为多见。出血急暴量色鲜紫深红，或暗红，或有紫暗血块，或大便色，斑疹深紫，皆为瘀热深重之象，如吴又可云："血为热搏，留于经络，败为紫血；溢于肠胃，腐为黑血，使色如漆。"出血较为顽固，一般治法难取效，多在发生出血时病情恶化，导致肝昏迷。

（3）辨腹胀腹水　有气胀和水胀之别。早期多为气胀，腹部胀满，叩之如鼓，恶心食少，属气滞湿阻热壅。中后期因气血水瘀结，湿浊潴留，出现腹部胀大，叩诊呈浊音，腹水征阳性，尿少。此时往往瘀阻络伤明显，多伴吐血、便血、皮肤紫斑。合并原发性腹膜炎者，可见腹胀腹痛，腹水殊甚，伴寒战、发热、恶心、呕吐，严重者血压下降，甚则休克，常与复感外邪、湿热水毒壅盛有关。

（4）辨昏迷　神志障碍是本证常见症状之一。轻者表现为烦躁不安，或精神恍惚，多属热盛扰心；重者可见神昏谵语，如狂发狂，有腑热上冲和瘀热闭窍两端；若昏聩不语，对周围刺激全无反应，则为肝肾衰竭，瘀热攻心冲脑，神机失用。

（5）查舌苔脉象　本证舌质多为红绛而干，或绛紫，或紫点紫斑明显，苔黄或燥，脉弦而数。气分热盛，舌红苔黄，脉洪大数实；兼有腑实，舌苔黄燥起刺，脉沉数有力；瘀热盛者，舌质紫暗，舌下脉络显露，色紫黑，苔少，脉细数，兼湿浊潴留，舌苔黄腻，脉象沉弦；后期阴伤气耗，可见舌红少苔或剥苔，或光红无苔，脉细而数。其中舌质青紫者，尤为肝郁血瘀之表现。

热毒瘀结证的治疗要点

一、凉血解毒为其基本治疗大法

治疗应根据血分瘀热火毒炽盛的特点，立足于清解血分瘀毒，凉血化瘀。由于本病病理重点之一是疫毒、热毒、火毒的郁滞壅结，因此必须强调清热泻火解毒。同时，"毒"入血分，瘀阻脏腑经络，火、热、毒、瘀相搏，故又应重视凉血散血化瘀，且可防止苦寒之品过于凉遏，所谓"凡用清凉，须防冰伏，必佐活血疏畅，恐凝滞气血"。凉血解毒法正是清热解毒与凉血散瘀的复合应用。临床和实验研究证明，本法具有清解热毒、活血退黄、凉血止血、祛瘀生新、救阴扶正等作用。

（1）清血分热毒　本病的发生，与"热""毒"密切相关。外感疫毒、邪陷入里，热因毒生；或火热炽盛，内侵营血、瘀结生毒。故清热解毒是治疗的重要环节。热毒轻者，清热解毒即可；热毒深重，除泻火外，还须从凉血解毒着手，清血分之热，解血分之毒，祛除病因，阻止病情进一步发展。其作用机制有以下几点：一是凉血散瘀可以清热。凉血之品，本身即具清热泻火、凉血解毒之效，配合散瘀之法，使热瘀分解，不致搏结，有利于热毒之清化，如柳宝诒曰："瘀热所为，治之者，必须导去瘀血，俾热邪随瘀而下，庶几病势可转危为安。"二是清热凉血可以解毒。凉血药物多兼解毒之功，而且通过清泄血分火热，亦有助于祛邪解毒。目前认为，凉血解毒之犀角地黄汤具有直接降解内毒素和促进机体对内毒素的清除作用，是治疗本病的有效处方。三是凉血解毒对肝炎作用，特别是乙肝病毒深伏血分，留于肝脏，亦是一种瘀毒。实验表明，凉血解毒制剂——清肝解毒针对鸭乙型肝炎病毒（DHBV）具有明显抑制作用。

（2）散瘀以退黄　瘀热内阻，郁而发黄，尤其是重度黄疸，更以瘀热互结为基本病机。通过凉血活血散瘀，使郁结于血分之热毒消散，则黄疸易退。其作用机制，一是活血化瘀以退黄。因瘀滞之血脉通利畅达，肝胆疏泄功能改善，则胆汁可循常道。二是清热凉血解毒以退黄，逆折火热之邪，清解血分瘀毒。其中具有泻下作用的大黄等还能通腑泄热解毒，使邪从肠腑而出。

（3）凉血以止血　重肝合并出血，基本病机为瘀热搏结，络损血溢。见血止血，单纯收涩，难以奏效。必须采取凉血散瘀之法，清血分之热，行脉络之瘀，血得安宁，自可归经，即叶天士"直须凉血散血"之意。凉血化瘀止血法的优点在于凉血而能清热，以免热盛动血耗血；化瘀且能解毒，有利脏腑功能恢复，减少邪毒损害；止血而不留瘀，以防败血留阻伤络，而致出血难止。

（4）祛瘀以生新　血瘀是重肝的基本病理状态之一，始终存在于整个病程。瘀又易和热、毒等相互搏结，因此，活血化瘀不容忽视。凉血解毒法的基本作用之一就是化瘀行血，祛瘀生新，如赤芍、生地、丹皮等就兼有凉血和化瘀双重效能。通过清解热毒，使血液不致郁滞壅结，祛除腐败，"瘀血去则新血生"。

（5）存阴以扶正　热在血分，阴液必伤。阴虚则邪热愈盛，且可加重血瘀，故病程中必须时时注意顾护阴液。凉血解毒亦能养阴而存液。首先，某些清热凉血之品，兼具养阴之功，如生地黄，既能滋养阴血，又"最善于清热、凉血、化瘀血"，具有多种复合作用，临床为常选之药。其次，清热可存阴，凉血可护血。因血中邪热得清，经脉宁静，避免动血耗血，自可达到存阴之目的。第三，化瘀解毒，祛除有害的致病因素，则可减少邪毒对阴血的损害。且瘀滞能通，新血亦生。故凉血解毒法亦寓匡正之义。

二、凉血解毒法的制剂组方

通过对热毒瘀结证的病机分析，为采用凉血解毒治疗大法奠定了理论依据，并据此研制成清肝解毒静脉注射剂，经临床观察，对重型病毒性肝炎有较好治疗效果。在综合治疗相同的基础上，治疗组62例，病死率32.78%，其中急重肝18例，存活5例，亚重肝44例，存活42例；对照组60例，存活25例，死亡35例，病死率58.33%，其中急重肝14例，存活2例，亚重肝46例，存活23例。动物实验亦证明，本方具有清热、解毒、凉血、化瘀、止血等作用。

清肝解毒针由犀角地黄汤合茵陈蒿汤合方加减组成。犀角已属卫生部禁用药品，可用水牛角代之。水牛角、茵陈、大黄清热凉血，解毒化瘀，共为君药。水牛角"凉血解毒、止衄，治热病昏迷……吐血、衄血，血热溺赤"，实验证明可使凝血时间缩短，血小板计数增加。大黄为"足太阳、手足阳明、手足厥阴五经血分药"，能泻热毒、破积滞、行瘀血，"通利结毒"，"血分之结热，唯兹可以逐之"。

治疗重型肝炎，主要做法是保肝利胆，解除微循环障碍，抗病原微生物和抗内毒素、止血、免疫调控，几乎可作用于其病理机转的各个环节。茵陈"除湿散热，治通身发黄，小便不利"，有利胆、保肝、解毒和促进肝细胞生长等作用。生地、赤芍、山栀共为臣药，加强君药凉血、散瘀、止血功能。生地清热凉血生津，"能消瘀血，凉血补血有功"，"血热妄行，或吐血、或衄血、或下血，宜用之为生"。实验表明可降低血液黏稠度，改善微循环。赤芍能"行血破瘀血，散血块，以散血热"，山栀清热泻火凉血，能利胆、抗肝损伤，与茵陈配合则作用更为明显。《本草思辨录》谓其"苦寒涤热，而所涤为瘀郁之热。……黄疸之热，热在表，其本在胃，栀子入胃涤热下行，更以走表利便之茵陈辅之，则瘀清热解而疸以愈"。丹皮、煅人中白加强凉血解毒，是为佐药。丹皮入肝经，清热凉血，和血消瘀。《滇南本草》谓其"破血行血，消癥瘕之疾，除血分之热"，《本草经疏》则称其"味苦而微辛，辛以散结聚，苦寒除血热，入血分，凉血热之要药"。煅人中白咸寒而能清热除火消瘀，善解热毒。全方组成特点是：凉血而不凉遏，活血而不破血，解毒不伤正，止血不留瘀，具有清热、凉血、解毒、散瘀、止血、利胆、保肝、养阴等多方面作用，体现了凉血解毒的基本大法。

清肝解毒针的用法：每次50~60ml（相当于汤剂1帖），加入10%葡萄糖液250ml中静滴，一日1次，严重病例可用至80~100ml（1.5~2帖）。急重肝10天为一疗程，亚重肝15~20天为一疗程。

病情稳定后，改用原方口服合剂，或继续辨证治疗。

三、凉血解毒法的应用要点

凉血解毒虽为热毒瘀结证的主法，但病程中尚可出现湿热蕴郁、腑实内壅、瘀热水结，及窍闭、阴伤等病理变化，临证需审其主次偏重，配合清化湿热、通腑导滞、泻下通瘀、芳香开窍、养阴益气等法，提高治疗效果。

（1）和清热化湿法的配合应用　黄疸之生，除瘀热外，湿邪亦是重要原因，"黄家所得，从湿得之"。湿热蕴结中集，病人常表现为胸闷脘痞、口苦口黏、舌苔黄腻等症。单凭凉血解毒，恐湿热胶固难以尽去；仅恃清化之法，则瘀与湿相搏而结聚不散，当凉血解毒与清利湿热合法并进，方取《医学传真》茵陈四苓散之意，加入茯苓、猪苓、车前子、虎杖等，使湿热之邪从下而泄。至于邪在气分流连，一热交蒸时，重用清利，更有利迅速退黄，顿挫病势，免内陷心肝营血。

（2）和通腑导滞法的配合应用　腑实壅结，既可阻滞气机，凝滞血行，又能留湿、留热，邪无出路，加重病情，故腑实也是重要的病理环节，多数患者存在腹满胀痛、大便干结。应在凉血解毒法中配合通腑泄下，攻逐有形之邪，荡涤肠腑实热，同时和清利之法配合，尚有分消之功。可取大承气汤意，重用生大黄，加入芒硝冲服，这对排除蓄积肠道的毒素，减轻肝脏负担，颇有裨益。

（3）和泻下通瘀法的配合应用　重型肝炎有时因腑实、瘀热、水毒蓄积，可见尿少赤涩，或腹胀尿闭，表现为瘀热水结，尤其在并发肝肾原发性腹膜炎时较为多见，已非单用凉血解毒所能奏效，必须配合泻下通瘀合剂（自订方），通瘀散结，攻逐水毒，方选《温疫论》桃仁承气汤为基础。临床实践证明，泻下通瘀治疗急性肾功能衰竭效果良好，实验结果提示，该法能改善微循环，增加肾血流量，降低血清尿素氮、肌酐、尿蛋白，并能排除滞留于肠道内的病原体及毒素。

（4）和芳香开窍法的配合应用 本病之昏迷，乃瘀热毒邪内闭清窍，神机失灵，非单用"三宝"所能开，若能在凉血化瘀解毒的基础上，配合芳香开窍药，自可更好地发挥其综合治疗效应。热毒深重可选安宫牛黄丸或醒脑静注射液；神昏痉厥者以紫雪丹为佳；若兼秽浊之气蒙窍，可用至宝丹为主方。

（5）和养阴益气法的配合应用 重型肝炎病情既重，病程又长，瘀热火毒极易伤阴耗气，凉剂中虽有养阴生津之品，但其力尚嫌不足，必须配合养阴生津、益气扶正之法。其中尤当注意养阴生津，一则火热阳邪最易伤阴，二则滋阴养血，津液得充，血液自畅，可达"养阴而化瘀"之效。方选《温病条辨》增液汤，以甘寒清养为主。若兼气虚，加生脉饮益气养阴。但须注意养阴不可太滞腻，益气不可过壅，以免滞湿助热，反助病邪。后期或恢复期确属肝肾真阴衰竭，邪毒不显，方可配入滋养填补之法。

张某 女，15岁，学生。

以发热伴上腹不适9天、尿黄3天于1996年2月27日入院。入院后体温持续升高，波动在39.1℃~40.5℃，经多联抗生素治疗无效。2周后恶心、呕吐、食纳不馨加剧，第3周出现腰肾区压痛、腹水、少尿。作胸片、骨穿、腰穿、血培养、超声心动图等未发现异常，抗-HAV-IgM两次阳性，抗-CMV两次阳性，HCV、HEV均阴性；肝功能损害明显：ALT 520U，总胆红素（BILIT）410.6μmol/L，直接胆红素（BILID）、281.1μmol/L，PT延长。

诊断：亚急性重型肝炎（甲肝病毒与巨细胞病毒重叠感染）、胆道感染、原发性腹膜炎。予保肝、降酶、退黄、抗感染治疗收效不满意，特请会诊。

症见高烧不退，面、肤、目黄染，口干欲饮，气急腹胀，大便干结，尿色深黄，胁下胀痛，神倦思睡，苔黄薄腻，舌质红绛，中部偏干少津，脉来濡数。此乃疫黄，治当凉血活血，清热解毒，利湿退黄。

茵陈 20g 生大黄 后下，9g 黑山栀 10g 广郁金 10g 白茅根 20g 赤芍 12g 丹皮 10g 丹参 10g 柴胡 6g 炒黄芩 10g 川石斛 15g 鸡骨草 15g 垂盆草 15g 车前草 15g

药后 5 天，体温渐降，尿量增多；半月后体温完全正常，黄疸显减，腹水消退，复查肝功示：ALT 94U/L，AST 114U/L，ALP 363U/L，GGT 90U/L，A/G=0.8，BILIT 291.9μmol/L，BILID 94.2μmol/L。原方垂盆草加至 30g，续观。

连服上方 70 剂，体温未再复升，黄疸消退，仅巩膜稍有淡黄，肝脾回缩，腹胀消除，食纳稍差。复查肝功能示：ALT10U/L，AST21U/L，ALP170U/L，GGT60U/L，A/G=1.76，BILIT 12.5μmol/L，PT 正常。

姚荷生

湿热羁留，疏达膜原

姚荷生（1911~1997），江西中医药大学教授

李某 男，35 岁，干部。1975 年 8 月 15 日初诊。

患者形体壮实，身目悉黄，身热不扬，面垢腹胀，大便溏泻奇臭，小便黄而混浊，气味秽臊，苔厚腻，脉弦滑，西医诊断为急性黄疸型肝炎，曾服西药 10 余天无效，转请中医治疗。

辨证为湿热羁膜原，方选达原饮加大黄。

川厚朴 10g 草果仁 6g 槟榔 6g 知母 10g 甘草 5g 白芍 10g 生大黄 10g

服 3 剂，每日 1 剂。

姚老看完此病后，对患者提出了服药后预计反应有三：

一是寒战壮热，为最好反应；二是大便泻出臭秽喷人，为次好反应；三是尿液更加混浊。结果服第 1 剂药后病人寒战壮热，大便溏，臭气喷人，尿液混浊，三个反应同时出现。由于反应比较严重，患者家属不敢继服余药，然患者认为医者有言在先，对药后反应估计非常准确，坚持继续服药，服第 2、3 剂药后反应亦随之减轻，病情大见好转。复诊原方去大黄，继进 4 剂。共服达原饮 7 剂，诸症痊愈。

湿热遏伏，久羁膜原，当宣透膜原，化湿清热。本案湿遏热伏，郁闭已久，邪盛正强，病无出路。服达原饮后，病利药助，正邪相搏

至极，湿浊一化，被遏之热随之外达故有寒战壮热，此乃湿走热现，为应有的良好反应。说明湿热胶着之势随之而解，其所浮现之热邪正可清泻使退，被化之湿浊亦可清利使出。所以泻出臭秽喷人，大便、尿液更加混浊，均为服药后可能出现的反应。医者必须对疾病的病因病机分析透彻，胸有成竹，先告知患者，不惊不疑，正确地估计疾病的预后，多能取得良效，缩短病程。

蒋志伊

血虚黄疸，养营化湿

蒋志伊（1916～　），江苏省农垦局医院主任医师

陆某　男，41岁，干部，1974年7月31日就诊。

患者于1973年7月3日患急性黄疸型肝炎，以茵陈蒿汤合甘露消毒丹治疗痊愈。之后曾反复发作两次。邀本人会诊，观其面色黄晦而暗，鼻孔、口唇及两颊如煤油烟熏，形瘦神怯，两目黄染，轻度浮肿，头昏无力，心悸怔冲，急躁多怒，心烦失眠，形寒纳呆，胸闷泛恶，右胁胀痛，脉濡，舌质淡，苔水白。肝功能：黄疸指数：25U；凡登白：直接迅速反应；定量：2.5mg；麝浊：12U；谷丙转氨酶：121U；白蛋白：35g/L；球蛋白：30.8g/L。

中医诊断：血虚黄疸。治法：养营化湿。

当归 10g　川芎 6g　煅针砂 12g　炒青皮 6g　炒陈皮 6g　肉桂 3g　红花 3g　怀牛膝 10g　砂蔻仁各 1.8g　温六散 15g　广木香 5g　炒枳壳 6g　苍术 6g　赤猪苓各 10g　炒谷芽 12g　炙鸡内金 6g

另上午服：金氏铁霜丸 5g，下午服金氏褪金丸 1.5g。

上方共服54剂，诸症缓解，面色转红润，形神亦健旺，查肝功能均在正常范围，给金氏补血丸调理而痊愈。

血虚黄疸乃吾师金兰升先生在临证中总结出特有的一型，为诸疸中较难治者，养营化湿法是先师疗此型黄疸的独特之法。肝藏血，故

肝病每易伤血，肝血不足则常影响肝之疏泄，致胆汁郁阻，溢于肌肤而黄疸。因此血虚黄疸以营血亏耗为本，湿入营中为标，属肝脾同病。

血虚黄疸之症状特点是：黄而晦暗，且带铜青色，尤其在两鼻孔、上唇及两侧腮部如煤油烟熏，呈暗黑色，并兼形体消瘦、神困语怯、头晕无力、心悸怔忡、急躁易怒、心烦失眠等血虚症状，脉常濡或沉细，舌质淡而不华，苔薄白或水白。

治疗时，应禁食生冷、面食及一切油煎食物。

金氏铁霜丸

五倍子炒黑，60g　制苍术120g　制香附醋炒，60g　西茵陈60g　炒陈皮60g　醋煅针砂水飞，120g　白芷60g　苦参30g　松罗茶叶60g　海金沙醋炒，60g　砂仁60g　青皮30g　苦丁茶30g　全当归30g　泽泻60g　秦艽酒浸晒干，30g　干漆炭60g　百草霜30g　煨诃子30g　皂矾醋煅，120g　浮小麦姜汁炒，120g　广木香60g　胡桃肉150g　豨莶草60g　高良姜炒透，45g

上药依法制炒共研细末，水泛为丸如绿豆大。每次6g，日服1~2次。

金氏褪金丸

煅针砂水飞，120g　炒香附180g　苍术60g　厚朴30g　煅皂矾30g　甘草30g　大麦粉250g

上药共研细末，水泛为丸如莱菔子大。每次1~1.5g，日服1次。

金氏补血丸

五倍子炒，60g　高良姜炒，40g　白芷60g　制苍术120g　煨诃子30g　松罗茶叶60g　煅针砂水飞，120g　炒陈皮60g　海金沙60g　苦丁茶30g　砂仁60g　青皮30g　皂矾炒透，120g　全当归30g　制香附60g　百草霜30g　广木香60g　秦艽30g　胡桃肉150g　干漆炭60g　党

参另研，60g 白芍另研，60g 肉桂另研，60g 金毛狗脊去毛，另研，60g

上药依法炮制，共研细末，水泛为丸如绿豆大。另研者泛外层，代赭石粉为衣。每次 6g，日服 1~2 次。

李翼农

黄 疸 验 方

李翼农（1890~1984），广东省东莞市中医院主任医师

苍术 500g　广陈皮 250g　川厚朴 150g　草果 30g　砂仁 30g　青矾 120g
茵陈穗 250g　香附米 500g

青矾同香附米炒烧过，俱为细末，醋打面糊丸如梧桐子大，每空
心酒下三钱，姜汤亦可。

某　女性，年约 30 岁。

病者面目俱黄，身体胖肿，心中悸动，肢体疲惫，饮食不振，更
医更药不应，后邀余诊，脉濡数，按之弦，舌苔黄而根白厚；此黄疸
也，皆由湿热郁蒸，不能畅发所致。

五倍子炒黑，250g　绿矾姜汁炒白，120g　针砂醋炒红，120g　神曲炒
黄，250g

共为细末与上方，依法治之而愈。

生姜汁煮红枣肉为丸，如梧子大，每服六七十丸，温酒下，不能
饮酒者，米汤下，忌食荞麦。

有妇人某　北鸦村人，忘其姓名，年四十余。

面黄目黄，周身俱黄，小便短，大便软，心下怔忡，食量减少，
饮亦不多，行则气喘，脉则虚濡无力，舌苔略白。此气血两亏，挟湿
热成黄之候，宜与绿矾丸加人参、当归等为丸，即授方与之，使其照

方服食，服完后即愈。

满天星（一种移星草，又名金钱草，叶小而光、多生人家花盆及阶上）连根洗净，约半茶盅捣融，煮猪瘦肉数两，服汤与肉，数次即可黄退而愈。

按：满天星另有一种，春叶如乌梅，而干黑多白星点，猪瘦肉煲食，亦甚有效。

陈贯之 男性，38 岁，石龙人。

病身黄面目俱黄，咳嗽不已，心中愦愦如无奈状，手足疲软，溺短赤而频数，神昏如欲睡，每日下午身有微热，心跳，四肢疲乏；病经治数月，清热祛湿之品备尝未效。其脉细数而濡，舌无苔而微红，以脉症合参，盖阴虚而挟热者，满天星甘凉清热，猪瘦肉与甘咸养阴。徐灵胎谓治黄疸须用单方者，此方殆亦可试，遂命服之。一服而黄少退，再服而黄锐减，三、四而病脱然。陆清洁谓"满天星为治黄疸圣药"，试不诬也。

阴黄阳黄合用验方

青矾醋煅至赤色研细，30g　川芎 12g　当归 12g　熟地 60g　杭芍 18g 山楂肉 12g　獭肝 15g　微煨大黄 12g　乌枣去核，120g　苍术 12g　陈皮 18g 制香附 12g　甘草 5g

共 13 味米糊为小丸，每服 20 粒至 40 粒，鸡蛋冲白糖服，食后以筋络有掣动，则病随愈。此病服药后必以筋络掣动为效，服此药应戒食蚬肉、烧酒、糯米、蔬菜果品及茶叶。

简屋村李之女 两手脉小弱，面目萎黄，肢体黄瘦，不欲饮食，服此方痊愈。

黄肿、黄疸合用方

绿矾正常醋煅至朱红色方合用，250g　茵陈 75g　黑丑 15g　乌枣炖烂去皮核，120g

共末，乌枣肉为丸如绿豆大，每服 15 粒，以服完一料为度，每次空腹服，服后随即饭，如大便坚实，服丸后即以圆肉煲水润之方可。忌食鸭肉、鸭蛋、无鳞鱼、鲇鱼、蚝、蚬、虾、蟹，宜多食糖、猪瘦肉。如未痊愈，再作丸服，以愈为度。

叶某　年六十余岁，男性。

病黄疸，两目皆黄，身肿体倦，心悸，叠医未效，以致濒危，后用此方，服之痊愈。

董廷瑶

理气活血，妙治胎黄

董廷瑶（1903~2002），泸上名医，儿科大家

胎黄即新生儿黄疸，有因溶血、肝炎或巨细胞病毒引起，以肤目发黄为特征。古多以胎孕湿热，脾失转输，或寒湿阻滞，郁久发黄，区分"阳黄""阴黄"辨证，失治或治不合度，病程迁延常现癥块（肝脾肿大），腹部膨满，青筋暴露，成为难治之症。董氏谓此因湿郁气滞，病久气滞血瘀交结成癥，治则首要理气破结，活血化瘀，开壅除满，酌加清热化湿或温阳运湿之品，俟气行血活，癥消湿化，则黄自退。自拟验方，药选当归、赤芍、三棱、莪术、青陈皮、枳壳、川楝子、大腹皮、蟾皮等，据证辨证阴阳寒热分别加入茵陈蒿汤或四逆汤，临诊施治，常获痊安。

张某 女，2月龄，1990年3月16日初诊。

生后皮肤巩膜黄染，肝脾肿大，质中，胆红素257μmol/L，GPT 100U（赖氏），AKP80U（金氏），尿检证实为巨细胞病毒，住院治疗1个月，肤黄不退，晦暗不泽，粪如陶土，腹满胀气，小溲短赤，哭声低哑，舌淡苔腻，两脉濡细。董氏谓此乃寒湿壅阻，气滞血瘀之"阴黄"，急投胎黄验方（同上）理气活血，配入四逆汤小制其剂，温阳行瘀，佐以苡仁、泽泻、茯苓、茵陈淡渗利湿。进治1个月，阴霾得阳煦而散，

肤黄因瘀化渐消，肝脾肿减。继以人参鳖甲煎丸改汤剂化裁，佐入健脾分湿之品，服药半年，苔化薄净，诸疾均和，黄疸消净，肝功能及尿检均已转阴。是为从气血论治胎黄之验证。

姚贞白

黄疸医案四则

姚贞白（1910~1979），昆明市中医院原院长

李某 男，31岁，教师，住昆明市。1931年夏来诊。

患者自述病经二三月，因周身黄疸，曾服柴胡平胃散及茵陈蒿汤多剂，效不显。症见面目全身晦黄不荣，肌肤浮肿，四肢冷，自汗淋淋衣被尽染黄色。胸膈痞闷，神疲，大便稀溏，小便黄短。脉象濡滞，舌质淡、苔白腻。此属久病，过服苦寒，脾肾受损，运化失司，邪从寒化，呈现阴黄之候。法当温运渗利，兼理气和胃。

炙附片开水先煨透，30g　茵陈蒿 12g　桂枝木 9g　云茯苓 30g　西砂仁冲，9g　广陈皮 6g　川干姜 9g　炒苡仁 12g　小红枣 11 枚

二诊：上方服 2 剂，患者面目全身黄疸、浮肿、自汗均减，肢冷转温，胸膈舒畅，小便清长，大便渐干。脉象濡缓，舌白腻退。此阳气渐回，脾运复苏。寒湿未尽，续宜温运渗化。

炙附片开水先煨透，30g　茵陈蒿 12g　云茯苓 30g　猪苓片 9g　桂枝木 9g　炒泽泻 9g　川干姜 9g　大红枣 5 枚

三诊：上方连服 4 剂，黄疸、浮肿、自汗诸症消失。脉弱缓，舌粉红而润。饮食增加，二便正常。病后体虚，脾肾未强。再拟下方调补，数剂而安。

炙附片开水先煨透，30g　潞党参 15g　漂白术 12g　茯苓神 15g　西砂

仁冲，6g　广陈皮 6g　炒苡仁 12g　生甘草 3g　川干姜 6g　大红枣 3 枚

阴黄之候，立温运渗化，脉象由濡滞而渐缓和，诸症迅退，可以知其为正法。

王某　女，28 岁，干部。1959 年 7 月。

初诊：病经一月，治疗无效。面目肌肤发黄，鲜明如橘色，浮肿且痒，但无疹点。高热口苦，食少神倦，头目眩晕。溺短而赤，大便干结。夜间烦躁，手足灼热，身因体重。脉象弦数有力，舌红苔黄燥。证属阳黄，系由肝胆湿蕴郁不化，阳明燥结，气分不宣所致。治宜清热化湿，兼佐通利。

绵茵陈 18g　焦栀子 9g　焦黄柏 6g　生大黄 6g　广连翘 6g　红饭豆冲，15g　芦苇根 30g　白通草 3g　净竹茹 6g

二诊：上方服 3 剂，大便已通，小便增多，手足心发热已减。面目及肢体黄染浮肿均渐消退。夜能静卧，可进少量饮食。脉象弦数，舌红、苔薄黄。阳明气分宣通，肝胆湿热较化。前方已有效，仍守原意增减。

绵茵陈 18g　滑石 9g　猪苓 9g　木通 9g　焦栀子 3g　焦黄柏 3g　芦根 30g　广连翘 6g　白通草 3g

三诊：上方连进 10 剂，小便清长，大便通畅。面目及全身黄染即将退尽，浮肿消失。惟头昏神倦，肢软乏力，自汗，肤痒。脉舌如前。此湿热甫净，脾虚气弱，续拟清化调理之品。

茵陈 12g　茯苓 15g　猪苓 9g　泽泻 6g　饭豆 15g　苡仁 15g　木通 3g　芦根 15g　通草 3g　竹茹 6g

上方服 5 剂后，脉象调和，舌润苔淡。于前方去茵陈、泽泻、通草，加条参 15g、扁豆 12g、白术 12g，服 15 剂，黄染、浮肿诸症全消。睡眠、饮食恢复正常。再以六君善后。

翌年受孕怀胎，足月顺产，母子均安。

湿热熏蒸，迫胆汁外溢，发黄鲜明如橘，虽经多日，其候不变。细参脉症，病属阳黄。针对病机，以茵陈栀子大黄汤加减，阳明宣通，邪无所据。随以茵陈四苓，肝胆清舒，再重调理。

刘某 男，43 岁，部队干部。1970 年 6 月。

初诊：患者病经半年以上，初起觉身困头眩，食欲不佳，右胁下隐隐作痛，心烦欲呕。小便黄，大便秘。继则周身及面目出现黄疸，口苦烦躁，纳减眠差。入某医院，经多次化验检查，确诊为黄疸型肝炎，已发展为肝硬化。住院治疗数月，黄疸未见消退，反而出现腹水，面足浮肿，胸痞，胁痛，腹胀，饮食日减，小便短涩，大便干燥，夜难入睡。服姜桂术附及理中、四逆汤等药，病未减，反趋急剧，约余会诊。

脉滑而数，重按有力，舌苔黄腻且干。症属湿热发黄，肝胆气滞。病势缠绵，治以疏肝利胆，清热化湿。拟茵陈温胆汤加减。

绵茵陈 18g　败酱草 15g　鸡骨草 30g　焦栀子 9g　炒枳实冲，9g　净竹茹 9g　醋法夏 9g　广陈皮 6g　广木香 4.5g　炒柴胡冲，9g　大腹皮 15g　连皮茯苓 30g　烧鸡金 6g

二诊：前方服 5 剂后，大便通顺，小便稍多，色尚深黄如浓茶，口苦燥。黄疸未退，胸腹胀满稍减，自觉腹中作鸣，可略进饮食。肢体仍浮肿，入夜烦躁不宁，精神倦怠。此肝胆气分渐舒，内伏湿热尚重，脾为湿困，运化失调。脉弦滑而数，重按渐软，舌苔薄黄而润，续用原方加减。

绵茵陈 18g　茯苓 30g　猪苓 15g　炒泽泻 9g　炒柴胡 9g　炒枳实冲，9g　鸡骨草 30g　大腹皮 15g　广木香 4.5g　净竹茹 9g　醋郁金 6g　车前子包，煨，9g　烧鸡金 6g

三诊：上方连服 15 剂后，小便增多，腹水陆续消退，全身已不浮肿，胸痞、胁痛均较前减轻。渐思饮食，夜能静卧，面目尚有轻度发黄，可单独行走来医院门诊。脉象细弦，舌苔淡黄薄腻，是黄疸湿热将化，脾弱肝胆气分渐舒，拟从调达肝脾，清化未尽湿热兼治。方用茵陈四苓散加味。

绵茵陈 18g　白术 12g　茯苓 18g　猪苓 9g　炒泽泻 9g　广木香 3g　西砂仁冲, 9g　法半夏 9g　广陈皮 6g　苡仁 15g　竹茹 6g　烧鸡金 2 枚

上方又连服十数剂，黄疸消失，饮食增加，二便正常，睡眠安定，只觉精神体力尚未恢复。续以归芍香砂六君汤。

苏条参 16g　白术 9g　茯苓 18g　生甘草 3g　法半夏 9g　广陈皮 6g　全当归 15g　炒杭芍 9g　广木香 2.4g　西砂仁冲, 6g

服上方调理月余，痊愈出院。

常某　男，32 岁，解放军指挥员。1959 年 4 月。

初诊：患者起病于 1956 年，因庆功宴豪饮大醉，昏睡一昼夜之久。此后，食欲锐减，形体渐瘦，而自恃体力，不以为患。半年后，又出现右胁疼痛、恶心、呕吐等症状。在部队医院治疗，因胁痛剧烈，曾注射吗啡数支。后出现黄疸，乃入昆明军区总医院以"急性黄疸型肝炎"治疗，好转后出院。出院后，未经休息，且劳累过度，病复发。于年 4 月二次入院，诊断为"肝硬化"，采取中西医合治。据云所服中药，有大剂量桂、附。服后，胸腹烧灼难忍，反而腹胀增大，黄疸加深，病情渐趋恶化。4 月 30 日晚，邀余会诊。

诊见患者全身色如金橘，汗出皆黄，衣被尽染。发高热（每日持续在 40℃ 左右），腹部胀大如鼓，膨隆高起，不能自视其足。小便短赤不利，大便不畅，烦渴而饮少。脉弦滑数，舌质红暗、苔黄厚腻。此肝脾屡伤，血郁气滞，土困木湿热熏蒸，运化疏泄及传导失司，遂发为黄疸臌胀，病势凶险，法当清湿热以疏肝络，消黄疸兼除臌胀。

茵陈 15g　炒栀子 6g　带皮茯苓 24g　猪苓 15g　泽泻 9g　枳实炒,

冲，6g 醋郁金冲，9g 焦柏 6g 炒厚朴 9g 大腹皮 15g 通草 6g 滑石 18g 竹茹 6g 芦根 30g

二诊：上方服 4 剂，体温降至 37℃ ~38℃ 之间，黄疸明显消退，烦渴已少，精神好转。但臌胀未消，日夜痛楚。

脉弦滑，舌苔黄，厚腻未退。证属黄疸湿热较化，肝脾气机壅滞未舒，运化无权，水邪停留。本当攻逐，但久病脾胃屡伤，用峻猛之品，恐难胜任；若随攻随胀，预后尤为不良！提笔踌躇，忽忆同道鲁绍曾老先生曾谓："用大蒜煮鲜肉，可消腹水，且不伤正。"因嘱试服用生大蒜（去皮）120g，鲜猪肉半斤，同熬炮烂为度，顿服。

茵陈 15g 带皮茯苓 30g 猪苓 15g 泽泻 9g 炒枳壳 9g 炒厚朴 9g 广陈皮 6g 大腹皮 9g 郁金 9g 广木香 4.5g 焦柏 4.5g 烧鸡金 6g 甘草 3g

三诊：患者自诉：服上述单方及汤药后，约二时许，脘腹胀闷欲死，心泛欲吐，而强忍之。又二时许，腹中鸣动，随即二便如注。半日共下稀水粪便 13 次，后臌胀顿消，如释重负。发热也退净，精神爽适，且知饥索食。诊脉现弱缓，舌苔退薄。此病退，肝脾未复，续宜调肝扶脾，和胃清化。

茵陈 9g 苍术 9g 茯苓 2.4g 猪苓 9g 泽泻 6g 苡仁 12g 白蔻 6g 炒枳壳 6g 甘草 3g 竹茹 6g 烧鸡金 6g

四诊：上方服一周，病势稳定，精神好转，食欲旺盛。

脉缓微弦，舌红、苔薄微腻。证候续宜调理，再拟下方。

茯苓 15g 猪苓 9g 泽泻 9g 苍术 9g 炒厚朴 9g 广木香 3g 西砂仁 9g 陈皮 6g 苡仁 12g 甘草 3g 竹茹 6g 烧鸡金 6g 鸡骨草 12g

上方化裁出入，治疗约一月，诸症俱消。

出院后，改服逍遥、六君类加减，前后二三年，巩固疗效。

辛劳骤饮，肝脾损伤，血郁气滞，湿热熏蒸，运化疏泄开阖失常，发为黄疸臌胀奇险重症。曾用清泻分消之剂，继投辛温通导，扶正祛邪验方，效应如响，此即《内经》"中满者，泻之于内"及"劳者温之"之意焉。

郭方伯

黄疸效方矾硫丸

郭方伯，四川南郭名医

治疗黄疸，医家多尊罗氏谦甫之说，分阴黄、阳黄论治，以其较为切合临床实际。观所用方药：阳黄不外茵陈蒿汤、栀子柏皮汤等清热利湿、疏肝运脾之方药；阴黄不外茵陈五苓、茵陈术附等湿化分利之汤方。验之于临床，其效者确属不少，然有不效者，亦非不多。先师郭方伯累用"矾硫丸"退黄尤捷，兹简介于下。

药物组成：制硫黄 24g　煅青矾 30g　大枣 15 枚　大麦粉 90g

上四味，硫黄原用为倭硫黄，国内已少市售，可改用国产硫黄替代，当选用晶莹块状者为佳，用白水萝卜（或豆腐）100g 切片，加水适量，同煮半小时，以去其毒，然后去水及白萝卜（或豆腐），将硫黄取出晾干研末备用。青矾需煅透用。其煅法有二：①再入柴灶火中烧，待全红透后取出，去纸及柴灰，研细末备用；②用一铁勺，将青矾盛入其中，放灶中火上，烧至药红透，取出研细备用。大枣需选用大而有肉质者佳，去枣核，捣烂用。大麦粉需先将成熟之大麦炒熟，研细末过筛后备用。四味各如法炮制后，共同盛入一瓷盆中，加滚开水适量调匀，做成如绿豆大丸子，即可服用。为防止生霉，需放置在通风处阴干。

凡一切临床症见目珠黄、周身黄、小便黄如浓茶或菜油者，均可服用。此方为先师用来消退黄疸之主方，同时根据病者之寒、热、虚、实，处以适当汤剂配合治疗。

考"矾硫丸"首见于俞氏《通俗伤寒论》，次见于时氏《中国时令病学》。此方药味简单，但确有很好的疗效。盖因方中青矾，其色绿，其性燥，其味酸微辛。味酸色绿，秉肝木之气，故能入肝胆；用火煅过，其色变红，名曰绛矾，故又能入肝之血分。今用取其味辛性燥，能燥脾胃之湿；取其微辛，"辛以散之"，寓有疏肝之意。黄疸一证，虽有内伤外感之不同，寒热虚实之各异，然多系中焦湿热蕴酿，导致肝胆郁滞引起，青矾燥湿疏肝，故用为本方治黄疸的主药。辅以硫黄，因其性温燥，其味酸而有毒（去毒之法见制法）。其性温燥以助青矾以燥化湿邪；酸为木味，以促肝木之疏泄。此青矾得硫黄之助，而治疸之作用愈强。佐以大枣，其味甘温，入脾胃以滋助中焦之运化。再得大麦，为五谷之一，既为大枣滋养脾胃之一助，又善入肝胆，助肝气之疏泄。四药合用，相得益彰。先师用此丸配合治疗黄疸，多能应手取效。

（张克强　整理）

李济仁

清热利湿法，灵茵退黄方

李济仁（1931~　），皖南医学院教授，国医大师

黄疸是以目、身、小便黄为主症的一种常见病症。《卫生宝鉴》将黄疸分为阳证、阴证两大类。后世多称阳黄、阴黄。急黄是阳黄中的急重症。阳黄病因皆由湿从热化，熏蒸于肝胆，致胆汁不循常道、熏染肌肤而发病。故本证治疗大法以清热利湿为主，投药再据湿、热之轻重而化裁。李教授治黄疸擅以灵茵退黄方（经验方）加味。

组成：威灵仙 15~30g　茵陈蒿 30~60g　大黄后下，9g　龙胆草 9g

全方以威灵仙、茵陈为主药，二味用量为 1:2 的比例。

方中威灵仙性味辛咸温，有毒，性猛急，走而不守，能宣通十二经络，以走窜消克为能事，积湿停痰，血凝气滞者宜之。临床验证可治急性黄疸型传染性肝炎，实为治黄之要药。茵陈性味辛苦凉，善利胆、利尿、退黄。《名医别录》曰："茵陈治通身发黄，小便不利，除头热，去伏痕。"二药相配，寒温并用，消利合剂。佐以大黄苦寒攻之品，泻热毒、破积滞、行瘀血。配龙胆草苦寒泻肝火，清湿热。四味合用共奏利胆退黄、解毒分消之功。

因胆石症所致黄疸：酌加芒硝（冲服）9g、枳实 10g、生鸡内金 12g，金钱草 60g，以软坚化石，荡除积秽。

因胆道蛔虫所致黄疸：酌加苦楝根皮 10g、乌梅 30g、槟榔 10g、

延胡索 10g，以增强驱蛔安蛔、解痉缓痛之功。

因胆道感染而致黄疸：方中酌加银花 20g、蒲公英 20g、丹皮 10g、黄芪 20g、白芷 10g，解毒清热，托毒排脓。

因肝炎所致黄疸：酌加贯众 10g，平地木 10g，板蓝根，虎杖 10g，荔枝核 12g 以养肝护肝，排除病毒。

本方睡前服用为佳，取"人卧血归于肝"之理。以利药物的吸收利用，还应注意休息和隔离。

以下举验案数则。

杨某　男，40 岁。1984 年 5 月 17 日初诊。

胃脘部阵发性绞痛 3 天，目黄发热 1 天。纳果，胃脘乍痛乍止，痛则汗出，拒按。痛甚呕吐苦水，并吐蛔虫一条。目睛微黄，溲短赤，便干结，苔黄腻，脉滑数。已服颠茄片等治疗疼痛未愈，今发热体温 38.5℃。查血：白细胞数为 11×10^9/L。肝功能正常，黄疸指数略升高。

西医诊断：胆道蛔虫合并感染。

中医诊断：阳黄；胃脘痛（虫居胆道）。

治宜清热利胆，驱虫缓痛。

药用灵茵退黄方加银花 20g、蒲公英 20g、乌梅 30g、苦楝根皮 12g、延胡索 10g、细辛 3g，每日 1 剂，水煎内服。

3 剂后黄疸退、呕吐止、痛消、热平、神爽、二便调。唯现纳差脘痞，再拟和中理气之剂调治而愈。

朱某　男，29 岁。1991 年 7 月 20 日初诊。

面目、肌肤黄染 4 天。神疲乏力，纳差欲呕，厌油腻，溲黄便结，苔黄腻，脉滑数。体温 38℃。肝功能示：总胆红素、谷丙转氨酶升高，乙型肝炎表面抗原阳性。

诊断：急性黄疸型肝炎。

证属黄疸（阳黄）。法当疏肝利胆，清热祛湿。

药用灵茵退黄方加贯众 10g、板蓝根 12g、平地木 10g、虎杖 10g、荔枝核 12g。

药进 5 剂，肤黄见淡，呕止，热退身爽，食欲渐增，余症同前。上方加猪苓 9g。守方半月，复查肝功，各项指标基本正常。稍以和胃之品善其后，月余体健恢复工作。

（李有伟　李艳　整理）

张泽生

透表清化治急黄

张泽生（1895~1985），南京中医药大学教授，临床大家

余某 男，25岁，战士。

因高热黄疸，住某院传染病区，诊为"亚急性黄色肝萎缩"。症见发热，全身黄染，腹部膨胀，小溲短少，色如浓茶，大便稀溏，神志恍惚。入院一周，经投抗生素及大剂量激素，发热已退，然黄疸及腹胀逐步加重，神志昏迷。邀余会诊，察其舌苔白腻，脉象濡数。综合症情，乃湿热蕴于阳明，肝胆失于疏泄，酝酿化热，熏蒸为黄，表里三焦均为邪热湿浊充斥，极为严重。

拟用茵陈蒿汤、栀子豉汤，加银花、蒲公英清热解毒化湿。另用万氏牛黄清心丸2粒，用薄荷3g、九节菖蒲3g，泡汤化服，开其窍闭。

药服2剂，神志渐清。然黄疸、腹胀、溲少如故，口干，舌苔灰白而腻，以原方去牛黄清心丸，改用神犀丹，加大剂清解之品。

2日后再诊，病势未见进退，黄疸指数仍160U。余思之，中药已服4帖，神志虽清，余症不减，舌苔甚腻，邪毒虽未内陷，然中焦湿热交结不解。知其激素用量颇大，经与病区主任反复研究，暂停用激素，以观病情变化，以免掩盖病之真相。余将原方减大黄加苍术，去神犀丹改用甘露消毒丹，重在化湿清热。

2日后往诊，体温复升至39℃以上，然神志尚清，身体困楚，欲

汗不得，此邪热欲从外达，乃投以麻黄连翘赤小豆汤、栀子豉汤加甘露消毒丹。

2 剂后汗出遍体，体温下降，复查黄疸指数降至 30U，后去麻黄连翘赤小豆汤，加清利湿热之味，共诊 13 次，病者逐步向愈。

《医宗金鉴》云："湿热发黄，……热盛者清之，尿涩者利之，表实者汗之，里实者下之，皆无非为病求去路也。用麻黄汤以开其表，使黄从外而散。去桂枝者避其热也，佐姜枣者，和其营卫也。加连翘、梓皮以泻其热，赤小豆以利其湿，共成治表实发黄之效也。"佐栀子清宣，豆豉透表，甘露消毒丹清热化湿，邪有外达之趋，因势利导，邪有出路，故病退矣。

刘赤选

血瘀络阻古方治，四乌贼骨一蘆茹

刘赤选（1897~1979），广州中医药大学教授

四乌贼骨一蘆茹丸为《内经》十三方之一，原治血竭肝伤。宗此方化裁治疗慢性肝炎和早期肝硬化，疗效颇佳。

石某 男，24 岁。

因食欲减退，恶心呕吐，厌油腻，小便黄赤 3 天，于 1975 年 3 月 3 日入某医院住院。入院体检时神清，巩膜及皮肤黄染，肝在肋下 1cm，脾未扪及，腹部呈鼓音，肠鸣音亢进。黄疸指数 70U，谷丙转氨酶 710U，白蛋白 41.3g/L，球蛋白 23.2g/L，尿三胆阳性，蛋白微量；超声波检查肝区较密微小波，腹水少量。西医诊为病毒性肝炎。入院后曾静脉滴入大量葡萄糖、维生素 C、激素、三磷腺苷、胰岛素、血浆，并静脉注射茵栀黄等，除黄疸稍退外，其余症状未见明显改善，改请中医会诊。

初诊（3 月 11 日）：右胁作痛，腹胀低热，头晕失眠，四肢乏力，口渴欲饮。舌质嫩红，舌苔薄白稍干，脉虚躁而无力，左带弦。

证属肝郁脾虚，肝阴亏损。

治疗：健脾疏肝，养阴活血。拟四乌贼骨一蘆茹汤加味。

茜草根 12g　乌贼骨 9g　当归尾 9g　炙甘草 6g　白芍 12g　橘络 2.4g
云苓 12g　白术 12g　党参 12g　葱须一小撮

二诊（3月22日）：服药11剂。面色明净，食欲好转，右胁不胀，仍有低热，失眠多梦，自汗盗汗，头晕肢软。舌质淡红，脉虚躁较前减少而带弦象。超声检查示腹水消失。仍守前法。

三诊（4月10日）：仍有低热，手颤，腹部微胀，口渴欲饮。脉细数带涩，舌暗红而紫，苔微黄薄。证为肝郁脾虚，胃肠湿热。治宜通络活血，化湿清热。处方：

茜草根 24g　橘络 3g　葱须—小撮　赤小豆 30g　乌贼骨 12g　鸡内金 9g　春砂仁 9g　大腹皮 9g　土茵陈 30g　泽泻 12g

上方服用26天，诸症皆平，精神食欲良好。复查肝功能：黄疸指数 4U，谷丙转氨酶 40U，病愈出院。

《本草经疏》云："乌贼鱼骨，味咸，气微温无毒，入足厥阴、少阴经。……咸温入肝肾，通血脉而祛寒湿，……入肝胆，舒营气。"茜根，《本草经疏》亦云："行血凉血之要药。主瘴及疸。"两药配合，养血行血，祛瘀生新，不凉不燥。于肝病血瘀络阻之病机十分合拍，或伍用健脾益气，或伍用清化湿热，或参以柔肝养阴，随证化裁，疗效确切。《内经》原方以雀卵为丸，鲍鱼汁送服。经实践体会，不用此二味，疗效亦佳。至于剂量亦不必拘于原方，乌贼骨四倍于茜草。

邢锡波

清心开窍神昏法，逐邪解毒醒后方

邢锡波（1906~1977），天津名医，临床家

邢氏有着丰富的临床经验，疗效显著，尤其长于治疗肝炎。如他抢救重症肝炎急性重型肝炎（多系湿热毒邪，内陷心包），在病人昏迷时，首选大剂清心开窍醒神的局方至宝丹 2 粒顿服。待神清后，治疗重心则放在清除毒邪上，采用泻热逐水，通利二便（选药：紫芽大戟、黑白丑、大黄、泽泻、地肤子、大腹皮等），清热解毒（选药：板蓝根、山慈菇、蚤休等），利湿退黄（选药：茵陈、栀子等），清热凉血，活血通络（选药：丹皮、丹参）诸法合用，再冲服散剂（犀角粉、青黛、冰片、玳瑁、朱砂、麝香等），以凉肝解毒清脑治疗效果甚为明显。在恢复期则本着扶正祛邪的原则，投以健脾和胃、疏肝化瘀之剂，他在这方面经验是丰富的。

冯某 男，41 岁，工人，1968 年 3 月 12 日入院。

患者于 1 个月前身倦乏力，脘闷纳呆，10 余日后发现尿色深黄，但仍坚持工作，后因症状日益加重而就医。检查巩膜、皮肤均呈黄染，肝大，肋缘下 1.5cm，有明显压痛及叩击痛。血常规正常，尿三胆（+）。肝功能：胆红素 114.5μmol/L，谷丙转氨酶 400U，麝浊 12U，总蛋白 74g/L，白蛋白 41g/L，球蛋白 33g/L，诊断为急性病毒性肝炎。12 天后黄疸加深，体温突然增高（39℃），并出现腹胀及腹水，

肝触及不满意。经全科会诊，考虑为重症肝炎急性重型肝炎。

治疗除加大葡萄糖输液用量，继续使用保肝药及抗生素外，并加入双氢克尿噻及安体舒通（螺内酯）以利尿消水。

3月26日复查肝功能较前恶化，胆红素259.9μmol/L，谷丙转氨酶480U，麝浊13.6U，白蛋白/球蛋白为1.7/3.3。依上法用药治疗1周，病情未见好转。4月1日患者神志模糊，次日清晨呈昏迷状态，4月2日请中医会诊。当时患者体位不能自转，神昏鼻鼾，痰鸣气促，周身皮肤呈橘红色，两眼巩膜黄染尤甚，瞳孔散大，对光反射消失，腹部膨隆，有腹水征，小便短赤，大便4日未行，舌质紫暗，苔黄腻，脉弦大而数。辨证属湿热毒邪蕴结中焦，熏蒸肝胆，内陷心包。治宜清心化痰，芳香透络，开窍醒神。

速投局方至宝丹二粒顿服。次日患者神志清醒，自述腹部胀满难忍，故在应用中药清肝解毒、泻热逐水之剂的同时，配合西药双氢克尿噻和安体舒通。

板蓝根18g　山慈菇18g　茵陈15g　丹皮15g　大腹皮15g　泽泻15g　丹参15g　地肤子12g　栀子12g　紫芽大戟10g　三棱10g　大黄10g　黑白丑6g　青黛3g　犀角粉水牛角代,3g　玳瑁3g　朱砂1g　冰片0.15g　麝香后6味同研冲服,0.15g

连服3剂，体温正常，尿量显著增加，大便畅快，腹水大减，黄疸渐退，精神转佳，饮食增加。舌质紫暗已浅，脉象弦细。遂将上方略作变动：紫芽大戟、黑白丑与大黄均减为3g，停用双氢克尿噻和安体舒通。

散剂用量稍作增减：

青黛12g　犀角粉3g　玳瑁3g　冰片0.15g　朱砂0.15　麝香冲服,0.1g

连服5剂，黄疸消退，腹水消失，精神饮食均佳，已下床活动。改用健脾和胃，疏肝化瘀法，以巩固疗效，恢复肝功能。

茯苓 12g　炒白术 10g　生山药 10g　大腹皮 10g　三棱 10g　丹参 10g　丹皮 10g　佩兰 10g　枳壳 10g　木香 6g　姜黄 6g

加服一个月，复查肝功能：麝浊 7U，谷丙转氨酶 10U，总蛋白 68g/L，白蛋白与球蛋白比值为 3.6/3.2。建议带药回家休养，1968 年底恢复工作，1969 年 7 月追访，一般情况良好，肝功完全正常。

患者初见身倦、脘闷、食少，为湿热困脾。继而身目俱黄，是肝胆受邪，胆液不循常道。腹胀、腹水为木横土郁，不能运水，水湿泛滥之象。高热神昏乃热毒内陷心包之征。鉴于病情危重，险象已露，治疗必须把握时机，辨析脉证，分清主次，及时投药。其具体治法分 3 个步骤。

昏迷时，首选大剂清心开窍醒神之品，以迅速消除神志症状，缩短昏迷时间，控制病情发展。若心主神明的功能丧失，其他脏腑功能均会严重受损，故以醒神为当务之急，可"急则治标"的重要措施。

神清之后，治疗重心放在清除毒邪，减轻症状，维护和恢复肝功能方面。因病至此阶段，邪气鸱张已极，热毒壅盛，肝络阻塞，况患者大便不通，小便短少，邪无出路，这正是应用攻逐毒邪法的有利时机，故速投清肝利胆、解毒化瘀、攻逐水邪之剂。然虑及病情险恶，猛攻峻泻的甘遂面未敢轻试，选用了紫芽大戟、黑白丑、大黄、泽泻、地肤子泻热逐水，通利二便；并以山慈菇、板蓝根、栀子清热解毒；以茵陈利湿消黄；丹皮、丹参清热凉血，活血化瘀通络；散剂凉肝解毒清脑。汤散合用，并行不悖，相得益彰，取效迅速，使毒热清，水邪去，肝络通，肝脏得荣，功能自然徐徐而复。

恢复期的治疗，本着扶正祛邪的原则，采用健脾和胃、疏肝化瘀之剂，取其标本兼顾，补中有通。斯时大邪已去，正气已虚，勿重兵猛攻，病在此阶段，肝功能尚未完全恢复，故不得停药过早；即使诸症悉除，亦应坚持治疗，待肝功能连续复查 3 个月无异常，方可停药。

熊寥笙

利疸退黄汤与疏肝理脾汤

熊寥笙（1905~？），重庆市中医研究所研究员

黄疸因湿热内蕴为患，治疗原则以"清热利湿为主"。治黄大法，主要不外汗、下、清、利、温五种，如能按表里先后灵活运用，自有得心应手之妙。

（1）阳黄治法：有表证，治宜散热利湿，如麻黄连翘赤小豆汤。里湿热证，法宜清热解毒，利湿化浊，如甘露消毒丹。湿热瘀里之阳明里实证，法宜清热利湿，微利大便，如茵陈蒿汤。此三法，一散、一清、一下，为治阳明热盛发黄之法。

（2）阴黄治法：太阴湿盛发黄证，法宜通阳利湿，如茵陈五苓散；中阳不足，或过用寒凉药物而成之阴黄证，法宜温阳化湿，如五苓散加干姜、茵陈，甚者可用茵陈理中汤。但若肢厥脉迟，可用茵陈四逆汤。此二法为治阴黄之法。

（3）急黄治法：法宜清热、解毒、凉血，如犀角地黄汤。重者神昏谵语，加用安宫牛黄丸。

（4）黄疸调理善后治法：法宜调和脾胃，不思饮食，舌苔不化，用小柴胡汤。胁痛胸闷，神疲少食，用逍遥散。体倦乏力，消化力差，用五味异功散。

（5）黄疸久不愈，肝脾肿大治法：法宜活血化坚，用鳖甲煎丸、

桂枝茯苓丸加减化裁。

证候既已辨明，选方亦属重要。方依法立，药随病变。上举各方，为治疗黄疸之常用方剂，如能灵活掌握，不难解决治黄问题。惟遣方用药时，医者务须匠心独运，灵机化裁，或一方单行，或复方兼施，方外有方，法外有法，不能执一而不知权，守成而不知变。故同一方剂，甲医用之有效，乙医用之不灵，此无它，病是变的，方是板的，如不因人、因时、因地，随症加减化裁，生搬硬套，是不能解决实际临床问题的。兹将个人六十年之经验方两个，作一简介，以备参考。

利疸退黄汤

茵陈 30g　金钱草 60g　山栀子 12g　玉米须 30g　板蓝根 30g　川郁金 12g　败酱草 15g

功能：清热，退黄，除湿，利胆疏肝，恢复肝功。

主治：急性黄疸型肝炎。

适应症：一身面目俱黄如橘子色，小便黄赤，发热或恶寒，口干口渴，胸脘满闷，右胁隐痛，甚则压痛，胃纳差，厌油腻，舌红苔黄，六脉弦数。

加减法：热偏重，便秘腹满，加生大黄 9g；胁痛加延胡索 9g，醋炒研末吞，每次 3g；衄血加白茅根 30g。

湿偏重，身倦头重，腹胀便溏，舌苔白腻，六脉濡缓，去山栀子，加苡仁 30g、广藿香 9g、白茯苓 15g。

经云："湿热相交，民病苦疸。"故治黄疸以清热利湿为主。本方以茵陈为君，性味苦寒，功能清热利湿，为退黄药首选，兼能清血中毒素；金钱草性寒，利胆清热，退黄解毒，佐茵陈以加强退黄之力；玉米须甘平，功能退黄利水，三者合用，力量倍增，善能促进胆汁之分泌，加快退黄作用。败酱草苦寒，清热解毒，活血行瘀，能促进肝细胞再生和防止变性，能降酶降絮，对病毒有较强的抑制作用；板蓝根苦寒，清热解毒，栀子苦寒，清热利湿，凉血解毒；郁金苦寒，理气解郁，活血镇痛，共奏理气活血、清热解毒之效。黄疸型肝炎，为湿热相蒸，胆失疏泄，肝失条达，脾胃失其输化所致。治法关键在于清热除湿，利胆疏肝，故本方名曰利胆退黄汤。

疏肝理脾汤

柴胡 9g　制香附 9g　制何首乌 12g　炒丹参 12g　纹党参 12g　白术 12g　三七粉分三次吞服，3g　炒泽泻 9g

功能：疏肝理脾，调气活血，软坚通络，恢复肝功。

主治：无黄型肝炎。肝炎病程已久，黄疸已退，肝功不正常。

适应症：肝气郁结，脾虚食减，神倦乏力，胸脘痞闷，胁痛，四肢软弱，性情急躁，肝脾肿大，大便稀溏，小便短小，色微黄，舌淡红，苔薄白，脉弦缓。

加减法：本方为治肝炎久久不愈，肝功不正常之基础方。临床应用，必须结合具体病情加减施用。如湿热未尽，仍宜加茵陈、玉米须、泽泻等以利湿清热；如阴虚内热，舌红无苔，以银柴胡易柴胡，加麦冬、玄参、石斛等以育阴；如食滞不化，宜加鸡内金、麦芽、谷芽等以和中化滞。

柴胡性苦平，疏肝解郁为君，佐香附之辛平以理气镇痛。党参甘温，补中益气，白术甘温，健脾理中，共为臣药。"治肝之病，必先实脾"，故以参术为臣。何首乌性味苦温，擅长补肝血，丹参苦寒，活血祛瘀，善治肝郁胁痛，三七味苦性温，止血化瘀，消肿镇痛，并能软肝强心，三味合用，既补且攻，补不助邪，攻不伤正，此为善治。泽泻苦寒，利水济阴，佐参、术一补一泻，一开一合，相反相成，共奏补脾而不滞肝之效。肝病迁延日久不愈，肝郁脾虚，虚实互陈，必须攻补兼施，肝脾同治，故本方名曰疏肝理脾汤，亦治求其本之意。

脾与胃相表里，肝与胆相表里，肝胆又能疏达脾胃，故四者的关系十分密切。脾虚则生湿，故曰"黄疸病以湿得之"，利湿必须健脾，是为治本。胆失疏泄，肝郁为火，必须利胆疏肝。湿热久则化热，利湿必须清热。如脾阳虚，则湿从寒化，除湿又必须温阳。在整个黄疸病变过程中，其间治肝治胆，治胃治脾，或清热、或利湿、或理气、或活血，先后缓急，各有攸分，医者务须掌握分寸，不失机宜，如不从整体观念着眼，孤立地或治肝，或治胆，而置脾胃于不顾，是不够全面的。上述两方，利胆退黄汤，着重清热除湿，利胆退黄，治在胆胃，为热证实证；疏肝理脾汤，着重疏肝理脾，调气活血，治在肝脾，为正虚邪实证。前方清热而不伤正，利湿而不损津，后方理气而不破气，活血而不耗血，照顾整体，较为全面。如能灵活掌握此两方而随证加减化裁，则执简驭繁，由博返约，乃治疸一大助也。

李庭芬

苍耳薄茵砂木通，全生黄疸立效方

李庭芬（1907~1976），广东省名中医

阳黄证，多属急性传染性黄疸型肝炎，每因湿热蕴结，阻滞中焦，湿热交蒸，肝失疏泄，胆汁外溢所致。症见身黄，目黄，小便短黄，肢体疲倦，胸脘痞闷，便溏，不渴，舌苔白腻，脉濡缓。证属湿重于热，治宜利湿清热化浊。选用黄疸立效方（王洪绪《外科证治全生集》），该方药用：苍耳子、薄荷、木通、绵茵陈、砂仁末 10g 同服。如小便赤如血者加黄连 3g 同煎，日服 1 剂，连服 2 日，黄疸便可消退，此时适当调治他症，则可加快肝炎痊愈。

黎某 男，35 岁，1959 年 6 月 20 日就诊。

诊见患者面目及全身黄染，身微热，胸脘痞闷，纳呆便溏，肢体倦怠，小便短黄，不渴，舌苔白腻，脉濡缓。

诊为急性黄疸型传染性肝炎，证属肝胆湿热引起的阳黄证。

治宜清热利湿化浊为法，选用黄疸立效方原方，依上法服用。药后黄疸渐退，继予清泄肝胆湿热、调和脾胃之剂，调治旬日诸症消失。

据李老经验：该方消除黄疸症状确能"立效"，只要服药 2 剂黄疸便可消退，继而适当调治兼症，收效良好。此方特点在于用酒煎药，

酒性善走，能消解湿气。方中苍耳子、薄荷疏风走表，透湿浊外解，木通、绵茵陈清热利湿，砂仁健脾和胃，芳化湿浊而利气机，协同作用，内外分消湿热之邪。若小便短赤如血乃湿热均重，加黄连清解肝胆热毒。组方精简合理，故用之可收良效。

陈一鸣

湿热并毒瘀，茵陈下瘀血

陈一鸣（1908~1989），广东梅县市中医院主任医师

据临床所见，急性黄疸型肝炎属阳黄者居多，阴黄者较少见，而急黄一证最为险恶。临床上对此病一般可分为阳黄和急黄二个类型进行治疗。

阳　　黄

主症：面目周身俱黄，黄如橘子色，或伴发热恶参，心烦胸闷，口苦而干，腹胀，胁痛，不思食，倦怠乏力，大便结，小便黄赤。舌质粗红，苔黄厚腻或白厚腻，脉弦滑数。黄疸消退后则可出现胁痛，肝区时有烧感，口干，舌红，脉弦细数等肝阴亏损的见症。或表现为胃纳差、腹胀、便溏、胁痛等脾虚肝郁之症。治宜清热解毒，除湿化瘀。

每以茵陈蒿汤合下瘀血汤加减。

绵茵陈 30~60g　栀子 12g　大黄 6g　金土鳖 5g　桃仁 6g　北柴胡 6g
甘草 5g

水煎服，每日 1 剂。

加减法：若湿偏重，症见口黏、腹胀、便溏、苔白厚腻、脉濡滑

者，去甘草，减轻大黄用量，加陈皮 5g，藿香 6g，川朴 6g。如热毒偏盛，症见发热、口渴、舌粗红、大便秘结者，可加重大黄用量，再加黄柏。若平素脾虚，或过用苦寒损伤脾胃，出现纳差、便溏、唇舌淡白者，宜去大黄、栀子，选加白术、茯苓、陈皮等。黄疸消退后，茵陈、大黄、栀子可按病情逐渐减轻用量。若肝大，肝痛日久不除，可选加白芍、丹参、三七、川郁金、三棱、莪术等。若肝阴受损，可选加白芍、北沙参、玄参、何首乌等。

胃纳欠佳，可选加山药、山楂、鸡内金等。

急　黄

主症：发病急骤，病情常迅速恶化，面目皮肤呈金黄色，高热口渴，烦躁，腹胀，大便秘结，小便黄赤，甚或神昏谵语，抽搐，便血，尿血，或口鼻出血，舌质红绛，苔黄厚腻或黄厚而干，脉洪滑数。

治则：泻热解毒，凉血救阴。

茵陈蒿汤合犀角地黄汤（或黄连解毒汤）加减。

绵茵陈 60g　川大黄 12g　栀子 12g　川连 6g　犀角水牛角代，另炖冲服，3g　丹皮 9g　板蓝根 15g　甘草 3g

加减法：神志不清者加川菖蒲 3g，或加用局方至宝丹、安宫牛黄丸。抽搐者加钩藤 15g、羚羊角（另炖冲服）1.5g，或加紫雪丹。

此型病情凶险，宜及时用中西医两法进行救治。

李某　男，61 岁，农民。1964 年 1 月 9 日门诊。

患急性黄疸型肝炎已 50 天，初由当地卫生院医治无效，后转入某某医院住院治疗。入院时作肝功能检查：黄疸指数 80U，TTT 12U，TFT（++）。住院 27 天，黄疸仍未消退，自觉症状无明显改善。

诊见患者巩膜及全身皮肤黄染，精神疲倦，食欲不振，口干，头晕，心烦，肝区不适，时有烧感，大便结，小便黄赤，舌质粗红，苔白厚腻，脉弦滑数。肝在右肋下 3cm，有触痛，质中等硬，脾未触及。

西医诊断：急性黄疸型肝炎。

湿热疫毒瘀积于内，阻滞血行，耗伤肝阴，致肝失疏泄。

治宜：解毒化瘀，除湿清热养阴。

方拟茵陈蒿汤合下瘀血汤加减。

绵茵陈 60g　栀子 12g　川大黄 5g　金土鳖 5g　桃仁 5g　北柴胡 5g　白芍 15g　丹参 15g　茯苓 15g　何首乌 15g

水煎服，每日 1 剂。

2 月 29 日二诊：服上方 18 剂，黄疸退净，精神、食量、大小便均已如常，但肝区仍有微痛，肝在右肋下 1cm，质较前稍软，守上方大黄减至 3g，绵茵陈减至 40g，每日 1 剂。

3 月 10 日三诊：服 12 剂后，肝区已无不适，精神、胃纳均正常，病告痊愈。随访 10 余年，自病愈后，一直身体健康，今年已 70 余岁，仍可做木工。

张某　女，22 岁，干部，1974 年 5 月 10 日初诊。

据其父代诉：患者于前天突然高热恶寒，巩膜及全身皮肤出现黄染，小便如浓茶样。昨天送入某某医院传染科住院治疗，诊断为"急性黄色肝萎缩"。现人事不醒，呈昏迷状态。检查肝功能：黄疸指数 200U，谷丙转氨酶 900U。

病情危重，要求结合中药治疗。此为急黄重证，乃疫毒炽盛，内陷心营所致。

治则：泻热解毒，通窍除湿。拟茵陈蒿汤合黄连解毒汤加减。

绵茵陈 60g　川大黄 12g　栀子 12g　川黄连 5g　大叶蛇总管（又名土大黄）10g　朴硝冲，15g　川菖蒲 5g

水煎服，每日 1 剂。另用正山羚羊角 3g，炖水冲服。

服上方后，大便每日 3~4 次，为黑色黏液便，小便量增多，色黄。服完 3 剂略见清醒，嘱再服 3 剂，加服安宫牛黄丸 2 丸。服至第 5 天，神志完全清醒，病势已减，将原方去朴硝，川大黄减至 6g，加甘草 5g、玄参 15g，再服 6 剂。服完后，诸症明显好转。由于诊治及时，中西医两法并进，病情迅速转危为安，住院前来门诊。

诊见：巩膜及面色仍微黄，胃纳正常，唇舌粗红，苔白微黄而厚，脉弦细数，肝在右肋下一指半，微有压痛。肝阴已伤，宜解毒化瘀，清热养阴。

绵茵陈 40g　川大黄 5g　栀子 10g　山药 15g　金土鳖 5g　何首乌 15g　玄参 15g　三七 5g

水煎服，10 剂。

6 月 5 日复诊：自诉精神、胃纳睡眠均正常，大便每天 2 次，肝区仍时有微痛。转用解毒除湿、养肝扶脾之法以善后。

绵茵陈 30g　金土鳖 3g　北沙参 15g　北柴胡 5g　白芍 15g　茯苓 15g　山药 15g　何首乌 15g　川大黄 3g

每天 1 剂，10 剂。药毕诸症消除而愈。

此病初期，病机所在为湿热疫毒蕴结，瘀阻血脉，困脾犯肝。治疗上应以解毒除湿为主，结合活血化瘀，最忌"实实"之误，犯之常致缠绵难愈。在选方用药上，宜用《金匮》茵陈蒿汤合下瘀血汤加减治之。其中茵陈、大黄、金土鳖三味，在一般情况下为自始至终必用之品（脾胃素虚患者除外）。茵陈味微苦辛性凉，有特异之香气，能清热利尿，祛湿解毒，净化血液，为退黄之要药，因其药性平和，故宜重用，成人一般可用 30~60g，黄疸消退后可逐步减量。大黄味苦性寒，泻热通便，解毒祛瘀，使疫毒得以从大便排出，则黄易退；至于用量，须视患者体质之强弱、病情之轻重及病程长短而定，一般以保持大便通畅为度，体强者要求服 15 后保持每天大便 3~4 次，体弱者则以每天有 1~2 次大便即可，黄疸消退后，大黄用量宜减轻。金土鳖为化瘀解毒之良药，因其化瘀力强，且有小毒，故用量不宜过大，一般以 5g 左右为宜（孕妇慎用）。

《金匮要略》指出："黄疸之病，当以十八日为期，治之十日以上瘥，反之为难治。"证之于临床，患此病者，确是以及早治疗效果才好。据临证观察，若能在发病后 7 天内服用解毒祛湿药者，一般 10 多天可治愈；如果发病 3 周后才治疗者，则效果较差，往往要 1 个月以上才能治愈。为加速排毒，减轻肝脏损害，缩短疗程，常嘱患者在开始治疗的第 1 周服下 10 剂解毒祛湿之药（即 2 天服 3 剂）。对于急黄患者，更应急急排毒，及早用中西医二法进行救治。经上述治疗，当黄疸消退后，此病后期常表现为肝阴受损，余毒未净，此时应以化瘀养阴为主，并继续清解余毒。但要注意养阴而不滞邪，热燥补敛之药物当慎用。总之，除强调及早治疗，排毒务净之外，还要根据患者体质之强弱、年龄之老幼、病程之久暂以及气候等情况辨证施治。用药力求做到清热解毒而不伤脾胃，活血化瘀而不伤血，养肝扶脾而不滞邪。

蒋日兴

调和肝脾宗四逆，内蕴湿热用大黄

蒋日兴（1919~？），桂林市中医院主任医师

急性病毒性肝炎之发病，大多数学者认为是"湿热相搏"所致。所谓"相搏"，主要是体内湿热与外感湿热之邪相互搏结，壅滞不解，绝不能忽视体内湿热这一基本因素。而体内湿热的产生，肝脾不和是关键所在。肝体阴而用阳，性条达，主疏泄而忌抑郁。由于肝郁不舒，横逆犯脾，而致木滞土壅，"气滞则湿郁"，湿郁化热，这是产生体内湿热的基础；另外，由于广西属于亚热带地区，气候炎热而多湿，湿热之气素盛。如体内湿热壅滞，复感湿热之邪，二邪相搏，则导致该病的发生。如湿热壅滞，阻遏气机，气机失宣，熏于肌肤则化为黄疸；如湿热虽盛，但胆汁尚能正常排泄，虽致病而无黄疸，这就是产生黄疸与否的机制。

治疗该病应注重清热利湿，调和肝脾。

若起病急，病程进展快，身目发黄，鲜明如橘子色，发热，恶心，呕吐，纳差，厌油腻，肝区疼痛；则治以清热利湿，疏肝解郁。拟肝一方。

大黄 9g　枳实 9g　川楝子 6g　栀仁 9g　白芍 9g　延胡索 9g　茵陈 30g　甘草 5g　柴胡 5g

该方由茵陈蒿汤、四逆散、金铃子散合方化裁。能清热祛湿，利

疸退黄，疏肝解郁，并有活血化瘀止痛作用。

四逆散乃调和肝脾祖方。方中柴胡苦平，疏肝解郁，上下疏通肝络，直达病所；白芍、甘草柔肝缓急止痛；枳实行气化滞。为临床所喜用。凡中焦湿热、肝脾失和所致胃溃疡、胰腺炎、胆道疾患、慢性结肠炎等用之，得心应手。《金匮》中强调，"见肝之病，当知传脾，当先实脾"，是指脾土中州受攻而言，今此病病机不在脾虚，而中木滞土壅，故当重视调和肝脾。若热象偏重，症见发热较高、口干、烦渴、溺黄便结、舌红苔厚、脉弦数者，加黄柏、连翘、板蓝根等。但不宜过于苦寒，以防化燥伤阴。如症见身热不扬、头重身倦、胸痞脘闷、渴不欲饮、小便不利、大便溏烂、舌润苔厚腻、脉濡缓者，是为湿盛，可加苡仁、茯苓、藿香、木通等。在加重利湿时，宜以淡渗为主，力戒过于温燥，以防伤津助热，于病不利。总的原则是淡渗利湿，冀以"湿去热孤"而奏效。

对湿热并重者，可在上法基础上酌情加减。

1980~1981 年曾以上法治疗急性肝炎 200 例，男性较佳，半数患者在 1 月内痊愈。

刘某 32 岁。

入院前 10 日自觉全身乏力，头晕，纳差，口渴，厌油，发热达 38.5℃，恶心，呕吐，3 日后巩膜、皮肤发黄住院。

查体：体温 38℃，皮肤巩膜黄染如橘色，舌质红，苔薄黄，肝下界右锁骨中线肋下 3cm。质中等硬，有压痛。黄疸指数 45U、麝浊 12U、麝絮(+++)、谷丙转氨酶 500U 以上，尿三胆检查：胆红素阳性。诊断为急性黄疸型肝炎（阳黄、偏热型），经口服多种维生素、肝泰乐外，未作其他处理。中药每天肝一方 1 剂加银花 25g，板蓝根 15g。

10 天后检查肝功能：黄疸指数 6U，麝浊 8U，麝絮（+）、谷丙转氨酶 180U，皮肤黄染消退，精神食纳好转，肝脏回缩为肋下 1.65cm。

住院 30 天复查肝功能全部正常，症状消失，临床治愈出院。

黄疸不明显，倦怠无力，脘闷腹胀，纳差厌油，溺短便溏。舌苔薄白或白腻，脉弦细，肝脾不和证是为主证，相当于无黄疸型急性病毒性肝炎。治宜疏肝解郁，健脾和胃为主，拟肝二方。

白芍 9g　柴胡 6g　郁金 9g　当归 9g　川楝子 9g　白术 6g　香附 9g　薄荷后下 2g　甘草 4g　绵茵陈 30g　茯苓 9g

该方疏肝解郁，健脾和胃，并有养血柔肝、化瘀止痛之功。

关于大黄的运用：在急性病毒性肝炎的中医治疗中，一般文献认为大黄仅用于热重便结的病例，对湿重便溏者则不相宜。但大黄有攻积导滞、泻火凉血、活血去瘀、利胆退黄之功，对湿重热重之病例，用之咸宜。用药方法上，可仿《伤寒论》大黄泻心汤法，以大黄研粗末置杯中，酒浸以没为度，待浸透后弃酒留药。以药汁趁热如沏茶样浸泡大黄约 20 分钟而后服。此法长于清热而无大泻下，日二三度，以后则无大泻，仅诉便溏或大便通畅而已，湿热亦随之而解。近贤张锡纯说："大黄力虽猛，然有病者则病当之，恒有多用不妨者。"李东垣说："恶血皆自归于肝。"而大黄"能入血分，破一切瘀血"。故连续使用该药不仅能利胆退黄，且能活血祛瘀，改善肝郁血，促使转氨酶复正常，对肝功能恢复起重要作用。在重症肝炎中，大黄用量每日可达 20g 以上，还可用大黄 30~60g 浓煎至 100mL 保留灌肠，对促使肠道积滞排出、防止血氨升高确有良效，可以防止肝昏迷之出现。

柴胡的应用：肝体阴而用阳。中医有"柴胡劫肝阴"之说，故部分学者主张用之宜慎。急性病毒性肝炎起病迅速，病程尚短，"暴病多实"，且其病机为木滞土壅，病的重点是肝脾不和，而柴胡苦平疏肝，直达病所，与白芍同用，养血柔肝，则无劫阴之弊，在肝二方中含义尤为如此。临床表明，一旦肝郁得舒，土壅得散，切断湿热内生之源，病情即可迅速改善。分量以 4~6g 为宜。

治疗用药的注意点，"诸病黄家，但当利其小便"，乃古今大法。以滑石、苡仁、茯苓等淡渗利湿之品，尤以苡仁一味，健脾而不妨中，利尿而不伤正，殊为适宜。对肝脾大者，不主张过用破气伐肝之品，防其耗伤肝阴，而选用鳖甲、归尾、丹参、土鳖虫等散瘀软坚之品。在清热中，为防克伐肝阴，尤忌一味苦寒，以防化燥伤阴。

（蒋建成　整理）

任侠民

湿滞毒瘀别寒热，化裁鸡平合剂方

任侠民（1914~1989），温州市中医院主任医师

肝炎为湿热瘀着。病在气分时，治以宣郁利气，清化湿热，其病易愈；若初起脏气未伤，内有湿邪与外邪互结，病属实证，治之邪得松解，则病亦易愈；如脏气损伤，脾虚湿滞，运化无权，内外湿邪胶结不行，必须疏肝利湿，健运脾阳，湿不复聚，其病始解。一虚一实，治各不同。而治疗实邪时，方药亦不宜过凉，即所谓无犯胃气，保护脾胃强健功能。

治疗急性肝炎，常用经验方自拟"鸡平合剂"。

鸡骨柴　平地木　岩柏　马兰青　酢浆草

鸡骨柴，植物名六月雪，茜草科。六月雪属，性味淡，微辛凉，功能疏肝解郁，清热利湿。平地木，植物名紫金牛，性平味辛，功能清热利湿，活血消肿止痛。江南卷柏，又名摩来卷柏、岩柏，性平微甘，活血止血，清热利湿之功效。马兰青，又名鸡儿肠、路边菊，性味辛平，功能清热解毒，消肿利尿。酢浆草，又名盐酸草，性微温味酸，散瘀消肿，化痰利尿。

本方有清热解毒、宣郁化湿、活血消肿的功效。对治疗病毒性肝炎，无论有无黄疸，初起或迁延不愈，血清转氨酶升高或持续不降者，投以此方或加用2、3味药，皆有较高的疗效。如见舌苔白滑或

白厚而腻，则加入芳香淡渗之品，如茯苓、厚朴、佩兰等品，以苏胃气。总之勿使胃气呆滞，饮食上则少服牛乳、鸡蛋等营养品，反之则使胃气呆滞，健运无权，失其转输之职。若右胁痛、脘痞、其肝郁甚者，可加绿梅花、香附以增强疏肝利气之力。兹介绍验案数则。

肝气失于条达，寒湿滞于阳明

陈某 男，成人。于 1983 年月 6 日入院（重症肝炎，亚急性重型肝炎）。

一诊：主诉发病前 10 天神疲乏力，食欲减退，腹胀溲黄，继而面目发黄，检肝功：黄疸指数 20U，凡登白试验双相阳性，谷丙转氨酶 200U，乙型肝炎表面抗原阴性，诊为急性黄疸型肝炎而收治。经治疗症状改善，黄疸消退，唯谷丙转氨酶持续不降。近 10 天来又出现黄疸，且逐渐加深。4 月 29 日检肝功：黄疸指数 100U，麝浊 18U，锌浊 20U，谷丙转氨酶 200U。5 月 4 日邀请任氏会诊。

患者住院已 1 月，曾昏迷 2 次，10 天来精神疲乏，现自觉头痛咽疼，恶寒烘热，体温正常，腹胀纳减，大便溏薄，小便黄赤，小腹重垂，面色晦滞，形体消瘦，巩膜黄染（++++）。

西医诊断为：重症肝炎，亚急性重型肝炎。寒湿陷于阳明，肝失条达。治拟宣郁疏肝，芳香化湿，辛开通阳。投鸡平合剂配茵陈五苓散加减。

岩柏 30g　鸡骨柴 20g　平地木 20g　茵陈 15g　茯苓 12g　猪苓 9g
白术 9g　莪术 6g　桂枝 4g

二诊（5 月 7 日）：面黄稍减，呃逆时和，病乃脾阳不得挥发。原方加香附 6g、车前子 9g。

三诊：服前方 3 剂，黄疸减轻，大便不畅，湿邪已见松活，因势利导，原方加过路黄 15g、乌韭 12g，续进 4 剂。

四诊（5 月 14 日）：黄疸再减、纳食增香，脘腹肠鸣，大便先硬后如青泥，小便色混，苔腻，脉迟缓。

此病乃寒湿滞于阳明，肝气失于条达，与湿热瘀着所致者有别。或因药物过于寒凉，致令脾阳抑遏，故以辛平微甘之鸡平岩柏散，合苦泄淡渗之茵陈五苓散为主方。取桂枝之辛温，白术之甘平来挥发脾阳，助脾气以转输，四苓之淡渗化湿，利湿邪之下行。

鸡骨柴 18g　平地木 18g　岩柏 18g　过路黄 15g　茯苓 12g　泽泻 9g　香附 9g　莪术 9g　神曲 9g　桂枝 6g　木通 5g

服药 4 剂，病情日见好转。

五诊（5 月 18 日）：黄疸明显消退，大便转结，4 月未行，小便色淡，舌根苔薄，脉缓，精神舒畅，阳气来复，病已向愈，再拟清化疏肝。原方加虎杖 12g、象贝 9g、桑皮 9g。

而后依症进退，至 6 月 22 日十四诊时，检肝功均正常而治愈出院。

患者住院期间曾两度昏迷，后黄疸复升，转氨酶转高，恐转入昏迷，症似阴黄，但无肢冷汗出之阳衰之症，脉虽迟而无沉细之阳微之征。故诊为肝气郁结，寒湿滞于阳明，用茵陈五苓而不投茵陈附子、茵陈四逆等方。三诊之后，大便如青泥样者甚多，此乃邪气不行，故因势利导而病日见向愈。

邪在气分，湿热交阻

魏某　男，22 岁。1978 年 3 月 15 日初诊。

起病 20 多天，巩膜及皮肤深度黄染，色鲜明，初起之轻度寒热已解，尿色深如黄酒，舌苔白腻，口中不爽。住院后以葡萄糖、辅酶

A 及琥珀考的松等药治疗，黄疸急剧升高。检腹平软，肝在肋下 2cm，边缘钝，脾侧卧可触及，肝功：黄疸指数 210U，凡登白直接迅速，间接强阳性，麝浊 20U，锌浊 20U，转氨酶由 500U 以上降至 210U。

鸡骨柴 30g　岩柏 30g　平地木 18g　茵陈 18g　乌韭 15g　滑石 12g
车前草 12g　炒山栀 9g　茯苓 9g

4 剂。

二诊（3 月 18 日）：黄疸明显减轻，尿黄便结，舌苔微黄，白细胞 9.6×10^9/L，碱性磷酸酶 11.2U，服原方 6 剂。

三诊（3 月 23 日）：皮肤黄染已退，巩膜中度黄染，食欲明显增加，小便色转淡黄，黄疸指数 110U。原方加甘草 4.5g，继服 7 剂。

四诊（4 月 1 日）：黄疸指数降为 75U，浊度恢复正常。

鸡骨柴 18g　平地木 18g　半枝莲 18g　岩柏 24g　乌韭 15g　茵陈 12g
车前草 12g　炒山栀 9g　茯苓 9g　川朴 4.5g

至 4 月 26 日服药 36 剂，检肝功完全正常，于 4 月 29 日出院，后恢复工作未见复发。

本例为黄疸肝炎中黄疸指数最高之病例，初起为湿热交阻型之一般性黄疸，但因多食补品，误用补药，致肝气郁滞，湿热瘀结不解，黄疸日增，损伤肝之功能。故重用宣郁疏肝、清热化湿之鸡平岩柏合剂加通利之品，服药 8 剂，黄疸减轻一半，再服 7 剂，浊度恢复正常。

邪热久恋，肝肾耗伤

高某　男，成人。

1977 年 9 月 13 日起病，血清转氨酶 311U，服西药及中草药各 1 个月，11 月 14 日，检转氨酶 188U，麝浊 39U，锌浊 38U，蛋白电泳 γ 球蛋白 31%，因而服激素 3 个月未效，后服五味子 3 个月，病情仍无进步。1978 年 8 月检麝浊 38U，锌浊 25U，电泳 γ 球蛋白 36.5%，而来门诊。

睡眠不佳，脚膝酸软，大便软溏，小溲色黄，舌光唇红，脉弦数。

药用丹皮、栀子、黄芩清热凉血；绿梅花、香附、川楝子宣邪利气；当归、女贞子、牛膝、川断、杞子、柏子仁柔肝滋肾；服药 20 剂，锌麝浊显著改善，血清转氨酶稍见升高。改服下方。

鸡骨柴 20g　平地木 20g　岩柏 15g　女贞子 15g　杞子 10g　川断 10g 香附 9g　菟丝子 9g　丹皮 9g　当归 5g　炙甘草 6g

服 10 剂。

于 10 月 28 日检肝功：谷丙转氨酶 128U，麝浊 6U，锌浊 8U，症状均佳。

本例湿热留恋过久，又服激素、五味子等药过多，致恋邪为患，耗伤肝阴，邪未退而正已伤，故宜柔肝滋肾以固本，宣解清化以祛邪，使邪不内犯而耗劫肝阴，阴生本固，肝功恢复，才有根基。

颜德馨

郁热熏蒸湿浊遏，凉营祛湿犀泽方

颜德馨（1920~2017），中国中医药学会理事，国医大师

治疗慢性乙型肝炎，常遵循"湿温""温疫"等温病的传变规律辨证论治。其理论依据为：肝炎病毒由外而入，临床表现具有湿、热等六淫的致病的特点；肝炎初期，多兼恶寒、发热等卫分症状，随着病情发展，则相继出现气分、营分、血分证候；本病有较强的传染性，符合"五疫之至，皆相染易，无问大小，病状相似"之说。

由于慢性乙型肝炎病久不愈，故病机多为湿热侵淫营血，胶结不化，缠绵腻滞。这类患者常表现为低热绵绵，面色晦黄，巩膜混浊，神疲乏力，心烦易怒，口苦而黏，齿龈出血，鱼际红斑隐隐，脘腹胀满，不思饮食，胁肋胀痛或刺痛，小溲黄赤，脉濡数或弦数，舌紫绛，苔黄白腻。若从气分论治，投以疏肝、清气、祛湿、解毒等法，虽亦有效果，但疗程长，且病情易于反复。

《王孟英医案》载一例身热发黄案，阅后颇有启迪。"吴某劳伤之后，发热身黄，孟英察脉濡数，是湿热重症，故初起即黄，亟予清解，大便渐溏，小溲甚赤，湿热已得下行，其热即减。辍药七八日后复热，谵语，昏聋，抽痉，遗溺，孟英视之，湿热之邪扰营矣，投玄参、犀角、菖蒲、连翘、竹茹、竹叶、银花、石膏，泄卫清营之法，佐牛黄丸、紫雪丹而瘳。"这里，王氏既揭示湿热扰营可致发热身黄，

又提出了清营泄卫的治疗方法。后读余师愚《疫疹一得》"淫热熏蒸，湿浊壅遏，则周身发黄，宜本方（清瘟败毒散）增石膏、栀子，加茵陈、滑石、猪苓、泽泻、木通"，从中进一步悟出采用清营泄热法治疗慢性乙型肝炎的思路。

经过多年经床实践，自拟犀泽汤治疗慢性乙型肝炎，取得较满意疗效。犀泽汤组成如下。

广犀角锉末吞服，3g　泽兰 15g　苍术 9g　四川金钱草 30g　土茯苓 30g
平地木 30g　败酱草 15g

方中以广犀角、泽兰、苍术清营解毒、泄热祛湿为主，配以四川金钱草、土茯苓、平地木以祛湿解毒，败酱草以清营凉血。诸药同用，有清营泄热、祛湿解毒、开郁通络的功效。倘若湿热胶结，气、营分同病，见脘、腹、胁肋胀痛，恶心呕吐者，可加沉香曲、川楝子；大腹胁刺痛，牙龈出血，舌质紫暗者，宜加丹参、桃仁、郁金、红花、赤芍、延胡索、三棱、莪术等通络之药；湿甚于热，以神疲肢重、不思饮食、小溲混浊、大便溏而不畅为主者，配以藿香、佩兰、猪苓、茯苓、生苡仁、泽泻、木通等化湿利水之类；热甚于湿，以发热不退、心烦易怒、目赤口苦、齿龈出血鲜红、大便干结为主者，加入银花、黑山栀、夏枯草、蒲公英、连翘等辛凉泄热之类；热毒甚者则选用白花蛇舌草、龙葵、蜀羊泉、半枝莲、七叶一枝花等清热解毒之类。

犀泽汤中的广犀角、苍术二味药对慢性乙型肝炎有特殊作用。《本草纲目》谓："犀角，犀之精灵所聚，足阳明药也。胃为水谷之海，饮食药物必先度之，故犀角能解一切诸毒。"可见犀角不仅能凉血以止血，且能入胃以解毒。在实践中体会到犀角对乙型肝炎的谷丙转氨酶长期不降及乙型肝炎表面抗原转阴多有疗效。

苍术性温，味辛苦，功能发汗透热，祛湿解郁，治疗湿温证可一举两得。湿温证忌用辛温发汗，然苍术发汗，不似麻桂之猛，故无汗出太过之弊，且能祛湿宽中，芳香解郁，诚如先贤恽铁樵先生所言："茅术温燥，能发汗，能化湿，为湿温要药。"临床常将其用于乙型肝炎属湿浊胶结难化者，疗效明显。广犀角与苍术同用，燥湿而无助火之弊，凉营而寒凝之虑，最擅长于搜剔营血分的湿热之邪，对于某些缠绵难愈的慢性乙型肝炎，经辨证为湿热蕴结营血的患者，常可收到意想不到之效。

部分慢性乙型肝炎患者经用犀泽汤治疗，病情好转，乙型肝炎表面抗原转阴，停药后旋即病情反复，回顾叶天士《外感温热篇》中有"清凉到十分之六七，往往热减身寒者，不可就云虚寒，而投补剂，恐炉烟虽熄，灰中有火也"之谓，启示用犀泽汤治疗慢性乙型肝炎，在病情初愈，湿热清而未尽时，不可骤然停药，以免死灰复燃。因此在临床上常嘱患者在疾病初愈后继续服药 1~2 月，或以犀泽汤化裁，改制成丸剂服用，以巩固疗效。

朱某 男，24 岁，工人。1975 年 3 月 2 日初诊。

患者于 1974 年初起感乏力，食差。查肝肋下 2cm，肝功能：谷丙转氨酶 147U，麝浊 12U，乙型肝炎表面抗原阳性。先后服用茵陈蒿汤、甘露消毒丹、绛矾丸以及五味子、垂盆草、满天星等单方，皆无疗效。症见面色灰暗，神萎纳呆，胁痛心烦，口干不欲饮，小溲黄赤，脉细弦，苔薄白，舌尖红绛。湿热蕴于营分，治宜清营化湿。

方药：广犀角 4.5g　泽兰 60g　苍术 45g　平地木 60g　败酱草 60g　银花 60g　北沙参 60g　夏枯草 60g　白术 60g　白芍 60g　蒲公英 60g　苡仁 60g　天花粉 60g　丹参 60g

共研细末，水泛为丸，每服 6g，一日 3 次。

服药 2 月后复查肝功能：谷丙转氨酶 40U，麝浊 6U，乙型肝炎表面抗原阴性而停药，1 月后因劳累过度引致肝病复发，肝功能：谷丙转氨酶 245U，乙型肝炎表面抗原阳性。再以上方服用 1 月，肝功能又复正常，乙型肝炎表面抗原阴性。体征和症状次第消失。嘱上方丸剂继续服 1 月善后，以巩固疗效，随访 10 年，病情未发。

李某　男，40 岁，干部，1976 年 8 月 7 日初诊。

患者于 1975 年春因肝肿大作肝功能检查，发现谷丙转氨酶 382U，麝浊 16U，乙型肝炎表面抗原阳性，多次住院治疗，未见显效。症见颜面红斑累累，神萎，头晕，口苦，心烦，右胁隐痛不已，腹胀有形，溲赤便秘。左脉弦数，右脉滑数，舌青紫，苔黄腻，中部灰黄，湿热毒邪深入营分，治宜清热解毒，凉营化湿。

方拟：广犀角粉吞，3g　苍术 9g　泽兰 15g　土茯苓 30g　四川金钱草 30g　平地木 30g　败酱草 15g　沉香粉吞 1.5g　生苡仁 9g　桃仁 12g　大腹皮 12g　红花 9g　赤芍 9g

上方服用 2 月余，复查肝功：谷丙转氨酶 40U，麝浊 6U，乙型肝炎表面抗原阴性，临床症状基本消失，嘱继续服药月，以后多次复查肝功均正常，随访多年，疗效巩固。

金寿山

治黄大法，金匮论详

金寿山（1921~1983），沪上名家，上海中医药大学原副院长

黄疸证治，《金匮》有酒疸、谷疸、黑疸、女劳疸之别，后也有阳黄、阴黄之分，但单凭这些，还不足为辨证施治的依据，在结合《伤寒论》把它分作清、消、和、温、补以及汗、吐等的适应证论述如下。

一、清法

1. 茵陈蒿汤证

原文：谷疸之病，寒热不食，食即头眩，心胸不安，久久发黄为谷疸，茵陈蒿汤主之。

尤在泾解释：谷疸为阳明湿热瘀郁之证。阳明既郁，营卫之源，壅而不利，则作寒热，健运之机，窒而不用，则为不食，食入则适以助湿热而增逆满，为头眩心胸不安而已。茵陈、栀子、大黄，苦寒通泄，使湿热从小便出也。

2. 栀子大黄汤证

原文：酒疸，心中懊恼，或热痛，栀子大黄汤主之。

栀子大黄汤证心中懊恼或热痛，重点在于心下（胃），故变茵陈蒿汤法，减大黄之用量（因不需要重用以泄腹满），加枳实、豆豉破结

除烦。

3. 栀子柏皮汤证

原文：伤寒身黄发热，栀子柏皮汤主之。

本方证与以上两个方证的区别，在于前者热而兼实，本方旺则热而不实。

4. 茵陈五苓散证

原文：黄疸病，茵陈五苓散主之。

本方证与以上方证的区别，在于前者适应于热重于湿，本方证适应于湿重于热。

茵陈五苓散与茵陈蒿汤都属治湿热黄疸常用之方，实际两方可以合用，如《张聿青医案》一案。

蒋 四肢面目俱黄，脉形糊滑，此湿热蕴遏，为五疸中之谷疸。官桂、赤白苓、黑山栀、泽泻、绵茵陈、瞿麦、上湘军、白术炭、猪苓。

二诊：黄疸大退，前法以清其渊薮。官桂、黑山栀、焦麦芽、志曲、陈皮、川朴、猪茯苓、泽泻、茵陈。

本案首方即以茵陈蒿汤与茵陈五苓散合用，次方即是茵陈五苓散加味，可见治黄疸应以清利湿热为主。至于热毒黄疸，来热急暴，往往入营入血，更须用清法，犀角地黄汤、清营汤、安宫牛黄丸属常用之方。

二、下法——大黄硝石汤证

原文：黄疸腹满，小便不利而赤，自汗出，此为表和里实，当下之，宜大黄硝石汤。

本方与茵陈蒿汤、栀子大黄汤之区别，在于前者以清为主，用大黄主要在于清热解毒；本方以下为主，用大黄主要在于荡涤胃肠积热。

三、消法——硝石矾石散证

原文：黄家日晡所发热，而反恶寒，此为女劳得之；膀胱急，少腹满，身尽黄，额上黑，足下热，因作黑疸。其腹胀如水状，大便必黑，时溏，此女劳之病，非水也。腹满者难治。硝石矾石散主之。

本条原文方证不符。证为女劳，女劳属虚，岂可用硝石矾石散？因此不可曲解。本篇有"酒疸下之，久久为黑疸，目青面黑，心中如啖蒜薤状，大便正黑，皮肤抓之不仁，其脉浮弱。虽黑微黄，故知之"一条原文，未出方，如用硝石矾石散，还多少有些对症。酒疸下之，当指用大黄等方而言。但如内有癥积而发为黄疸者，猛下并不能解决问题，所以久久为黑疸。目青面黑，大便正黑，皮肤抓之不仁，都是蓄血成瘀见症。其脉浮弱，更不宜用下法，只可用消法。所谓"消"，是逐渐消磨的意思，即《内经》所谓"坚者削之"的意思。硝石矾石散目前常用于消胆石，硝石或用火硝，或用芒硝，各地不一。矾石多用胆矾。以面糊丸或制成片剂，吞服。每片含药量一分，每服三至五片，日服二至三次，饭后服，有一定效果。

消法之中用活血化瘀法是治疗黄疸的一个重要方法。特别是肝昏迷一症，因血结瘀阻而引起者并不少见，往往见于咯血、呕血之后，离经之血与热搏结而导致昏迷者，所谓"瘀血乘心"是也。也偶有昏迷数日患者，下大便色黑如柏油，瘀血得下，下后神志渐清者，与《伤寒论》在桃核承气汤证中所说的"血自下，下者愈"的论述相符。

陈某 女，24 岁。

妊娠五月余，身热发黄。1960 年 10 月 25 日晨小产，产一死婴，出血极少，当夜神志不清，谵妄而进入深度昏迷，黄疸加深，肝浊音界缩小，高热，并有肝臭。经某医院进行抢救，用抗菌素、激素及输液等处理，昏迷历 3 日未醒。

中医会诊时，病人神昏烦躁不宁，舌苔薄白，舌质稍现紫红，脉象沉弦，按其少腹有痛楚之状。考虑其小产死婴，恶露甚少，恐有瘀血内留，与热相搏，扰犯心神，急宜清热、导瘀、开窍。

桃仁四钱　大黄四钱　玄明粉三钱　丹参三钱　川芎钱半　枳实三钱　山栀三钱　茵陈五钱　连翘三钱　菖蒲钱半　犀角水牛角代　羚羊角粉各三分

冲服，另用安宫牛黄丸频服。2 剂后便通瘀下，神志即渐转清，3 剂而全清醒。后由该院按一般保肝治疗，恢复甚快。

1962 年又生产一女孩，哺乳过程良好（南京某医院内科病例）。

四、和法——柴胡汤证

原文：诸黄，腹痛而呕者，宜柴胡汤。

腹痛而呕，肝胆疾病影响脾胃，宜调和肝脾，故和法在黄疸过程中属广泛应用，但不一定用小柴胡汤。如逍遥散、四逆散、柴胡疏肝汤以及大柴胡汤等多通用于慢性肝炎、胆囊炎、胆石症等。又如大排石汤治疗胆石症，其组成为柴胡、白芍、广木香、生大黄、黄芩、制半夏各三钱，枳实四钱，黄连二钱，吴茱萸一钱，芒硝五钱至一两，即大柴胡汤合左金丸加味。治疗胆管结石属肝郁气滞型，症见右胁下或心窝部作痛，引及肩背，胸闷嗳气，或伴泛恶呕吐，口苦咽干，或伴发黄疸，舌苔薄白或黄，脉弦或带数，亦属于和法范畴。举病例一则说明如下。

刘某某　女，40 岁。

患者于 1961 年 5 月 29 日因右上腹阵发性绞痛 5 天而入院。5 天前右上腹部疼痛，逐渐加重，继而阵发性绞痛，并向背部放射，出汗，恶心呕吐。曾在外用抗菌素等药治疗无效。体温37.6℃，急性病容，巩膜黄疸（＋），右上腹部紧张，并具压痛。右季肋下并可扪及一卵圆形具压痛之肿块，肝脾未扪及。入院诊断为急性胆囊炎、胆石症。入院后给予中药治疗，根据身热、右胁下满痛而拒按，呕恶频作，胸闷纳呆，便秘尿赤，苔黄腻，脉弦滑而数，辨证属实证、热证，为少阳阳明同病。

药用：柴胡二钱　制半夏三钱　炒黄芩三钱　茵陈三钱　生大黄二钱广木香二钱　枳实三钱

次日体温正常，腹痛随之消失，共服药3剂，住院6天出院。至今（1964年）良好。

五、温法

原文：阳明病，脉迟，食难用饱，饱则发烦头眩，小便必难。此欲作谷疸。虽下之，腹满如故。所以然者，脉迟故也。

伤寒发汗已，身目为黄，所以然者，以寒湿在里不解故也。以为不可下也，于寒湿中求之。（《伤寒论》）

以上证候肯定要用温法，但本篇不出具体方剂，后世方如茵陈理中、茵陈术附之类，温脾化湿，可以斟酌使用。

又黄疸出现脾肾两虚，往往由疸化胀，小便不利，大便灰黑稀溏，一身尽黄而额上晦暗，属难治之症。即《金匮》所谓"黄家日晡所（许）发热，而反（又）恶寒，此为女劳（意指肾虚）得之；膀胱急，少腹满，身尽黄，额上黑，足下热，因作黑疸。其腹胀如水状。大便必黑（可能指灰黑色），时溏，此女劳之病，非水也，腹满者难治"是也。

金某　男。

躁烦郁虑，心脾两伤，火用不宣，脾阳困顿，胃中所入水谷不生精微，而化为湿浊，着于募原，溢于肌肤，以致一身尽黄，色晦而暗，纳少神疲，便溏如白浆之状，起自仲夏，至中秋后，脐腹膨胀，腿足水肿，步履艰难，乃土德日衰，肝木来侮，浊阴凝聚，水湿下注，阳气不到之处，即水湿凝聚之所，症情滋蔓，蔓难图也。鄙见浅陋，恐不胜任，拙拟助阳驱阴，运脾逐湿，是否有当，希教正。

熟附块钱半　连皮苓四钱　西茵陈钱半　淡干姜八分　广陈皮一钱　胡卢巴钱半　於术米炒，二钱　大腹皮二钱　大砂仁研，八分　消炙草五分　炒补骨脂钱半　陈葫芦瓢四钱　金液丹吞服，二钱

（丁甘仁医案）

施某　男，60岁，工人。1963年10月7日入院。

发病初期，肌肤黄色鲜明，经治疗而未效，以后肤色由黄变黑，肌肤由光泽而成粗糙，瘙痒难忍，腹部胀满，食则呕吐清水，涕泪俱出，胫跗浮肿，按之没指，苔薄白而腻，舌质淡而舌体胖。系阳黄迁延失治，阳气受损，脾阳不能化湿，胆液为湿所阻，浸淫肌肉，溢于肌肤，湿热不得外越，故肌肤作痒不堪，更因湿阻于内，黄色转暗，脉象沉缓，为寒邪留于阴分之征，故属阴黄范畴，诊为黑疸。右胁下肿块，系病久湿遏热伏，瘀浊夹水饮停聚，渐积所成，以其不坚不疼，能随呼吸移动，故为瘕聚，属腑之疾。由于浊饮不得下降而上泛，则呕吐清水，此皆体中阳气被遏，浊阴泛滥所致。法拟温化寒湿以治其本，行瘀散结软坚以治其标。

熟附块三钱　嫩桂枝钱半　焦白术三钱　制半夏三钱　绵茵陈五钱　赤茯苓四钱　焦山栀三钱　木防己三钱　当归尾三钱　桃仁泥三钱

另：硝矾丸三钱，早、晚分服。

上方服4剂后，症情毫无变动，两目发黄更深，面色漆黑，精神委顿，默默不欲进食，小溲黄赤而量减少，右胁下肿块约增大2cm。

下肢浮肿增重，肌肤甲错，舌质淡，边有瘀点多处，脉沉细无力。内有瘀积停留，非攻逐不能消克。

熟附块四钱　嫩桂枝三钱　当归尾四钱　桃仁泥四钱　杜红花三钱　带皮苓一两　猪苓五钱　大腹皮四钱　大黄䗪虫丸分两次吞，四钱

另：硝矾丸三钱，早、晚分服。

上方服5剂后，黄疸未见消退，下肢浮肿略减，小便量转多，舌质瘀点略化，右腹肿块仍无变化，脉濡缓。行瘀之品似有推动瘀积之力。前方加炮山甲三钱，三棱三钱，莪术三钱。

上药连服3剂后，症势反而转恶，患者终日神委懒言，四肢欠温，卧床不起，体温下降至35.4℃，脉沉细，若有若无，黑疸愈重，甚至口腔黏膜亦发黄，右上腹部肿块开始有胀痛感。心音低沉，心率缓慢，每分钟54次，腹部愈益膨隆，腹围96cm。

由于病情转危，西医外科会诊，认为胃肠摄片疑有胃幽门区恶变，肝功能损害，右上腹肿块，肝脏肿大可能由癌性转变而来，亦可能为胆囊压迫阻塞充盈积水所致，拟剖腹检查。患者家属未同意，中药停服攻下逐瘀之剂，专以温化利水为主。

朝鲜参三钱　熟附块四钱　嫩桂枝三钱　云茯苓四钱　干姜一钱　猪苓四钱　焦白术四钱　炙甘草一钱

服3剂后，体温上升，精神稍振，但右上腹肿块更加增大，下界已及脐平，腹部膨隆，呼吸困难，畏寒，嗜睡，口味浊臭，脉细，于10月28日在家属同意下，转外科剖腹检查。

转科后第五天（11月3日），患者明显衰弱，嗜睡，体温35℃，心率56次/分，脉细小，血压下降至70/40mmHg，小便失禁，进入肝昏迷前兆，经用高渗葡萄糖液及维生素C作静脉滴注，加用去甲肾上腺素液作静脉滴注以升高血压。11月4日患者依然嗜睡，对答迟钝，一天尿量只有50ml，呼吸浅而急促，脉细若绝，血压不稳定，在

（75~80）/（50~60）mmHg之间。神志迷糊，体温依然不升（35.2℃），脉54次/分，黄不退，尿量极少。中西医共同抢救，西药（略），中药则以回阳救逆为主，用参、附、干姜、甘草合济生肾气丸，每日服药2剂。经治4天，渐有好转，但黄疸仍未消退，右上腹肿块依然如故，饮食不进，表情淡漠，仍有发生肝昏迷危险。剖腹手术不可能，11月6日又转回中医内科，继续使用中药治疗。

回中医内科后，患者仍嗜睡懒言，不知饥饱，面色漆黑，肌肤甲错、干燥，腹水明显，下肢浮肿不退，四肢清冷，午后觉形寒，大便不实，舌质淡，苔薄白而腻，舌体胖，脉沉迟。再就病情进行分析，认为其舌苔从入院至今，始终白腻，而舌体胖，边有齿印，形寒肢冷，脉以沉迟为多，系寒湿留于阴分，阳气不宣，湿困中焦，终未得解；腹内癥积固着不得消散，舌质边有瘀点，肌肤甲错，确有瘀血凝滞不化之征。此乃病势经久，邪气侵凌，正气消残，不宜再次攻下逐瘀，也无用苦寒清化湿热之适应证，仍属阴盛阳衰，故仍以温阳利水为法，以使脾阳得振，脾气得升，运化功能恢复，脾之寒湿得运，膀胱气化流利，黄从小便而出。

熟附块八钱　川桂枝二钱　川椒目三钱　干姜一钱　带皮苓一两　猪苓五钱　制半夏三钱　泽泻五钱　炒茅术三钱　木防己三钱

上方连服7剂，症势大有改善，每日小便量从500ml增加至1250ml，腹水减退，下肢浮肿亦减轻，惟合并有咳嗽。

于原方中去椒目、茅术，加厚朴钱半、光杏仁三钱，连服3剂。

至11月13日，血化验：碱性磷酸酶13.2U（7天前78U），胆红素1.3mg/dl（7天前12mg/dl），黄疸指数20U（7天前140U）。温阳利水，既能消肿，又有退黄之力。患者仍觉形寒，方中增加桂、附之量。

熟附块一两　川桂枝三钱　带皮苓一两　猪苓五钱　泽泻四钱　干姜一钱　制半夏三钱　川朴钱半　杏仁三钱　炒白术三钱

服上药 6 剂后，咳嗽止，腹部移动性浊音已不明显，两目发黄减退，患者已能起坐，右肋下上腹部肿块已缩小 2/3。经口服胆囊造影剂作 X 线摄片检查，疑有胆石症。

患者一般情况已日见好转，但于小便时自觉尿道内涩痛不适，小便后尿滴沥不净，脉仍沉迟，尺脉无力，口淡，耳鸣足软，有时心悸。此乃下元虚惫，肾气不足，膀胱气化失常。

熟附块五钱　肉桂一钱　云茯苓四钱　当归三钱　炙龟板三钱　山萸肉三钱　炙黄芪四钱　怀山药三钱　熟地三钱　知母三钱　炒黄柏钱半　炒白术三钱

上方服 8 剂，小便时尿道涩痛已瘥，心悸、耳鸣亦除，黄疸消失尤快，黄疸指数下降至 10U。右肋下上腹部肿块仅在采吸气时可触及，腹部柔软，浮肿完全消退，面色变为红润，肌肤亦润泽光滑，脉转濡缓，苔转薄白腻，舌质淡。予调理脾胃、益气养血，用香砂六君汤合当归补血汤，每日服 1 剂，夜晚给服金匮肾气丸三钱。调治至 1964 年 1 月 4 日症状消失出院。

最后诊断：黑疸（中医）。阻塞性黄疸；胆结石、胆囊积水（西医）。

随访观察：1964 年 5 月 5 日胆囊造影证实胆结石。随访 1 年余，未发生腹痛，亦无目黄。肝功能复查 3 次正常，食欲转好，精神振作，体力恢复。（上海某医院病例。）

本案始终用附、桂温化治疗，前不效后效，颇堪玩味，其原因何在？

本案初诊分析病情，有根有据，每个症状都有着落，辨证为阴黄、黑疸，其病机"此皆体中阳气被遏，浊阴泛滥所致"，诊断已很明确。用附、桂等药是完全对症的。然而又给《金匮》硝石矾石证主治原文所框住，用上硝石矾石散（其实硝石矾石证原文是方证不符的），汤方中又夹杂当归尾、桃仁等破血。这个攻补兼施的方法，用得不够理想，不是起着互相促进的作用而是起着互相抵消的作用，故不能中病见效。二诊：见右肋下肿块增大，进一步增加大黄䗪虫丸，想攻逐瘀积，尚不能达到预期效果。三诊时所述"行瘀之品似有推动瘀积之力"，并不是见得真、用得准的口气，再加用山甲、三棱、莪术这样，在用药方面就不是攻补互相抵消的问题，而是着重在攻，与症就更加不合。在病势恶化经中西医共同抢救之后，重新作了辨证，确认为阴寒之证，虽有瘀积而不能攻。案语确切不移。于是重用温药，附子用至八钱之多，果然收到效果，以后转方又把附子增加到一两，可见当时临诊一定认为此方之能收效，关键在于附子之重用，从此病势就转危为安，直到治愈。所以，这个病例，始终用附、桂，前不效后效，在于开始用药有些夹杂，同时温药的用量还不够重，走了一些弯路。当然，附子用得这样重，是一个特殊的例子，不能作为常法。从这个病例，可以说明辨证施治的重要性，理法方药任何一个环节，都不能忽视。

六、补法

1. 小建中汤证

原文：男子黄，小便自利，当予虚劳小建中汤。

本条方证有认为不是黄疸，属萎黄病，是所见不广，主观臆测。萎黄病当然可用小建中汤，但黄疸病人确可见到有用小建中汤的证候，古代有医案可证，现在也有临床报道。

2. 猪膏发煎证

原文：诸黄，猪膏发煎之。

《爱庐医案》有用猪膏发煎治黑疸验案一则，录之如下以备参考。

疸证多种，黑者属肾，肾气过损者曰女劳黑疸。今肌肤舌质尽黑，手指映日俱暗，强壮之年，肾阳早已不举（指阳痿），体虽丰腴，腰软不耐久坐，脉弱神疲，纳减足冷，显属肾脏伤残太甚。

血余四两　猪油一斤，熬至发枯，取油盛贮，一切食物中可以用油者俱用之

煎方：制附子七分　炒枸杞一钱五分　炒黄柏一钱　菟丝子一钱五分　茯苓三钱　牡蛎七钱　茵陈一钱五分　杜仲三钱　熟地六钱

再诊：前方已服二十余剂，肌肤之黑半化，其势渐转阴黄，形神大振，胃纳加餐，且可耐劳理事矣，再拟补养脾肾。

人参一钱　潼蒺藜三钱　山药三钱　杜仲三钱　熟地一两　茯苓三钱　白术一钱五分　茵陈一钱五分　杞子一钱五分　川断三钱　菟丝子二钱　泽泻一钱五分

黄疸不止湿热黄疸一种，故也有可用补法。即使湿热黄疸在恢复期或转入慢性病过程中，往往表现为"湿热余邪残未尽，肝郁脾肾气血虚"，也多用补法，但须寓消于补，消补兼施。

七、汗法

原文：伤寒瘀热在里，身必发黄，麻黄连轺赤小豆汤主之。

按：方中连轺多用连翘，生梓白皮今多以桑白皮代用。

原文：诸病医家，但利其小便，假令脉浮，当以汗解之。宜桂枝加黄芪汤主之。

以上两方，同为有表证，前者无汗而湿热内郁，后者表虚而湿热不重。但桂枝加黄芪汤证已点出利小便是治黄的大法，汗解只是变法。无汗而湿热内郁者，固可用汗法。至于桂枝加黄芪汤实际是补虚固表之方，与用小建中汤意思相同。

杨某　女，48 岁。

发热 4 天，恶寒未解，口渴而不欲饮，小便黄赤，大便干结，泛泛欲吐，右胁作痛，今发现面目俱黄，苔白腻，脉弦数而浮。表邪未

解，里有湿热，用麻黄连翘赤小豆汤以外解表邪，内清湿热。

净麻黄一钱　连翘壳四钱　桑白皮五钱　赤小豆一两　杏仁泥三钱　绵茵陈一两　焦山栀三钱　生姜三片　大枣四枚

上方服 4 剂后，热退寒除，外邪已解，而湿热未清，方转茵陈蒿汤加减。

药后 1 周，黄疸退尽，诸症消失。

本例西医诊断为急性传染性肝炎。2 周后复查肝功能基本正常。

尤在泾说："夫黄疸之病，湿热所郁也。故在表者汗而发之，在里者攻而去之，此大法也。乃亦有不湿而燥者，则变清利为润导，如猪膏发煎之治也；不热而寒，不实而虚者，则变攻为补，变寒为温，如小建中之法也……仲景论黄疸一证，而于正变虚实之法详尽如此。"

柴中元

漫云无湿不成疸，燥瘀疫毒脾肾伤

柴中元（1945~ ），浙江上虞市名医，绍兴三杰

人云"无湿不成疸"，实是一偏之浅见，景岳早已非之；余谓"黄疸有非湿"此乃仲圣之论旨，惜乎尚未昌明，正因有鉴于此，故再就"非湿黄疸"而撰本文。

观《伤寒论》114 条、205 条，均论误用火攻而发黄，《金匮·黄疸篇》第 8 条，亦论火劫而发黄。热病被火、两阳熏灼，津伤化燥，燥热致黄，故既有小便难、身枯燥、口干燥、咽烂等燥化症，又有发热、壮热、热在里、腹满、烦喘或不大便等里热症。河间云："燥热太甚，而身面痿黄者，犹亢旱而草木萎黄也。夫病燥热而黄者，当退热润燥。"但邪热入里，邪从燥化，必致里结，前人尝用小承气汤加归、芍，"一剂便行而瘥"（见《续名医类案·黄疸之要法》）。

但若津伤液劫而热轻燥甚，或热病后期，邪退津损，因燥致瘀，因瘀结而发黄。此种黄疸，切忌苦寒清火，恐反致燥化更甚，而当用化瘀润燥为大法（《金匮·黄疸篇》第 10 条以"痿黄"形容黄色枯燥不润泽，与湿病篇以"熏黄"形容黄晕如油正相反，宜对勘）。此种证型，昔"骆天游黄疸，腹大如鼓，百药不效，用猪膏四两，发灰四两，一剂而愈"。类此治案，深得仲景"诸黄，猪膏发煎主之"之论旨。热燥黄疸是因热致燥，邪热为本，以撤热为主，燥瘀黄疸是因燥致瘀，

燥邪为本，应泽枯为要，《肘后方》《沈氏尊生》诸书，治病求本，从本论治，均单用熬猪油，然此唯燥甚瘀微者为合适。

若是瘀血为主，因瘀致黄，又另有治法，如《伤寒论》129条，即论血蓄下焦之瘀血发黄证，此证病在血分而不在气，因属瘀血而无关湿邪，故小便自利。《金匮·黄疸篇》第7、第14两条亦论本证，故有非水也之明示。本证除了目青面黑、心中如啖蒜薤状、皮肤抓之不仁等症，尚可与"病者如热状，烦满，口干燥而渴，其脉反无热"等论瘀血之条文相互参。并须作虚实之辨，若脉沉结少腹硬，小便自利，其人如狂，此属实，当主之以桃仁承气汤；如日晡所发热而反恶寒，膀胱急，少腹满，大便黑，时溏，证因女劳而得，此属寒，当主以肾气丸。至于前人之治瘀血黄疸，于肾伤夹瘀者或主以硝石矾石散，治蓄血下焦者或运用抵当汤，类此化裁，均属活法，亦颇得仲景之论旨。

又有精血内伤，脾土受损，气血颓败，不能华色而生黄疸者，谓之虚黄，虚黄之偏于脾虚者，当宗小建中汤法；偏于肾虚者，又当以肾气丸，但此证若由乏用苦寒清利而致，每虚而兼寒，损在中土，故虚寒黄疸之治，不独要健脾，而且宜温中。《续名医类案》载，柴屿青治觉罗马德夫人病疸，用"六君子汤加厚朴、炮姜以温中，神曲、麦芽以助戊己之化，不数剂而痊愈"一案，足资参考。

此外，疫毒瘟黄，亦有无关乎湿者，《诸病源候论》谓此症是"热毒所加"，《杂病源流犀烛》谓是"天行疫疠"之气所致。因毒疠之气异于一般之湿热，故此种黄疸具有发病急、病势重之特点，"卒然身黄，迅速加深，黄色如金，心满气喘，热高口渴，尿如柏汁，腹胀胁痛，神昏谵语，烦躁，斑疹，吐衄，便血，脉弦数或细数，舌红绛，苔黄燥"等类急性症状的出现，即与特殊的病邪属性有关，其治每以清解热毒、凉血滋阴、清心开窍为大法，一般用犀角散为主，配合生地、丹皮类凉血行瘀滋阴药以及金花汤、牛黄丸类清热解毒开窍剂加减。因此证病因为热毒，且每从燥化，故亦属干黄，其症其治，自与湿热黄疸异，至若有时兼夹湿邪（即瘀血、虚寒诸症亦然）当拟作别论。

李昌源

利湿清热，醒脾化瘀

李昌源（1916~2001），贵阳中医学院教授

急性黄疸型肝炎

本病多为急性黄疸型甲型或乙型肝炎，患者以学龄儿童为多，临床表现以湿热黄疸（阳黄）为主，多见肝功能异常，SGPT升高等，李氏按中医辨证分型，根据湿与热所占比重的多寡分为热重湿轻、湿重热轻和湿热并重三型。

1. **热重湿轻型**

症见身目鲜黄、胁腹胀痛、发热烦躁、口苦咽干、大便干燥、小便短赤，舌质红，苔黄腻，脉弦数或滑数。多因热蒸湿郁，肝胆失疏所致，治以清热泄火，利湿退黄，方选栀子柏皮汤或李氏经验方退黄三草汤（由车前草10株，天青地白草、酢浆草、绵茵陈、白花蛇舌草、大青叶、板蓝根、郁金各20g组成）酌加茵陈、大黄、鸡骨草、虎杖、丹参、苦参、土茯苓、败酱草等治疗。

2. **湿重热轻型**

症见身目黄，其黄不鲜，胁痛腹胀，呕恶厌食，倦怠乏力，口淡不渴或渴不引饮，大便溏，小便不利，苔厚腻微黄，脉弦细而濡，多

为湿郁化热、困阻脾胃所致。治以利湿清热，醒脾疏肝。方选茵陈五苓散或胃苓汤化裁，酌加金钱草、车前草、大青叶、板蓝根、田基黄、碧玉散、徐长卿、白英、蛇舌草等治之。五苓散方中泽泻与白术、猪苓与茯苓、桂枝三组药行之用量比 5:3:2 为佳。桂枝虽有辛温助热之虞，但为通阳化气行水之关键药物，临床可佐黄芩以制桂枝之热。

3. 湿热并重型

症见一身尽黄，黄色鲜明，发热口渴，心烦懊侬，胁痛腹满，呕吐厌食，大便秘结，小便黄少，舌质红，苔黄厚腻，脉弦数或滑数。多因湿遏热伏、蕴结肝胆所致。治当清热解毒，利湿通便。方选茵陈蒿汤合甘露消毒丹化裁，酌加田基黄、鸡骨草、碧玉散、虎杖、金钱草、板蓝根、大青叶、车前草、白花蛇舌草治之。

重症肝炎，即西医学中"急性亚、急性重型肝炎""急性亚急性黄色肝萎缩"等病的统称，属中医"急黄""瘟黄"范畴。清·沈金鳌在其所著《杂病源流犀烛》诸疸源流一节中指出："又有天行疫疠，以致发黄者，俗谓之瘟黄，杀人最急。"认识到这一类黄疸起病急，病情凶险，又有传染性。本病虽然只占肝炎总发病率的 0.3%~0.5%，但由于病死率高（国内外统计约为 70%~90%），所以至今仍为严重威胁人类生命的疾病之一。

本病的生化检查常见：肝功能重度损害，TBIL 常高达 170mmol/L 以上，病热严重时，TTT、ALT 反可下降。症见黄疸迅速加深，鲜明如金，高热烦躁，呕吐频作，脘腹胀满，疼痛拒按，小便短少，大便秘结，甚则神昏谵语，狂乱抽搐，或衄血、发斑、呕吐、便血，或出现腹水，嗜睡昏迷，舌质红绛，苔黄燥，脉数疾。其证为热毒炽盛，燔伤营血，或热毒内陷，邪陷心包所致。

本病来势虽凶，但若治疗及时且得当，往往可以起死回生。李氏曾与西医一道，采用中西医结合的办法治疗过数十例，其中有的得以治愈出院，他对本病的治疗经验是：

（1）清热解毒 本病是湿热疫毒内侵肝胆，热蕴于内，不得外散所致，治当清热解毒，泄火退黄，以捣其根，折其势，直泻三焦燎原之火，方选清瘟败毒饮或黄连解毒汤合五味消毒饮化裁，酌加具有清热解毒兼能利湿的药物如金钱草、茵陈、栀子、车前草等。

（2）通腑分消 根据"黄疸腹满，小便不利，面赤，自汗出，此为表和里实，当利下"（《金匮要略》）的认识，采用"湿向前阴走，热向后阴行"的方法，利湿通腑，前后分消，可使湿热疫毒速从二便出。选茵陈蒿汤合小承气汤加味，或茵陈蒿汤合大柴胡汤随证加减。

以上两法适于热毒炽盛，邪实而正气尚支，元气未脱，邪毒尚未深陷，清窍蒙而未闭之证，故应以祛邪解毒为主，用苦寒直折，泄火解毒的方药，必须中病即撤，不可多投，以防耗血伤阴。

（3）活血化瘀 本病内侵肝胆致疏泄失常，瘀血内停，黄疸越深，则血瘀越重，当注意选用活血化瘀药如丹参、姜黄、三七、蜂房等品。

（4）凉血开窍 热毒内陷，为病势继续发展，疫热火毒，内攻心包，迅速耗伤气阴，正虚邪实，当急投安宫牛黄丸、紫雪丹之类以凉血解毒，开窍镇惊；阳气式微，阴血欲竭者，急以至宝丹加人参，以扶正固脱开窍为要；热毒迫血妄行者，速投犀角地黄汤加侧柏炭、地榆炭、仙鹤草凉血止血，同时配合西药抢救。

章柏年

重用熟地愈黄疸，景岳高论不奇玄

章柏年（1926~？），浙江名医

黄疸的病名，源于《内经》，毋容赘述。其分症别类自仲景五疸开始，历代论述不一，治则亦随之而异。巨著如宋·《圣济总录》别为九疸，三十六黄，似乎很细，但只有阳黄的描述，阴黄则竟然缺如，从阴阳对立、统一、互根的理论来说：有阴必有阳，有阳必有阴。如《伤寒论》有三阳即有三阴，而对黄疸病的阴黄、阳黄出现于先后两个不同的朝代，令人费解。由于病名、病机的不统一，导致治法上的分歧，医家自立门户，争论不休，使学医者无所适从。至明代，张景岳分为阳黄、阴黄、表邪发黄、胆黄，比较完备，若胆黄一节，认识到黄疸病直接关系到胆汁不循常道而致病，确是一项卓越的创见。另外治阴黄用补法更别具一格。余研究《景岳全书·黄疸篇》关于阴黄的论治特别是善用熟地方面，对我启发更大。

汉·张仲景认为"黄家所得，从湿得之""诸病黄家，但利其小便"。后世多宗之。如朱彦修云："疸不用分其五，同是湿热，如盦曲相似。"从而举世医家大部分认为湿热为黄疸之病机，利小便、去除壅积之湿热，是唯一的疗法。指导临床当然有其积极的一面，反之，若忽略了辨证论治而视作千古不易之理，必将贻误病机。

《景岳全书》指出："黄疸证古人多言为湿热，及有五疸之分者，皆未足以局之。丹溪曰：'疸不必分五种，同是湿热，如盦曲相似，岂如盦曲，悉可谓之湿热邪，弗足凭也。'"同时治阳黄证，"但察其元气尚强，脾胃无损，而湿热果盛者，直宜清火邪、利小便，湿热去而黄自退，法此者本无难事"。

对阴黄，景岳明确指出："则全非湿热，而总由血气之败，盖气不生血，所以血败，血不华色，所以血败。凡病黄疸而绝无阳症阳脉者，便是阴黄，盖必以七情伤脏，或劳倦伤形，因致中气大伤，脾不化血，故脾土之色，自见于外。其为病也，必喜静而恶动，喜暗而畏明，凡神惫困倦，言语轻微，或怔忡眩晕，畏寒少食，四肢无力或大便不实，小便如膏及脉息无力等症，悉皆阴虚之候，此与湿热发黄者反如冰炭。使非速救元气，大补脾肾，则终无复元之理，且此症最多。若或但见色黄，不察脉症，遂云黄疸同是湿热，而治以茵陈、栀子泻火利水等剂，则无有不随药而毙者。"对选用方药重申"阴黄证多有内伤不足，不可以黄为意专用清利，但宜调补心、脾、肾之虚以补其气，血气复则黄必尽退，如四君子汤、五君子煎、寿脾煎、温脾饮之类皆心脾之要药也，若六味丸、八味丸、五福饮、理阴煎及左归、右归、六味回阳等饮，皆阴中阳虚者所宜也。"景岳此论，可谓语语透辟，字字箴规，可师可法。细检张氏列书治阴黄证之方共11首，有7首选用熟地，足见熟地之功力。惜曲高和寡，贬之者多，和之者少。如清·陈修园可谓抨击景岳之急先锋，极力反对张氏《新方》之广用熟地，并谓熟地"乃服食之品，非除病之药，……与五谷之养人无异""又囿于黄疸因湿热而成，当利小便，熟地妨食腻膈"等陈论，奉为金科玉律，不敢越雷池一步，把有效之良药，拒之于千里之外，良可慨也！

吾绍上虞柴中元，医界有心人也，深究《伤寒杂病论》，颇有心得，创"非湿黄疸论"，客观、全面地探讨了黄疸的病因、病机、不尽为湿热一端，从而阐明治黄决非仅有"利小便"一途。

水无统形，兵无常势。读书大忌死于句下，临床贵在知常识变，欲救阴黄重证，决不可墨守成规，当力辟修园派之诽议，本文目的亦意欲倡景岳学说，力矫时弊，非敢妄作玄奇之举，以自误误人，愿明者亮察。

附回忆早年重用熟地退黄的治验，以资验证。

徐某 患黄疸病，1964 年夏治疗。

主症：精神困顿，食思呆钝，右胁下不舒，时或隐痛，皮肤、眼目尽黄，舌苔黄白相兼，脉弦。

中医辨证：湿重于热。

实验诊断：肝功能：黄疸指数 60U，碘试验 20U，麝香草酚浊度试验 12U，硫酸锌浊度 20U，絮状沉淀 20U，转氨酶 100U。

经中西医结合治疗 2 月余，更医数人，同时已输液多瓶，诸恙日益加深，病家邀予往诊。查所服前方大都茵陈蒿汤、栀子柏皮汤、茵陈五苓散三方加减，已服 60 余剂，颇合治疗黄疸病法度，未可厚非，继望患者面色黄而晦，脉缓无力，苔白厚湿润，似有阳证转阴之象，改予茵陈术附汤加减，10 天后，诸恙依然，而舌苔转黄而燥，温药伤津之象毕露，不能再投，下一步棋如何走？苦思冥索，夜难成寐，挑灯夜读，遍查有关黄疸医籍至深夜，仍不能决。虽明知景岳有补脾胃可治黄疸之说，奈吾绍医界名流盛视补法治黄为畏途，终不敢轻易造次，后读到王肯堂《证治准绳》曰："治疸须分新久，新病初起则当消导攻渗，久病又当变法，脾胃受伤则气血虚弱必用补剂，使正气盛则邪气退，庶可收功。"遂放弃患得患失的思想，毅然用归脾汤补心脾，加熟地滋肾水以涵木，少佐茵陈以放邪出路。熟地药量根据《医学衷中参西录》记载"少用则作闷，多用转不闷"的论点，每剂用熟地 30g。连服 5 剂，不料药后精神明显好转，苔黄燥反退，尿黄转清，续进20余剂，黄疸退净，食量增加，1个月后再检肝功能亦恢复正常，至今未复发。

重用熟地退黄疸，首战告捷，颇以为乐，真如《易经》所云"穷则变，变则通，通则久"。后每遇阴黄重证，皆用此法出入，转危为安，深感修园攻击景岳乃"厨中一好手，医中一坏手"等偏激之词，纯属纸上谈兵，害人匪浅，希同道勿轻信陈说，让景岳学说，永惠后世。

徐小圃

崇土重湿运，和中茵陈方

徐小圃（1887~1959），沪上儿科大家

　　黄疸亦称黄病，是以目黄、皮肤发黄以及小便黄为主要特征的疾患。临床所见小儿黄疸，以西医学的黄疸型传染性肝炎为多见，患儿每见神倦、纳呆、泛恶、呕吐、苔腻、脉濡缓等脾虚湿盛之候。先生对于此证，常用费伯雄《医醇賸义》和中茵陈汤。此方原用于治疗谷疸，由当归、茯苓、白术、陈皮、厚朴、木香、砂仁、茅术、山栀、茵陈、萆薢、车前、生熟谷芽、生熟苡仁十四味药组成。据陈复正《幼幼集成·黄疸证治》谓："湿热发黄者少，脾虚发黄者多，盖脾土强者，足以捍御湿热必不生黄，惟其脾虚不运，所以湿乘之。"指出了小儿黄疸的病本在于脾虚，因脾司运化为四运之轴，湿热则是病标。方用和中茵陈汤加减治黄疸，正切合陈氏之论，是以治本为重点，兼能顾标。方内白术、茅术、厚朴、茯苓、砂仁、木香、生熟谷芽、生熟苡仁健脾崇土，和中化湿；茵陈、车前、萆薢清利湿热；用当归者，寓和血调营之意。若偏于湿重则重用茅术、厚朴以燥湿理脾，偏于热盛则取山栀，并增川连以清热化湿；黄疸见肢冷、脉软等气阳不足之症者，以及寒湿直中太阴或湿从寒化，气血不调，而成寒湿阴黄者，则在方中酌减清利之品，增附子、干姜温脾逐寒，助阳化湿。先生治黄疸无不由此方加

减出入，乃其经验方。

徐幼

一诊：面目俱黄，龈肿口臭，纳呆，腑秘溺黄，舌白，脉弦缓。已成黄疸，治以和中化浊。

西茵陈 9g　小川连 3g　炒白术 4.5g　茅术 9g　川朴 3g　当归 4.5g　砂仁后下，4.5g　木香 2.4g　车前子包，12g　赤苓 12g　萆薢 15g　生熟谷芽各 15g　生熟苡仁各 15g

1 剂。

二诊：黄疸略退，脘腹微痛，舌白中化，脉息濡缓，再宗前法。

西茵陈 9g　川厚朴 3g　茅术 9g　炒白术 4.5g　当归 4.5g　砂仁后下，3g　广木香 3g　赤苓 12g　车前子包，12g　藿梗 9g　萆薢 15g　生熟谷芽各 15g　生熟苡仁各 15g

2 剂。

三诊：黄疸渐退，知饥嗜食，舌苔已化，脉濡缓，再宗前法。

西茵陈 9g　川厚朴 3g　茅术 9g　炒白术 4.5g　当归 4.5g　砂仁后下，3g　广木香 3g　赤苓 12g　车前子包，12g　萆薢 15g　白蔻花 4.5g　生熟谷芽各 15g　生熟苡仁各 15g

4 剂。

四诊：黄疸渐退，盗汗颇多，舌少苔，脉虚软，予以两顾。

黄附片先煎，4.5g　西茵陈 9g　生牡蛎先煎，30g　龙骨先煎，18g　当归 4.5g　炒白术 9g　麻黄根 4.5g　浮小麦 12g　糯稻根 12g　陈蒲葵包，30g　碧桃干 5 枚　生熟谷芽各 15g　生熟苡仁各 15g

3 剂。

五诊：黄疸已退，盗汗稍减，腑气艰行，舌润，脉软，再宗前法。

黄附片先煎，9g　生牡蛎先煎，60g　生龙骨先煎，30g　瓜蒌皮 12g　麻黄根 4.5g　茯神 12g　枣仁 15g　浮小麦 12g　糯稻根 12g　生白术 12g　油当归 12g　碧桃干 5 枚　陈蒲葵包，30g　红枣 5 枚

3 剂。

本例黄疸用和中茵陈汤为主治疗，服药 10 剂后黄疸尽退。可见该方治黄疸功专效显，一般服 10 剂黄疸即可消退而趋康复。有后方中加用附子、牡蛎、龙骨、麻黄根等，乃因患儿黄疸渐退，盗汗颇多，脉转虚软，故用以温阳敛汗。

李幼

面目俱黄，神倦纳呆，四肢清冷，舌白腻，脉濡软。黄疸五日，治以和中温化。

西茵陈 9g　黄厚附片先煎，9g　川厚朴 4.5g　焦茅白术各 9g　当归 9g　砂仁后下，4.5g　木香 3g　赤苓 12g　车前子包，9g　萆薢 15g　陈皮 4.5g

另：生熟谷芽各 30g，生熟苡仁各 30g，煎汤代水。

复诊，上方服 10 剂后，诸症悉除，乃予参苓白术散去桔梗，调和脾胃。

本例黄疸因见肢冷、脉软等阳气不足之症，故予和中茵陈汤去山栀，加附子以扶阳。

时幼

寒湿阴黄，温度低降，面浮肢肿，多汗溺清，苔薄白，脉迟，当以温化。

西茵陈 9g　黄厚附片先煎，9g　干姜 4.5g　川朴 2.4g　茅术 9g　炒白术 9g　当归后下，6g　砂仁 6g　木香 2.1g　赤苓 12g　车前子包，12g　萆薢 12g　生熟谷芽各 15g　生熟苡仁各 15g

先生临证辨别阳黄抑或阴黄，除辨别其皮肤颜色、有无热象等主要特征外，还参照腹痛与否、脉象迟数等。就一般临证而言，脘腹疼

痛、脉数者为阳黄；脘腹不痛、脉迟者为阴黄。

本案患者脉症合参，乃脾虚失运，寒湿阻滞，而成阴黄。然黄家所得，从湿得之，故治疗着眼于一个"湿"字。

本案疏方取法和中茵陈汤，燥湿健运，和中化浊；又因面浮肢肿，阴霾弥漫，湿胜阳微，故加附子、干姜温脾逐寒，助阳化湿。

（陆鸿元　邓嘉诚　整理）

魏长春

黄 疸 验 案

魏长春（1898~1987），临床家

周陈氏 22岁，住杨家巷。己巳（1929年）四月初十日初诊。

餐时忿怒抑郁，脾湿不行，胆汁外泄，目黄鲜明，肌肤色黄，胸腹胀痛，胃呆，溲黄，遍体酸楚，神倦乏力；脉弦，舌苔白。乃气郁脾湿不化，酿成黄疸。治当开郁渗湿。

西茵陈24g　茯苓　猪苓各12g　泽泻　白术各9g　桂枝　左金丸吞，各3g

服上方后，目与肌肤黄色略退，胸脘不舒，再予茵陈五苓散，并合枳实栀豉汤加连翘二剂；服后，黄疸尽退，胸腹气畅，胃苏，心悸，改用四物汤加茯神、甘草、枣仁、远志、茵陈、米仁，调理后恢复健康。

湿热结痞发黄

郑锡候 52岁，儒者，住芳江渡。庚午（1930年）八月十一日初诊。

嗜酒湿热内蕴，胸脘胀满，右胁痞块坚硬，寒热常作，面目肌肤悉黄而兼青暗，胃纳呆钝，便闭，溲黄；脉象弦滑，舌质淡红，苔薄黄微白。乃酒家湿热内盛，胆液为湿所阻，渍于脾脏，浸淫肌肉，溢于皮肤之湿热结痞发黄证也。治宜活血消痞退黄，大柴胡汤加减。

柴胡 6g　枳实　醋炒大黄　制半夏各 9g　生白芍 15g　生牡蛎 24g　桂枝尖　生姜各 3g

次日复诊：药后大便 1 次；脉象软缓，舌质淡红，苔黄白薄腻；右胁痞块坚硬，胃纳呆钝，肌肤黄色。用当归四逆汤温运之。

当归　生白芍各 12g　桂枝尖　炙甘草　通草　吴茱萸各 3g　细辛 1.2g　茯苓　桃仁各 9g

八月十四日三诊：脉象软缓，舌淡、尖红，根苔黄腻；胃气稍苏，溲短，痞块略化。仍用温化法。

当归　茯苓各 12g　桂枝尖　川芎　干姜　吴茱萸各 3g　炒白芍　桃仁各 9g　柴胡 6g　生牡蛎 24g

八月十七日四诊：脉缓，舌边尖红，根苔薄黄；胃醒，便畅，黄色退而未尽，痞块虽小仍坚。再拟温消积痞。

前方去柴胡、干姜、牡蛎，加杜红花、制香附各 9g，炙鳖甲 15g。

八月二十日五诊：腹痞尚未尽消，溲色清白，大便日下，略感头痛；脉缓，舌淡苔化。治以运气消痞。

广木香 0.9g　砂仁研冲, 1.5g　茯苓　炒白术　炒白芍　天花粉　当归各 9g　枳实　木瓜各 3g　制香附　柴胡各 6g

十月初七日六诊：前方服后，停药月余。刻按脉软缓，察舌色淡红，自述口味觉淡，行动乏力，夜寐多尿，痞化，面目微兼黄色。治以补气调血消滞。

广木香　砂仁研, 冲　吴茱萸各 1.5g　青皮　陈皮　炮姜　厚附子　炙甘草各 3g　西党参　炒白术　白芍　茯苓　当归各 9g

药后，痞散，黄退，恢复健康。

按：消痞块，可用金匮鳖甲煎丸，日服 9g；退黄利水，宜重用茵陈，开郁散结，使邪从大小便而出。

寒湿发黄

水来顺 31 岁，业农。

庚午（1930 年）九月初八日初诊。

操劳过度，脾元久虚，面目发黄兼青暗色，身倦乏力，肢酸，胃强；脉弱，舌淡。乃脾虚寒湿发黄，古名阴黄，即俗称脱力黄胖也。拟用麻附五苓散温化寒湿。

麻黄　厚附子　桂枝各 3g　细辛 2.4g　猪苓 6g　赤苓　泽泻　生茅术各 9g

九月初十日复诊：脉软，舌淡；肢酸，乏力，溲少，面目仍黄。再用辛温化湿法。

麻黄　桂枝　炙甘草各 3g　苦杏仁　赤苓　泽泻　木瓜各 9g　生米仁 24g　防己 6g

九月十二日三诊：目黄退而未尽，肢酸已瘥；脉软，舌淡。方用伐木丸退黄，桂枝汤和营，芪、柴、苓运枢，合成和解之剂。

伐木丸吞　炒白芍　柴胡各 9g　生黄芪 15g　桂枝尖　炙甘草各 6g　生姜　黄芩各 3g　红枣 4 个

九月十四日四诊：脉软，舌淡；肢倦乏力。寒湿略化，中气未强。予辛甘温扶元化湿法。

生黄芪 15g　桂枝尖　炙甘草　泽泻　猪苓　防风各 6g　炒白芍　赤苓　苍术各 9g　苦参 12g

九月十七日五诊：目黄已退，精神稍振；脉缓，舌淡。治用扶元运枢渗湿法。

黄芪 12g　防风 6g　炒白术　赤芍　柴胡　泽泻　巴戟天各 9g　枳

壳　炙甘草各3g　米仁24g

服后，黄疸退尽，恢复健康，停药。

胸痹发黄

王嘉明夫人　29岁，住徐家巷口。辛未（1931年）十月二十七日初诊。

胸痹疼痛连背，呕吐酸苦水液，大便闭结不通，面目黄色鲜明；脉象弦，舌苔黄。肠胃瘀热不行，胆汁外溢发黄。治当清降胃肠肝胆郁热，拟大柴胡合薤白瓜蒌汤疗之。

柴胡　黄芩　生大黄　制半夏　薤白头各9g　枳实6g　生白芍　全瓜蒌各15g　生姜汁冲，1小匙

次日复诊：脉来弦，舌苔黄；便下1次，痛止，胸满，咳逆，寒热，面目黄亮。治用栀豉、五苓合茵陈蒿汤法。

绵茵陈　淡豆豉　天花粉各24g　桂枝3g　猪苓　泽泻　生茅术　生山栀　生大黄各9g　带皮苓12g

十月二十九日三诊：胸痹已瘥，口气秽臭，面黄退而目睛仍黄，咳嗽；脉滑，舌红。治用麻杏石甘合栀豉加味。

麻黄　炙甘草各3g　苦杏仁12g　生石膏　淡豆豉　绵茵陈各24g　全瓜蒌15g　射干6g　生山栀　连翘各9g

十一月初二日四诊：胸痹痛止，面目黄色悉退，洒淅寒热，咳嗽；脉缓，舌苔厚腻。治宜清降痰火。

麻黄　炙甘草各3g　苦杏仁12g　生石膏　西茵陈各24g　马兜铃6g　射干　紫菀　款冬花　礞石滚痰丸吞，各9g

服上方后，痛止，黄退，苔净。乃以二陈合桂枝、薤白瓜蒌复方去姜、枣，加归、芎、泽泻，调和肝胃善后。

跋

　　余有幸受教于经方家洪哲明先生，耳提面命，启迪良多。并常向陈玉峰、马志诸先生请益，始悟及古今临床家经验乃中医学术之精粹，舍此实难登堂入室。

　　自1979年滥竽编辑之职，一直致力于老中医经验之研究整理。以编纂出版《吉林省名老中医经验选编》为开端，继之编纂出版《当代名医临证精华》丛书，并对整理方法进行总结，撰写出版了《老中医经验整理方法的探讨》一书。1999年编纂出版《古今名医临证金鉴》，寝馈于斯，孜孜以求，已30余年矣……登门请益，开我茅塞；鱼素往复，亦如亲炙，展阅名师佳构：一花一世界，千叶千如来；真知灼见，振聋发聩；灵机妙绪，启人心扉……确不乏枕中之秘，囊底之珍，快何如之！

　　《古今名医临证金鉴》出版后为诸多中医前辈所嘉许垂青，得到了临床界朋友们的肯定和关爱，一些朋友说：真的是与丛书相伴，步入临床的，对于提高临床功力，功莫大焉！其中的不少人已成为医坛翘楚，中流砥柱，得到他们的高度评价，于心甚慰！

　　《古今名医临证金鉴》出版已16年了，一直无暇修订。且古代医家经验之选辑，乃仓促之举，疏欠砥砺，故作重订以臻于完善，方不负同道之厚望。这次修订，由原来22卷重订至36卷，妇、儿、外、五官科等卷，重订均以病名为卷，新增之内容，以古代、近代医家经验为主。囿于篇幅之限，现代医家经验增补尚少。

蒙国内名宿鼎力支持，惠赐大作，直令丛书琳琅满目，美不胜收。重订之际，一些老先生已仙逝，音容宛在，手泽犹存，不尽萦思，心香一瓣，遥祭诸老。

感谢老先生的高足们，探蠡得珠，筚路蓝缕，传承衣钵，弘扬法乳，诸君奠基，于丛书篇成厥功伟矣！

著名中医学家国医大师朱良春先生为丛书作序，奖掖有加，惓惓于中医事业之振兴，意切情殷，余五内俱感！

《古今名医临证金鉴》丛书是1998年应余之挚友吴少祯先生之嘱编纂完成的，八年前少祯社长即要求我尽快修订，出版家之高屋建瓴，选题谋划，构架设计，功不可没。中国医药科技出版社范志霞主任，主持丛书之编辑加工，核正疏漏，指摘瑕疵，并鼓励我把自己对中医学术发展的一些思考，写成长序，于兹谨致谢忱！

我的夫人徐杰编审，抄校核勘，工作繁巨，感谢她帮助我完成重订工作！

尝见一联"徐灵胎目尽五千年，叶天士学经十七师"，与杜甫诗句"别裁伪体亲风雅，转益多师是汝师"异曲同工，指导中医治学切中肯綮。

文章千古事，得失寸心知。相信《重订古今名医临证金鉴》不会辜负朋友们的厚望。

单书健
二〇一六年孟夏于不悔书屋